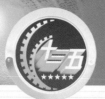

全国民族院校医学类专业"十三五"规划教材

供基础医学、临床医学、医学检验技术、护理学等专业使用

医学遗传学

Medical Genetics

沙 莎　田廷科 主编

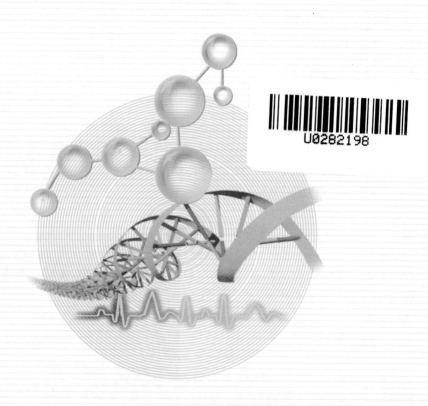

西安交通大学出版社
XI'AN JIAOTONG UNIVERSITY PRESS

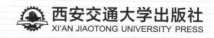

图书在版编目（CIP）数据

医学遗传学/沙莎，田廷科主编 . —西安：西安交通
大学出版社，2020.5
ISBN 978 - 7 - 5693 - 1605 - 6

Ⅰ.①医… Ⅱ.①沙… ②田… Ⅲ.①医学遗传学
Ⅳ.①R394

中国版本图书馆 CIP 数据核字（2020）第 001489 号

书　　名	医学遗传学	
主　　编	沙　莎　田廷科	
责任编辑	郭泉泉	

出版发行	西安交通大学出版社	
	（西安市兴庆南路 1 号　邮政编码 710048）	
网　　址	http://www. xjtupress. com	
电　　话	（029）82668357　82667874（发行中心）	
	（029）82668315（总编办）	
传　　真	（029）82668280	
印　　刷	陕西龙山海天艺术印务有限公司	

开　　本	787mm×1092mm　1/16　印张 18.75　彩页 4 页　字数 405 千字	
版次印次	2020 年 5 月第 1 版　2020 年 5 月第 1 次印刷	
书　　号	ISBN 978 - 7 - 5693 - 1605 - 6	
定　　价	68.60 元	

前　言

　　医学遗传学是应用遗传学的理论和方法研究遗传因素在疾病的发生、流行、预防、治疗和遗传咨询中的作用机制及其规律的学科。医学遗传学不仅揭示出人类遗传与变异的物质基础，帮助医生从遗传学的角度重新认识人类的各种疾病，同时，还通过染色体检查、基因诊断及基因治疗等技术，为疾病的有效治疗和预防提供新的手段。医务工作者在临床工作中将医学遗传学的理论知识运用于临床实践，对于遗传病的诊治防控、减少遗传病患儿出生、提高各族人民的遗传素质具有重要意义。随着医学遗传学的迅猛发展，尤其是当今大规模测序、基因芯片及生物信息大数据等新技术不断走向完善、成熟并应用于临床疾病诊断，大量的新的遗传病被不断发现，因此，临床上对遗传学知识的需求也大大增加。但由于历史的原因，医学遗传学一直是医学院校的边缘学科，这直接导致我国老一代医生尤其是边远地区、少数民族聚居地区的各民族医生们普遍缺乏医学遗传学的知识与技能，边远地区一线医生们现有的医学遗传学的知识与技能完全无法满足目前临床的迫切需求，因此，新一代医生尤其是各个民族院校的医学生，必须扎扎实实地学习医学遗传学的知识与技能，才能更好地迎接这一临床的紧迫现实及未来的艰巨挑战。结合这些年在西藏民族大学的医学遗传学教学实践，并充分考虑到各民族学生语言理解的问题(如基础知识薄弱、接受能力有限等)，以及我国边远地区、少数民族聚居地区出生缺陷防控的严峻形势，编写一本适用于全国边远地区、少数民族聚居地区各民族院校医学院学生使用的医学遗传学教材，不仅十分迫切，而且十分重要。

　　目前各民族院校医学院基础医学、临床医学、护理学、医学检验技术等专业本科学生使用的医学遗传学教材都是全国通用教材，其内容对各民族学生来说，相对较深而且内容偏多。为了更好地因材施教，我们借鉴国外以问题为中心的先进教学模式，采用病例式讨论的方式组织材料并编写本教材，以期能进一步提高教学质量，培养具有创新精神和创新能力的医学人才，同时在不改变现有教学体制、教学核心内容的情况下，增加临床真实病例，从病例引申出对医学遗传学基本理论的阐述，并结合理论知识对病例进行分析与归纳。教材中的病例来源于鲜活的临床实践活动，具有知识性、趣味性、典型性、启发性与真实性等特点，可以弥补传统教材严肃和乏味的局限性，充分调动学生学习的积极性和创造性，激发学生学习的内在动机和热情，并加强基础学科与临床实践的联系和结合，使学生感到学有所用。这正是本教材的特色之一。

　　人类基因组计划的顺利完成对整个医学遗传学和生物医学都产生了非常巨大的影

响,它对理解人类遗传信息的构成和认识人类疾病的遗传基础都发挥了积极的带动作用。因此,本教材着力于疾病与遗传关系的介绍,把着眼点从狭隘的遗传病扩展到针对绝大多数疾病的遗传学分析。在内容和水平方面,本教材力求做到通俗易懂,完全以各民族学生能够接受为基础,并充分考虑医学遗传学教学的必要内容。这样既照顾了学生的实际水平又方便了学生的使用与自学,而且有利于提高民族院校医学院的医学遗传学的教学质量。与其他医学课程不同,学好医学遗传学的关键是充分理解所学知识,并且还要做到既能正确理解医学遗传学的基本原理,也要能灵活地运用到临床医学的实践中,这正是本教材编写中大量引用病例讨论和分析的原因,以便满足临床遗传学对医学遗传学教学目标和临床实践的迫切需求。通过医学遗传学课程的学习能够让医学生掌握医学遗传学的基本理论和技能,建立医学遗传学思维,在将来工作中运用遗传学知识和方法解决临床上与遗传有关的问题。

　　本书共分十二章,内容如下:第一章为绪论;第二章为遗传的物质基础;第三章为单基因遗传病;第四章为多基因遗传病;第五章为染色体病;第六章为遗传与肿瘤的发生;第七章为线粒体遗传病;第八章为遗传性代谢缺陷和分子病;第九章为表观遗传与疾病;第十章为群体遗传;第十一章为遗传病诊断和防控;第十二章为出生缺陷。其中,沙莎编写第一章至第五章、第八章;田廷科编写第六章、第七章,以及第九章至十二章。此外,本教材还列出了各章重要的专有名词的索引。本书既可供各民族院校的医学生作为教材使用,又可作为广大一线医务工作者与遗传学工作者的参考书。

　　在本书的编写过程中,笔者参考了国内外高等医学院校教材及相关专著的研究成果,特向参考文献的作者致以诚挚的谢意。同时,感谢西藏民族大学与濮阳医学高等专科学校的领导在本书编写和出版过程中给予的大力支持和帮助。感谢西藏民族大学医学部 2016 级临床医学专业本科 6 班平吉、扎西普拉、次仁旺加和索朗扎西,2017 级临床医学专业本科 6 班扎西曲珍及 2017 级医学检验技术专业罗布等同学的大力支持,感谢他们在完成繁重的学业之余,将医学遗传专业名词翻译成藏文。

　　本书是编者多年辛勤劳动的结晶。但是由于医学遗传学发展迅猛,学科内容和知识体系不断更新,加之编者学识水平有限,书中难免存在疏漏之处,恳请使用本书的师生与广大医务工作者多加海涵和批评指正!请将您的建议发送至邮箱 ilikeshasha2008@126.com 或者 tiantingke@163.com,以便再版印刷时臻于完善。

沙　莎　田廷科

2020 年 1 月

目　录

第一章 绪 论

第一节 医学遗传学概述

一、医学遗传学的概念及任务

医学遗传学（medical genetics）是运用遗传学的原理和方法研究人类遗传性疾病的病因、病理、诊断、预防和治疗的一门学科，是遗传学的一个重要分支。医学遗传学的研究重点主要为遗传病的发病机制和防控措施，它回答某一疾病是否遗传，怎样遗传，探讨疾病遗传的物质基础（病因）和发病机制及如何防控等一系列问题。由于遗传病的特殊性，对其防控强调以预防为主，其目的是控制遗传病在一个家系中的再次发生，降低它在人群中的危害，最终目标是提高人类的健康水平。

人类的健康取决于人体遗传物质和周围环境相互作用的平衡，遗传物质的缺陷和环境因素的改变都会破坏这种平衡而引起疾病。随着科学的进步和医疗卫生水平的提高，急性传染病和营养缺乏病等主要由环境因素引起的疾病得到控制，人类疾病谱发生改变，而与遗传因素密切相关的疾病所占比重越来越大，其对人类健康的危害日益显著，这些都需要用医学遗传学的理论和方法才能得以解决。

二、医学遗传学的研究范围

医学遗传学的研究范围和主要分支学科如下。

1. **细胞遗传学**（cytogenetics） 被称为医学遗传学的两大支柱学科之一。它研究人类染色体的形态结构和传递行为规律，探讨染色体畸变的发生机制、发生率、类型及其与疾病的关系，目的是实现对染色体病的临床诊断与防控。目前，医学界已经认识到 300 多种染色体异常综合征和 20000 多种染色体异常。

2. 分子遗传学（molecular genetics） 是生化遗传学的发展和继续。它用现代分子生物学技术，研究基因的结构、表达、调控及突变，同时研究疾病的基因诊断与防控。

3. 群体遗传学（population genetics） 研究人群的遗传结构及其变化规律。其中遗传流行病学（genetic epidemiology）是这一学科的重要领域，它探讨群体中某些遗传病的发生率、遗传方式、致病基因频率及其影响因素，最终目的是控制遗传病在人群中的流行。

4. 表观遗传学（epigenetics） 研究不涉及 DNA 序列改变的基因表达和调控的可遗传修饰，例如，DNA 甲基化、组蛋白的修饰、染色质高级结构的重建等。表观遗传学是继人类基因测序以后的重要人类遗传研究方向之一，它的研究和应用不仅对阐明基因表达、调控及遗传有重要作用，而且在肿瘤和免疫等许多疾病的发生与防控中有重要意义。

此外，医学遗传学还包括肿瘤遗传学、生化遗传学、免疫遗传学、辐射遗传学、发育遗传学、行为遗传学和临床遗传学等分支，它们分别从不同角度研究人类疾病与遗传的关系。

三、医学遗传学简史

1865 年，孟德尔提出一系列遗传学基本定律，奠定了今日遗传学的基础，他被称为"遗传学之父"。孟德尔通过豌豆人工杂交实验发现了遗传学的 3 条定律。这 3 条定律分别为：①均一性定律：当两个不同等位基因的纯合子杂交时，子代是完全相同的杂合子。②分离定律：在杂合子的相互交配中，理论分离比为 1:2:1，而杂合子与纯合子的回交中，分离比为 1:1。③自由组合定律：分离的不同性状是独立传递的。另外，孟德尔创建了"基因"的概念。但遗憾的是自 1865 年孟德尔论文发表以后的 35 年中，他的这些重要发现并没有引起人们的重视。

1900 年，C. Correns，F. Tschermak 和 de H. Vries 同时发现并证实了孟德尔 1865 年的工作。

1902 年，A. Garrod 发表《尿黑酸尿症的发病率：关于化学个体性的研究》一文，提出"先天性代谢病（inborn errors of metabolism）"的概念，并且揭示它是一种隐性遗传病。孟德尔的基因概念第一次被用于人的特性。A. Garrod 提出了白化病和胱氨酸尿症的例子，同时提出对药物与感染源的不同反应可能是这种不同个体化学特性的结果。由于他的工作，一个新的研究领域产生了：人类生化遗传学。

1908 年，G. H. Hardy 和 W. Weinberg 通过研究人群中基因频率的变化规律，总结出相同的结论，即"Hardy - Weinberg 定律"。这奠定了群体遗传学的基础。

1910 年，T. H. Morgan 等利用果蝇为材料，发现了连锁规律，进一步丰富了遗传学理论。

1924 年，Bernstein 认为 A，B，O 血型是由单一基因座上的复等位基因（I^A，I^B，I^O）所致，I^A，I^B 基因产生 A，B 抗原，而 I^O 基因不产生任何抗原。

1944 年，O. T. Avery 等确定遗传物质为 DNA，基因是由 DNA 组成。这奠定了分子遗传学的基础。

1953 年，J. D. Watson 和 F. H. C. Crick 确定了 DNA 的双螺旋结构。这标志着分子遗传学的开始。

1954 年，M. L. Barr 和 L. F. Bertram 发现了"X 染色质"。X 染色质又称为"Barr 小体"，位于女性间期核的边缘，男性则没有。

1956 年，H. J. Tjio（蒋有兴）和 A. Levan 在收获细胞前向培养基中添加秋水仙素，改进低渗制备法，确定人二倍体染色体数目为 46 条，这奠定了临床细胞遗传学的基础。

1961 年，M. Lyon 提出女性 1 条 X 染色体在胚胎发育早期随机失活假说，称为"Lyon 假说"。

1967 年，H. G. Khorana 等破译了全部遗传密码。

1968 年，W. Arber，H. Smith 和 D. Nathans 发现并使用了限制性内切酶。这是人类主动操作遗传物质的开始。

1975 年，韩安国经阴道采集早孕绒毛，建立绒毛活检技术，进行胎儿性别分析。

1978 年，华裔科学家 Y. W. Kan（简悦威）应用限制性片段长度多态性（restriction fragment length polymorphism，RFLP）完成镰状细胞贫血症的产前诊断，开创了产前基因诊断的先河。

1985 年，K. Mullis 发明了 DNA 聚合酶链反应（polymerase chain reaction，PCR）技术，这项在非细胞体系中体外合成 DNA 的技术引起了分子遗传学领域中的一场革命，使产前基因诊断成为可能。

1990 年，人类基因组计划实施，并计划在 15 年内测定人类基因组全序列。

2000 年 6 月，美国总统克林顿和英国首相布莱尔宣布人类基因组序列草图完成。人类基因组实际只有 2 万~2.5 万个编码蛋白质的基因，仅占人类基因组全序列的 1.1%~1.4%。"人类基因组计划"——这个人类分子遗传学的登峰之作，给 21 世纪的生物医学科学带来了一场遗传学革命，使医学遗传学在 21 世纪走向大发展。人们的注意力也转向基因组功能的研究，即确定重要遗传病的基因缺陷。21 世纪医学遗传学研究的重点将是多基因的复杂疾病和肿瘤，它们涉及多个遗传基因与环境因素之间的相互作用及基因组的调控机制。

2010 年，"国际千人基因组计划"完成并出版了《人类可遗传的变异大全》，其中可能涉及了 95% 的可遗传变异。目前医学的发展正走向基因组医学时代。随着基因芯片（chip）[亦称微阵列（microarray）]进入临床应用，科学家借助它不仅能高效地完成分子诊断，而且能鉴定每个人的基因组的表达谱；并且由基因组医学推动临床医学研究，从结构基因组、功能基因组和蛋白质组水平上认识疾病；从基因和环境相互作用的水平上研究疾病，通过对疾病基因组的检测可以做到早期诊断、预防和治疗疾病；通过对药物基因组和环境基因组的检测一步步地深入到个体化医疗等。这些无疑会在全社会逐步形成一个全新的大健康理念。

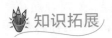 知识拓展

医学遗传学常用网址

《遗传》杂志：http：//www. chinagene. cn/

中国遗传咨询网：http：//www. gcnet. org. cn/

在线人类孟德尔遗传数据库：https：//www. omim. org/

医学遗传学网：http：//medgen. genetics. utah. edu/

人类基因突变数据库：http：//www. hgmd. cf. ac. uk/ac/index. php

人类及其他物种的综合性基因组数据库：http：//asia. ensembl. org/index. html

美国加州大学基因组研究所：http：//genome. ucsc. edu/

NCBI 旗下的 SNP 数据库：https：//www. ncbi. nlm. nih. gov/snp/

第二节　遗传病概述

一、遗传因素与环境因素在疾病发生中的作用

遗传因素是指人的遗传物质及其功能状态，它决定了机体形态、发育、代谢、免疫的特征和状态，因而也决定了机体对各种环境致病因素的易感性和反应性。环境因素则包括出生前、出生时及出生后的全部非遗传因素，包括温度、气压、食物、风俗、习惯和教育等。人的智力、体力、健康和绝大多数疾病都是遗传因素与环境因素相互作用的结果，可以说没有任何一种疾病能独立于遗传因素或环境因素之外。现代医学认为：健康是在个体独特的遗传结构控制下的代谢方式与周围环境之间保持了平衡，而遗传结构的缺陷或环境的改变都可能会打破这种平衡状态。因此，绝大多数疾病的发生、发展和转归实际上都是遗传与环境综合作用的结果。不同疾病的病因中遗传因素和环境因素所起的作用大小是不同的，所以根据遗传因素和环境因素在疾病发生中所起作用的大小（图 1-1），可以把疾病分为以下四类。

第一类疾病：完全由遗传因素决定是否发病，看不到特定的环境因素。例如，由于遗传物质发生染色体畸变或基因突变导致的疾病（白化病、囊性纤维化、成骨不全症和血友病 A 等），这些就是所谓的经典遗传病。

第二类疾病：基本由遗传因素决定是否发病，但需一定环境诱因才能诱导患者发病。例如，我国南方常见的蚕豆病，这种疾病患者的葡萄糖-6-磷酸脱氢酶（G-6-PD）有缺陷，患者平时看起来似乎正常，但是误食了蚕豆后会诱发溶血性贫血，有可能危及生命，所以被称为蚕豆病。在这里，蚕豆就是蚕豆病发病的环境诱因。

第三类疾病：遗传因素和环境因素对发病都有作用，只是在不同的疾病中遗传因素或环境因素所起的致病作用大小不同。这类疾病又称为复杂性状疾病，绝大多数常

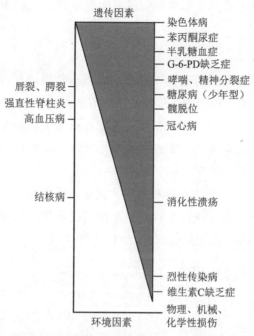

图 1-1　一些疾病发生中遗传因素与环境因素作用的大小比较

见病和多基因病可归为此类。在这一类疾病中遗传因素决定了个体的遗传易感性，而环境因素是作为诱因促使疾病表现出来。对于不同的疾病而言，遗传因素和环境因素所起作用大小不同。例如，遗传因素在阿尔茨海默病、精神分裂症、结肠癌、乳腺癌、唇裂、腭裂和哮喘等疾病的发病中起着更重要的作用；但对于另一些疾病（如消化性溃疡、先天性心脏病和肺癌等疾病）遗传因素所起的作用小于 40%；还有一些疾病（如高血压和冠心病等）的发病中遗传因素与环境因素的作用差不多。

第四类疾病：完全由环境因素决定是否发病，与遗传因素基本无关。这类疾病包括理化因素造成的损伤、化学药物引起的中毒和病原微生物感染导致的传染性疾病。曾经有人认为传染性疾病是非遗传性疾病的鲜明例证，然而，许多宿主的防御因子是由遗传决定的，它们在感染易感性及对病原体的免疫应答方面起着重要作用。另外，烧伤、烫伤或交通事故的损伤修复也与个体的遗传类型有关。

总之，遗传因素几乎在所有疾病的病因中都起着不同的作用。这正如 1980 年诺贝尔奖获得者、美国著名分子遗传学家尼伦伯格所说："几乎所有的疾病都与遗传有关。"

二、遗传病的概念及特征

（一）遗传病的概念

遗传病（genetic disease）是由于生殖细胞、受精卵或体细胞内的遗传物质发生改变而导致的疾病。发生改变的遗传物质既可以是存在于细胞核内的决定特定性状的某个、某些基因或者染色体，也可以是存在于细胞核外的线粒体中的基因。经典遗传学通常认为遗传病就是以遗传因素为唯一或主要发病原因的一类疾病。而现代遗传学认

5

为遗传病是遗传因素与环境因素都在疾病的发生、发展及转归中起关键性作用的一类疾病。

（二）遗传病的特征

1. 垂直传递　亲代给子代传递的不是疾病本身，传递的是改变了的遗传物质，即由亲代传给子代的是发生了改变的遗传物质，而不是直接传递疾病。

2. 家族性　由于遗传、继承的关系，与患者有血缘关系的个体的发病率高于一般人群；并且与患者血缘关系越近，发病率越高。例如，同卵双生子的发病一致率要远远高于异卵双生子的发病一致率。

3. 遗传病往往有特定的发病年龄和病程　例如，慢性进行性舞蹈病大多在成人期发病，病程漫长；而一些遗传性代谢病则大多在新生儿期发病且进展迅速，表现为先天性疾病，如白化病婴儿一出生就表现出"白化"症状。

三、容易与遗传病混淆的疾病

（一）先天性疾病

先天性疾病（congenital disease）指的是出生前已形成的畸形或疾病。先天性疾病可以是遗传病。例如，先天愚型是由染色体异常引起的遗传病，患儿出生时即可检测到临床症状。先天性疾病中有些是遗传病，但是先天性疾病不一定都是遗传病。例如，先天性梅毒患儿是由于孕妇在孕期受到外界致畸因素（梅毒螺旋体）的作用而导致胚胎发育异常，胎儿酒精综合征主要是由于孕妇在孕前、中、后期喝酒或者由于其丈夫在备孕期喝酒导致的胚胎发育异常，但这些疾病并没有引起非常明显的遗传物质的改变。此外，还有风疹病毒感染引起的先天性心脏病等，这些疾病都不是遗传病，而是先天性疾病。

（二）后天性疾病

后天性疾病（acquired disease）指的是出生后逐渐形成的疾病。有些后天性疾病有可能是遗传病。尽管有些遗传病患者在受精卵形成时就得到了异常的遗传物质，但要到一定年龄才表现出临床症状。例如，假肥大型肌营养不良症患者通常要到 4～5 岁才出现临床症状；Huntington 舞蹈症患者通常到成年期发病；成人多囊肾病患者也是到30～40岁才会发病。因此，后天性疾病不一定不是遗传病。

（三）家族性疾病

家族性疾病（familial disease）指的是表现出家族聚集现象的疾病，即在一个家族中出现 1 个以上的患者。由于遗传病的遗传特性，通常能观察到家族聚集现象；但家族性疾病并不一定是遗传病，因为同一家庭成员生活环境相同，可能由于相同环境因素（比如饮食等）的影响而患相同疾病。例如，由于家族成员都缺碘引起的家族性甲状腺功能低下，或者由于家族成员都缺乏维生素 A 引起的家族性夜盲症，以及由于家族成员都缺乏维生素 C 引起的家族性败血症等。

（四）散发性疾病

散发性疾病（sporadic disease）指的是无家族聚集性的疾病，即在家系中可能只出现 1 名患者。尤其需要注意的是：散发性疾病不一定不是遗传病。虽然遗传病具有遗传性，特定遗传病在子代当中有一定的发病比例，但遗传病可能是由新发生的遗传物质改变所致，所以遗传病可以表现为散发病例。例如，染色体病通常是散发的，并没有家族史；此外，由于隐性致病基因突变导致的遗传病常常是散发病例。因此，遗传病可以表现为散发性疾病。

四、遗传病的分类

经典医学遗传学将遗传病分为单基因病、多基因病和染色体病三大类。现代医学遗传学将遗传病分为单基因病、多基因病、染色体病、体细胞遗传病和线粒体遗传病五大类。

（一）单基因病

单基因病（monogenic disease）是由于单个基因（1 对等位基因）突变所引起的疾病，而且往往是单个基因突变就可以导致个体严重致残、致愚或致死。通常情况下，单个突变基因之所以导致严重遗传病往往是因为这个基因是人体结构或功能活动的重要或者关键基因。这类疾病的遗传符合孟德尔遗传规律，呈现出特征性家系传递的特点。

单基因病病种极多，已知由单基因决定的疾病或性状有 25308 个（截至 2020 年 3 月 30 日）。多数单基因病发病率极低。人群中有 3%～5% 的人受累于单基因病。

根据致病基因所在的染色体及致病基因的性质（是显性基因还是隐性基因）可将单基因病分为以下五类。①常染色体显性遗传病：致病基因位于常染色体上，为显性基因。②常染色体隐性遗传病：致病基因位于常染色体上，为隐性基因。③X 连锁显性遗传病：致病基因位于 X 染色体上，为显性基因。④X 连锁隐性遗传病：致病基因位于 X 染色体上，为隐性基因。⑤Y 连锁遗传病：致病基因位于 Y 染色体上。

（二）多基因病

多基因病（polygenic disease）是由多个微效基因与环境因素共同作用引起的复杂性疾病，它通常是一些常见病、复杂病和发育异常，发病率往往高于 1/1000，有家族聚集现象，但无单基因病那样明确的家系传递方式。目前，已确认的多基因病至少有 698 种，如高血压、糖尿病、自身免疫性疾病和老年痴呆等。人群中有 15%～20% 的人受累于各类多基因病。

（三）染色体病

染色体病（chromosomal disease）是由染色体数目或结构异常引起的一类疾病。其主要影响发生在出生前。目前已认识的染色体病达 300 多种，常见染色体病如先天愚型。已知约 50% 的孕妇发生自然流产的原因是染色体畸变。除部分特殊的染色体结构畸变外，染色体病一般不在家系中传递，其在人群中发病率为 0.5%～1%。

（四）体细胞遗传病

体细胞遗传病（somatic cell genetic disease）是由体细胞遗传物质改变引起的疾病。肿瘤就是体细胞遗传病的例子。一些肿瘤是由特定组织细胞中的基因突变或染色体畸变导致的。而一些先天性畸形也属于体细胞遗传病。体细胞遗传病一般不会在上下代之间垂直传递。已发现的体细胞遗传病至少有 212 种，包括恶性肿瘤、白血病、自身免疫性疾病和衰老等。

（五）线粒体遗传病

线粒体遗传病（mitochondrial inheritance disease）是由于细胞核外的线粒体中的双链环状 DNA 上的基因突变引起的疾病，由于受精卵的线粒体几乎全部来自卵子，所以线粒体 DNA 只能从母亲向下一代传递，这样就导致线粒体遗传病呈现出母系遗传的特点。人类某些神经系统疾病和神经肌肉疾病与线粒体 DNA 突变有关。目前已确定的线粒体遗传病至少有 70 种（本数据截至 2020 年 3 月 30 日）。

五、常用识别疾病遗传基础的方法

在临床实践中，医生如何判断某种疾病的发生是否有遗传因素参与，这常常是一件非常困难的事情，不仅要求医生具有丰富的临床经验，还要求医生具备全面的遗传学知识，并且还要有足够的实验室诊断技术辅助才可能做出准确判断，从而完成遗传性疾病的诊断。判断某种疾病的发生是否有遗传因素，通常采用以下方法。

（一）群体筛查法

群体筛查法是指采用简便、高效和准确的方法在一般人群和特定人群（如患者亲属）中对某种疾病或性状进行普查。通过比较患者亲属的发病率与一般群体的发病率来判断所筛查的某疾病是否有遗传因素参与。如果调查该疾病在亲属中的发病率时发现，患者亲属的发病率高于一般人群的发病率，而且发病率在不同亲属中还表现为一级亲属的发病率（父母、同胞、子女）＞二级亲属的发病率（祖父母、孙子女、叔舅姨姑、侄甥）＞三级亲属的发病率（堂表兄妹、曾祖父母等），则提示该病可能有遗传基础。通过群体筛查可以计算致病基因频率，筛查某些隐性遗传病的杂合子（携带者），以及确定该遗传病的预防和治疗对象。

（二）系谱分析法

系谱分析法（pedigree analysis）是遗传病分析常用的方法。系谱分析通常是在初步确认一种疾病可能是遗传之后，对患者家族全部成员（包括死产、流产及死亡成员）的发病情况进行全面调查，然后采用系谱符号绘成系谱，依据系谱特征进行分析，初步判断该疾病是否为单基因病以及可能的类型和遗传方式。另外，系谱分析法还可用于遗传咨询中发病风险估计、遗传病诊断及产前诊断等。

（三）双生子分析法

双生子分析法（twins analysis）是一种重要的人类遗传学的研究方法。双生子（俗称双胞胎）分为单卵双生子（monozygotic twins，MZ）和二卵双生子（dizygotic twins，

DZ）。单卵双生子指的是一个受精卵在第一次卵裂后，每个子细胞彼此分开，各自发育成一个胚胎。由于两个胚胎来自同一个受精卵，他（她）们的遗传物质相同，所以表型几乎完全相同，即同为女孩或同为男孩。而二卵双生子指的是两个卵子分别与精子受精而发育成两个胚胎。所以他（她）们的遗传物质不完全一样，就像一般同胞一样，仅有某些相似，并且性别可以相同，也可以不同。临床上通过比较 MZ 和 DZ 某种疾病的发病一致率，可以估计该疾病是否有遗传基础。如果单卵双生子的发病一致率远高于二卵双生子，则表明该病有遗传基础。如果 MZ 和 DZ 某种疾病的发病一致率相差越大，那么该疾病的遗传率越高，遗传因素的作用越大。

发病一致率（%）＝同病双生子对数/总双生子（单卵或二卵）对数×100%

例如，研究人员通过调查 MZ 与 DZ 精神分裂症的发病一致率，发现 MZ 的发病一致率为 80%，远远高于 DZ 的发病一致率（13%），因此，可以认为精神分裂症与遗传因素有关。

（四）种族差异比较法

种族是在地理、文化和繁殖上相对隔离的群体。各个种族的基因库彼此不同。不同种族的肤色、发色、虹膜颜色、颧骨外形和身材等都显示出遗传学差异，血型、组织相容性抗原（HLA）类型、血清型和同工酶谱等基因型频率也不相同。因此，如果某种疾病在不同种族的发病率、临床表现、发病年龄、性别和合并症有显著差异，就应该考虑该疾病与遗传因素密切相关。当然需要注意应首先排除环境因素的影响。例如，中国人鼻咽癌的发病率居全世界首位，但在中国出生、侨居美国的华侨的鼻咽癌发病率比当地美国人的鼻咽癌发病率高出 34 倍，这说明鼻咽癌的发生有遗传基础。

（五）染色体分析法

临床上确诊染色体病必须依赖染色体检查与分析。对于一些有多发畸形、体格和智能发育不全的患者或孕早期习惯性流产的女性，如果怀疑其染色体异常，可通过各类染色体分析技术确诊。

（六）基因分析法

对于一些复杂疾病，如果临床上怀疑是由基因突变导致，可采用各种基因检测方法（如测序法或相应芯片检测法等）寻找候选致病基因，然后寻找与基因型关联的临床症状表型，并将患者与家族成员的基因型、临床表型进行对比分析，最后逐步缩小候选致病基因的范围，直至最终确定其致病基因。

此外，需要强调的是，进行医学遗传学分析研究时，需要充分参考关于遗传病的权威工具书或数据库资源。首选工具书是享有"医学遗传学之父"美誉的麦库斯克（Mckusick）教授 1966 年出版的一本有关疾病/性状遗传信息的纲领性工具书——《人类孟德尔遗传》（*Mendelian Inheritance in Man*，MIM）。该书详细列举了基因和遗传性状的总目录，是遗传性疾病诊断的重要参考书籍。1995 年该书的电子版——《在线人类孟德尔遗传》（*Online Mendelian Inheritance in Man*，OMIM）问世，目前每月更新 1 次。OMIM 的特点和价值在于其权威性、严谨性、及时性、全面性和实用性。OMIM 编号是6 位数，是全世界公认的各种遗传病性状及基因的编号。编号前的"＊"表示是 1 个基因，"#"表示是 1 个表型（疾病/性状），"+"表示是已知序列的基因及表型。例如，#154700 表示马方综合征（Marfan syndrome）。截至 2020 年 3 月 30 日，OMIM 条目已达 25378 个。

也许在不久的将来，随着大数据和人工智能在遗传病诊断方面的广泛应用，其可以辅助临床医生更好地诊断遗传病及判断疾病中是否有遗传因素参与。

思考题

1. 什么是医学遗传学？医学遗传学有哪些分支学科？
2. 什么是遗传病？遗传病有哪些特点，包括哪些类型？
3. 如何理解遗传病与先天性疾病、后天性疾病、散发性疾病和家族性疾病的关系？
4. 如何识别复杂疾病的发生中是否有遗传因素参与？
5. OMIM 是什么？其可以用来查询什么？

第二章 遗传的物质基础

细胞是生物体结构和功能的基本单位，遗传与变异等一切生命现象是以细胞的生命活动为基础的。遗传物质主要存在于细胞核中，遗传物质在细胞中传递和表达的规律就是遗传规律，而个体的性状是两性生殖细胞结合后发育及表达的结果。需要强调的是，上下代之间传递的并不是遗传性状本身，而是控制遗传性状的遗传物质。细胞核内的遗传物质通过细胞分裂，随染色体分离从母细胞传递给子细胞，这样就保证了遗传物质相对稳定的世代相传。

第一节 染色质和染色体

染色质（chromatin）和染色体（chromosome）都是遗传信息的载体。染色质和染色体是同一物质在细胞分裂间期和分裂期的不同存在形式。在电镜下间期细胞核的染色质是一种念珠状细丝，当细胞进入有丝分裂时，染色质高度折叠、凝缩成短棒状的染色体。

一、染色质

（一）染色质的化学组成

染色质是细胞分裂间期细胞核中遗传物质的存在形式，易被碱性染料染色。在电镜下大多数染色质是直径 30 nm 的染色质纤维。染色质主要的化学成分是 DNA、组蛋白、非组蛋白和少量的 rRNA，其中 DNA 和组蛋白含量高且稳定，占染色质化学成分的 98% 以上。

（二）常染色质和异染色质

细胞分裂间期细胞核的染色质可以分为常染色质（euchromatin）和异染色质（heterochromatin）。两种染色质是同一种物质的不同功能状态，它们在结构上是连续的，在生理活动过程中可以互相转变（图 2-1）。

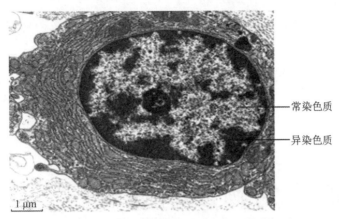

常染色质

异染色质

1 μm

图 2-1　细胞分裂间期核常染色质和异染色质

1. 常染色质　常染色质通常位于间期核中央，为结构疏松的纤维状细丝，染色浅而均匀，含有单一和中度重复序列的 DNA，功能活跃，能进行 DNA 复制和 RNA 转录。但不是处于常染色质状态的所有基因都具有转录活性，也就是说处于常染色质状态只是基因转录的必要条件，而不是充分条件。

2. 异染色质　异染色质往往分布在核膜内表面，螺旋化程度高，结构紧密，染色深，含有重复序列 DNA，其 DNA 复制较晚，并且很少转录或无转录活性。通过异染色质化，真核生物可以关闭基因表达。

异染色质可分为结构异染色质和兼性异染色质 2 种。结构异染色质大多位于各种类型的细胞的着丝粒区、端粒区、Y 染色体长臂远端及次缢痕区等，除复制期以外，其在整个细胞周期均处于凝聚状态，没有转录活性；兼性异染色质是指在某些细胞类型或一定的发育阶段中，原来的常染色质凝聚，并丧失基因转录活性，转变为异染色质。例如，人类正常女性的体细胞中 1 条 X 染色体在胚胎发育第 16～18 天凝聚失活转变为异染色质，该异染色质在个体形成生殖细胞时又恢复活性转变为常染色质，故称兼性异染色质（facultative heterochromatin）或功能异染色质。

（三）性染色质

性染色质（sex chromatin）是性染色体（X 染色体和 Y 染色体）的异染色质在间期细胞核内显示出来的一种特殊结构，包括 X 染色质和 Y 染色质两类。

1. X 染色质　1949 年 Barr 等在雌猫神经细胞间期核中发现了一个浓缩小体，直径约 1 μm，但雄猫神经细胞核中没有这种结构。研究人员进一步研究发现，其他雌性哺乳动物的间期细胞核中也同样具有这种显示性别差异的结构。大部分正常女性的上皮细胞、成纤维细胞及口腔黏膜细胞的间期细胞也有这种特征性的结构，而男性没有。正常女性的间期细胞核中紧贴核膜内缘有一个染色较深、大小约为 1 μm 的椭圆形小体。这种椭圆形小体即 X 染色质，又称 X 小体或 Barr 小体（图 2-2）。

为什么正常女性间期细胞核中有一个 X 染色质，而正常男性没有呢？为了解释这一现象，莱昂（Lyon）于 1961 年提出了一种假说，即"莱昂假说"。"莱昂假说"的要点如下。

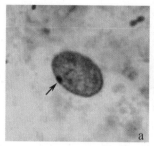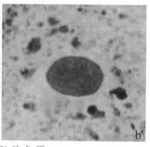

图 2-2 X 染色质

a. 显示 1 个 X 染色质的正常女性口腔黏膜细胞；b. 没有显示 X 染色质的正常男性口腔黏膜细胞

（1）正常女性体细胞中的 2 条 X 染色体中只有 1 条具有转录活性，另外 1 条则无转录活性。而这条无转录活性的 X 染色体在间期细胞核中螺旋化，呈现出异固缩状态，即为 X 染色质（为兼性异染色质）。正常男性只有 1 条 X 染色体，这一条染色体不发生异固缩的现象，任何时候都具有转录活性，因此细胞中无 X 染色质。正常女性虽然有 2 条 X 染色体，但其 X 染色体的转录产物与只有 1 条 X 染色体的正常男性一样。这保证了男性与女性间基因剂量的平衡，因此被称为剂量补偿（dosage compensation）。1 个体细胞中所含 X 染色质的数目等于 X 染色体的数目减去 1。正常女性有 2 条 X 染色体，但有 1 条 X 染色体凝聚或异固缩为 1 个 X 染色质；正常男性（46,XY）及 Turner 综合征患者（45,XO）只有 1 条 X 染色体，所以无 X 染色质；超雌综合征患者（47,XXX）有 3 条 X 染色体，所以会有 2 个 X 染色质。

（2）X 染色体的失活是随机发生的，异固缩的 X 染色体可以是来自父亲的，也可以是来自母亲的。

（3）X 染色体的失活发生在胚胎发育的早期（约 16 天）。如果某一细胞中失活的那条 X 染色体是父源的，那么由它分裂形成的子细胞中，失活的 X 染色体也都是父源的。

但是后来研究发现：有些结构异常的 X 染色体会优先失活。此外，估计 X 染色体上约 1/3 基因可能逃逸完全失活。

2. Y 染色质 荧光显微镜下荧光染料染色后的正常男性体细胞核中可见 1 个直径约 0.3 μm 的强荧光小体，称为 Y 染色质或 Y 小体（图 2-3）。Y 染色质为男性细胞中特有。Y 染色体长臂远端部分为异染色质。被荧光染料染色后发出荧光的 Y 染色质的数目与 Y 染色体的数目相等。例如，XYY 综合征患者的间期细胞核在荧光显微镜下会出现 2 个 Y 染色质。

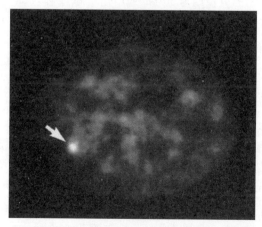

图 2-3 正常男性细胞分裂间期核 Y 染色质

对间期细胞 X 染色质和 Y 染色质的检查可用于鉴定个体性别，也可用于性染色体数目异常疾病的诊断。

二、染色质结构与组装

（一）染色质四级结构模型

染色质的基本结构单位是核小体（nucleosome）（即一级结构）。核小体由核心颗粒和连接区组成。核心颗粒由组蛋白 H_2A，H_2B，H_3 和 H_4 各 2 个分子组成八聚体，在八聚体外 DNA 链盘绕 1.75 圈（约 140 个碱基对）。2 个相邻的核心颗粒间由约 60 bp 的 DNA 链相连，这称为连接区。连接区上结合 1 个组蛋白 H_1 分子（图 2 - 4）。

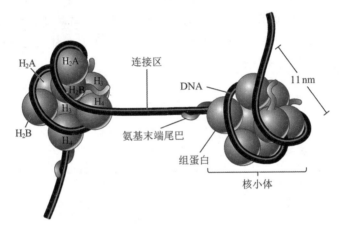

图 2 - 4　核小体结构示意图

（引自 G. Bradley Schaefer 等，2014）

在组蛋白的帮助下，多个核小体由一条直径 2 μm 的 DNA 链串成一条念珠状的、直径为 10 ~ 12 nm 的纤维，此外还结合有非组蛋白和 RNA，并压缩为原来 DNA 长度的 1/7。然后，由许多核小体串连成的念珠状纤维进一步螺旋盘绕，每 6 个核小体盘绕一圈，形成一条直径约为 30 nm 的中空的螺线管（即二级结构），直到此时 DNA 已经压缩为原来纤维长度的 1/6。螺线管进一步螺旋化成直径 300 nm 的超螺线管（即三级结构）。超螺线管进一步螺旋折叠成染色单体（即四级结构），经过这样的四次压缩，DNA 的长度一共压缩约 8400 倍（彩图 1）。以上观点就是所谓的染色质四级结构模型或染色质多级螺旋化模型（multiple coiling model）的主要内容。

（二）染色质支架放射环模型

染色质支架放射环模型（scaffold radial loop structure model）中关于一级结构和二级结构的观点与四级结构模型一致，不同之处在于，它认为螺线管以后的高级结构是由 30 nm 染色质纤维折叠成的袢环结构。每个袢环约含有 315 个核小体，袢环沿染色体纵轴由中央向周围伸出，每 18 个袢环呈放射状排列形成微带（miniband），微带是染色质高级结构的组成单位。约 10^6 个微带沿纵轴压缩形成染色单体（彩图 2）。

三、人类染色体

(一) 人类染色体的形态结构

细胞分裂中期的染色体形态最清楚、最典型、最易于观察和分析。每条中期染色体都含 2 条染色单体，并由 1 个着丝粒连接，称二分体（dyad）。由于着丝粒区浅染内凹，也称为主缢痕（primary constriction），着丝粒由高度重复的异染色质组成。位于主缢痕两侧的特化的由蛋白质构成的圆盘状结构称着丝点。着丝点是纺锤丝微管附着部位，又称动粒（kinetochore），主要参与分裂后期染色体向两极的迁移。由着丝粒与动粒共同组成的复合结构负责染色体的运动。该复合结构包括以下 3 种结构域（图 2 - 5）。①动粒域（kinetochore domain）：位于着丝粒表面，支配染色体的运动和分离。②中心域（central domain）：是着丝粒区的主体，富含高度重复序列 DNA，对复合体结构的形成和功能活性的维持有重要作用。③配对域（pairing domain）：位于着丝粒内表面，与姐妹染色单体的配对及分离关系密切。

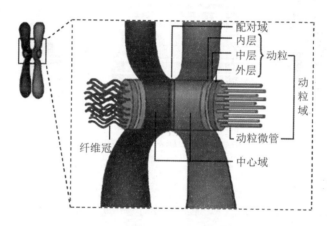

图 2 - 5 着丝粒 - 动粒复合体

着丝粒将染色体分为短臂（short arm，p）和长臂（long arm，q）。长、短臂末端特化的部分，称为端粒（telomere）。端粒由富含鸟嘌呤核苷酸（G）的端粒 DNA 和蛋白质构成。端粒由基本序列 TTAGGG 重复而来。端粒可维持染色体稳定性与完整性，参与染色体在核内空间排布及同源染色体的正确配对。有些染色体臂还有浅染内凹的次缢痕（secondary constriction）。人类近端着丝粒染色体短臂末端的球状结构，称为随体（satellite）。随体主要由异染色质构成。随体柄为缩窄的次缢痕，该区域为核糖体 RNA 基因的存在部位，与 rRNA 合成及核仁形成有关，又称核仁组织区（图 2 - 6）。

(二) 人类染色体的类型

根据着丝粒在染色体位置的不同，可将人类的染色体分为中央着丝粒染色体、亚中着丝粒染色体和近端着丝粒染色体 3 种类型。下图中前 3 种为人类正常的染色体，第 4 种染色体是老鼠的端着丝粒染色体（图 2 - 7）。

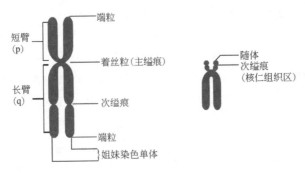

图 2 - 6　中期染色体结构

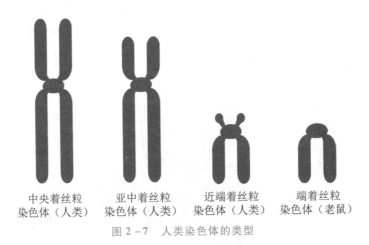

中央着丝粒　　亚中着丝粒　　近端着丝粒　　端着丝粒
染色体（人类）染色体（人类）染色体（人类）染色体（老鼠）

图 2 - 7　人类染色体的类型

（三）人类染色体的数目

同一物种染色体的数目相对恒定，这对维持物种的稳定性具有重要意义。人类正常的体细胞为二倍体（2n），有 46 条染色体，即 2n = 46，其中 1 ~ 22 对染色体为男、女性共有，称为常染色体（autosome）。决定性别的重要因素是性染色体，在女性性染色体组成为 XX，在男性性染色体组成为 XY。人类正常生殖细胞的染色体数目是体细胞的一半，为单倍体（n），例如，卵子和精子各有23 条染色体，即 n = 23，卵子为 22 + X，精子为 22 + X 或22 + Y。

（四）人类染色体的核型

核型（karyotype）是指将一个体细胞中的全部 23 对染色体，按其大小与形态特征的顺序排列所构成的图像。对这些图像进行染色体数目及形态结构特征分析，确定其是否与正常核型完全一致，即为核型分析（karyotype analysis）。

1960 年，在美国丹佛举办的第一届国际细胞遗传学会议确立了染色体的国际标准（即丹佛体制），科学家们将人的体细胞的46 条染色体进行配对、排序与编号，形成人类非显带染色体核型（图 2 - 8）。配对的 2 条染色体形态、大小、功能相同或相近，1 条来自父亲，另外 1 条来自母亲，称为同源染色体。1 ~ 22 号染色体为常染色体，分为 A，B，C，D，E，F 和 G 7 个组，其中 A 组最大，G 组最小。23 号染色体随男女性别而异，称为性染色体（sex chromosome）。性染色体包括 X 染色体和 Y 染色体。X 染色体归入 C 组，Y 染色体归入 G 组。各组染色体的数目与特征如下：

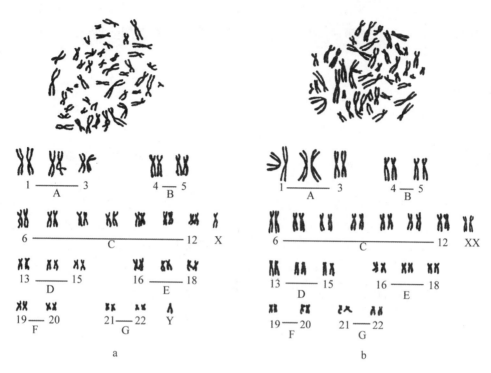

图 2-8 正常人类非显带染色体核型

a. 正常男性的核型；b. 正常女性的核型

1. A 组　包括 1~3 号染色体，为最大的一组染色体，其中 1 号与 3 号为中央着丝粒染色体，2 号为亚中着丝粒染色体。

2. B 组　包括 4~5 号染色体，为大的亚中着丝粒染色体，染色体的短臂相对较短，容易与 C 组的亚中着丝粒染色体相区别，但 4 号与 5 号染色体之间难以区分。

3. C 组　包括 6~12 号染色体和 X 染色体，为中等大小的亚中着丝粒染色体。其中 6 号、7 号、8 号与 11 号染色体和 X 染色体的着丝粒略靠近中央，短臂相对较长，9 号、10 号与 12 号染色体的短臂相对较短，X 染色体的大小介于 7 号和 8 号染色体之间。9 号染色体长臂上常有一明显的次缢痕。

4. D 组　包括第 13~15 号染色体，均为中等大小的近端着丝粒染色体，短臂上常有随体。

5. E 组　包括 16~18 号染色体，为较小的中央着丝粒染色体和亚中着丝粒染色体。其中 16 号染色体为中央着丝粒染色体，其长臂有时可出现次缢痕。17 号与 18 号染色体为最小的亚中着丝粒染色体。

6. F 组　由 19 号和 20 号染色体构成，为最小的中央着丝粒染色体。

7. G 组　包括 21 号、22 号和 Y 染色体，为最小的近端着丝粒染色体，其中 21 号与 22 号染色体常具有随体，Y 染色体无随体。

按照国际标准，在描述正常人类非显带染色体核型时，第一项是染色体总数（包括性染色体），然后是一个"，"，最后是性染色体的组成。例如："46，XX"表示正常女性的核型；"46，XY"表示正常男性的核型；"45，XO"表示 Turner 综合征患者的核型；"47，XXX"表示超雌综合征患者的核型；"47，XXY"表示 Klinefelter 综合征患者的核型。

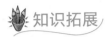知识拓展

徐道觉的遗憾

1923 年，美国遗传学权威、德克萨斯大学校长 Paint（1889—1969）提出人体的染色体数目为 2n＝48，这后来作为一条定论充斥于各种教科书和百科全书中。

1952 年，在美国德克萨斯大学工作的美籍华人徐道觉博士意外地发现了人体染色体的数目。一天，他对在常规组织培养下的细胞进行观察，无意中发现显微镜下出现铺展得很好的染色体，染色体数目为 46 条，而不是 48 条。后来，徐道觉博士花了 3 个月的时间搞清了"奇迹"出现的原因，不知是实验室的哪位实验员把配制的冲洗培养细胞的平衡溶液误配成低渗溶液，细胞膜在低渗溶液中容易涨破，所以染色体逸出，铺展良好，清晰可辨。虽然徐道觉博士发现了人类染色体不是 48 条，而是 46 条，但是由于种种原因，他没有发布。这对整个科学界来说，无疑是一个不小的损失，而对他个人来说，实在是一个莫大的遗憾。

1956 年，美籍华裔学者蒋有兴和莱万通过实验证明了人体染色体是 46 条，并发表了实验结果。为此，蒋有兴荣获了美国肯尼迪国际奖。

第二节　细胞增殖中的染色体行为

细胞是生物体进行生命活动的基本单位。细胞增殖是生命的基本特征。所有子细胞都是由现存的母细胞通过细胞增殖而来的。真核细胞增殖的方式有以下 3 种。①无丝分裂：最早发现于鸡胚血细胞，不涉及纺锤体形成及染色体变化，分裂快、耗能少，但遗传物质可能分配不均。②有丝分裂：是体细胞分裂的主要方式，遗传物质分配均等。③减数分裂：是有性生殖个体产生精子或卵子的过程中发生的特殊分裂方式，子细胞得到的遗传物质是母细胞的一半。

一、有丝分裂

有丝分裂（mitosis）是真核细胞增殖的主要方式。在有丝分裂过程中，细胞核发生一系列复杂变化（包括 DNA 复制、染色体组装等），细胞通过形成有丝分裂器（mitotic apparatus），将遗传物质平均分配到 2 个子细胞中，保证了母细胞与子细胞在遗传上的稳定性。有丝分裂器由染色体、中心粒及纺锤体组成，对染色体向两极移动及

平均分配到子细胞等活动起关键作用。

有丝分裂是一个连续的动态变化过程。通常将有丝分裂分为间期和分裂期。一个完整的间期和分裂期就是一个细胞增殖周期，又称细胞周期（图 2 - 9）。

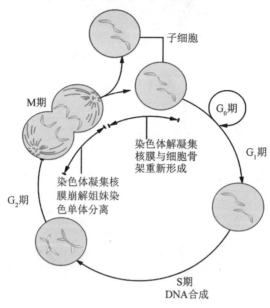

子细胞

M期

G$_0$期

G$_1$期

染色体解凝集
核膜与细胞骨
架重新形成

染色体凝集核
膜崩解姐妹染
色单体分离

G$_2$期

S期
DNA合成

图 2 - 9　细胞增殖周期

（一）间期

间期主要进行 DNA 复制、中心粒复制、细胞体积增大（因大量蛋白质合成）等准备。DNA 以染色质的状态存在于间期细胞核中。间期分为 G$_1$，S 和 G$_2$期。

1. G$_1$期　RNA 大量合成，蛋白质含量明显增加，如合成 DNA 聚合酶、组蛋白、非组蛋白和蛋白激酶等，蛋白质磷酸化作用较为突出。

2. S 期　是 DNA 复制的主要时期，也是组蛋白合成的主要时期，并且 DNA 复制与组蛋白合成同步进行；此外，中心粒也在 S 期复制；在 S 期，各种酶活性及含量明显增高，并且组蛋白还在持续磷酸化。

3. G$_2$期　主要合成分裂期相关的蛋白质，如微管蛋白、成熟促进因子（mature promoting factor，MPF）及某些促进细胞进入分裂期的特定蛋白，MPF 的主要作用是促进核膜破裂与染色质凝集。

（二）分裂期

间期结束后细胞即进入分裂期。在分裂期，RNA 合成完全停止，仅合成非组蛋白，如成熟促进因子，细胞变圆，染色质开始逐步凝集为染色体。为了便于描述，分裂期又被分为前期、中期、后期和末期（图 2 - 10）。

1. 前期（prophase）　染色质丝缩短变粗，高度螺旋化成染色体。每条染色体包括 2 条并列的姐妹染色单体（因为此时细胞已经在间期完成 DNA 复制），2 条染色单体由 1 个共同的着丝粒连接。已在间期完成复制的中心体（centrosome）分别移向细胞两

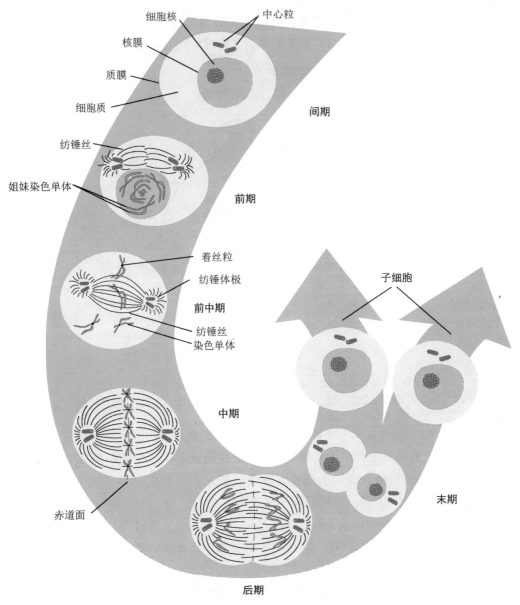

图 2 - 10　有丝分裂过程

（引自 Lynn B. Jorde 等，2016）

极，它们最后到达的位置将决定细胞分裂时的南北极。中心体发出星射线（微管），梭形纺锤体（spindle）出现。纺锤体是一种对细胞分裂及染色体分离运动有重要作用的临时性细胞器，由星体微管、动粒微管和极微管纵向排列构成，呈纺锤样外观（图 2 - 11）。此时染色体散乱地分布在纺锤体的中央，细胞核分解，核仁消失，核膜逐渐解体。

2. 中期（metaphase）　中期是指从核膜消失到有丝分裂器完全形成为止的时期。此时的中心体、染色体和纺锤体共同组成的结构称为有丝分裂器。中期的主要特点是

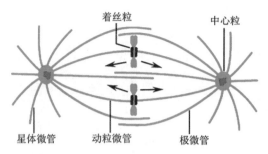

图 2 - 11　组成纺锤丝的三种微管

染色体达到最大程度凝集，每条染色体的着丝粒两侧都分别与来自细胞两极的纺锤丝相连，纺锤丝牵引着染色体向细胞中央移动并排列在赤道板上。

3. 后期（anaphase）　后期是指从着丝粒分裂到染色单体移向细胞两极的时期。后期的主要特点是姐妹染色单体随着丝粒纵向分裂为二，成为 2 个单独的新的子染色体，这时分开的 2 条新的子染色体分别被动粒微管拉向细胞的两极。

4. 末期（telophase）　染色体到达两极后解螺旋形成染色质丝，纺锤体消失，核膜与核仁重建，直至形成 2 个新的子细胞为止，包括子核形成和细胞质分裂。

二、减数分裂

减数分裂（meiosis）是有性生殖个体生殖细胞（又称配子）发生过程中的一种特殊的分裂方式。在减数分裂过程中，DNA 只复制 1 次，细胞连续分裂 2 次，共产生 4 个细胞，每个细胞中的染色体数目只有母细胞的一半（即由母细胞的 46 条染色体变为配子的 23 条），因此，称为减数分裂。减数分裂是由减数第一次分裂（减数分裂Ⅰ）和减数第二次分裂（减数分裂Ⅱ）组成。为便于描述和区别，减数第一次分裂被分为间期Ⅰ、前期Ⅰ、中期Ⅰ、后期Ⅰ及末期Ⅰ，减数第二次分裂被分为间期Ⅱ、前期Ⅱ、中期Ⅱ、后期Ⅱ及末期Ⅱ（图 2 - 12）。

（一）减数分裂Ⅰ

1. 间期Ⅰ　分为 G₁期、S 期和 G₂期。该期主要进行 DNA 复制和中心体复制。其中 S 期时间较长，G₁ 期和 G₂ 期较短。部分 DNA（约 0.3%）不在 S 期合成，而在前期Ⅰ的偶线期合成。

2. 前期Ⅰ　比有丝分裂前期历时长而且复杂，根据其形态变化的特点，该期又分为 5 个不同亚期：细线期、偶线期、粗线期、双线期、终变期。

（1）细线期（leptotene）：细胞核中的染色质已螺旋化成细而长的线状染色体，每条染色体含有 2 条姐妹染色单体，但在光镜下看不清楚。

（2）偶线期（zygotene）：同源染色体逐渐相互靠拢，在相同的位点上准确配对，这种现象称为联会（synapsis）。联会的结果是使生殖母细胞形成 23 个二价体（bivalent）。同源染色体（homologous chromosomes）是指大小与形态相同，结构基本相似，1 条来自父亲，另外 1 条来自母亲的一对染色体。

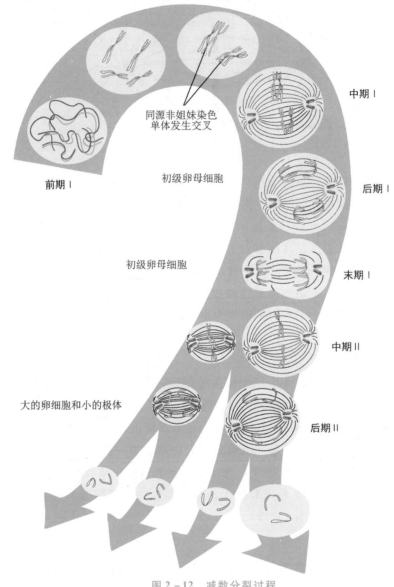

图 2 - 12　减数分裂过程

（引自 Lynn B. Jorde 等，2016）

（3）粗线期（pachytene）：染色体进一步螺旋化，明显缩短变粗。构成二价体的每条同源染色体各自含有 2 条姐妹染色单体，此时同源染色体实际上是由 4 条染色单体构成，称为四分体（tetrad）。同源染色体的染色单体之间互称为非姐妹染色单体。此时，二价体内侧的同源非姐妹染色单体之间发生了部分片段的交换（图 2 - 13），在光镜下可见交叉现象。这是同源染色体之间产生父源与母源遗传物质遗传重组的基础之一，也是有性生殖生物（包括人类）的子代具有丰富的遗传多样性，即表现出"一母生九子，九子各不同"现象的基础之一。

（4）双线期（diplotene）：染色体进一步螺旋化，继续缩短变粗。同源染色体开始

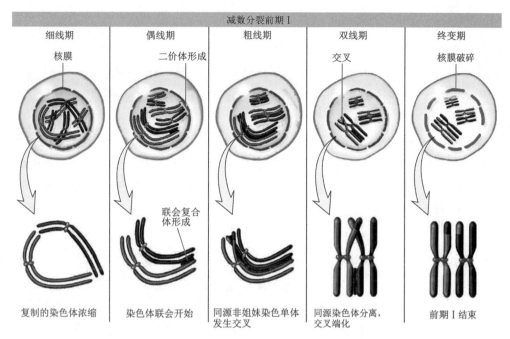

图 2-13 减数分裂前期 I 同源染色体联会和非姐妹染色单体交叉互换

（引自 G. Bradley Schaeter 等，2014）

相互排斥并趋向分离，使交叉点向染色体的末端移动。此现象称为交叉端化。

（5）终变期（diakinesis）：染色体高度螺旋化，变得最短最粗，交叉继续端化但数量逐渐减少，核膜解体，核仁消失，纺锤体开始形成。

3. 中期 I 各个二价体均排列在赤道面上，每个二价体通过着丝粒与纺锤丝相连。此时二价体仍可见同源非姐妹染色单体间存在少数交叉。

4. 后期 I 在纺锤丝的牵引下，二价体的 2 条同源染色体彼此分离，分别移向细胞两极。此时细胞的每一极只得到二价体中的一半，即同源染色体中的一条染色体，而此时每条染色体仍然含有 2 条姐妹染色单体，称为二分体。当同源染色体分离并移向两极时，非同源染色体之间互相独立，以自由组合的方式移向细胞两极。

5. 末期 I 二分体到达两极后，染色体逐渐解螺旋成纤丝状的染色质，核膜重新形成，核仁重建，细胞膜在赤道面附近横向缢缩将细胞质分割成两等分，形成 2 个子细胞，每个子细胞中的染色体数目减少一半，为 23 条。

（二）减数分裂 II

在末期 I 结束后，一般有一个间期（即间期 II），但时间很短，可出现短暂停顿。这个时期染色体不进行 DNA 复制。然后就进入类似有丝分裂过程的减数分裂 II。

1. 前期 II 染色质重新螺旋化形成染色体（二分体），核膜解体，核仁消失，纺锤体形成。

2. 中期 II 各个二分体排列在细胞中央赤道面上，纺锤丝与染色体在着丝粒处相连。

3. 后期Ⅱ 各个二分体的着丝粒纵裂，姐妹染色单体分开成为 2 条新的子染色体，此时每条新的子染色体都是单分体（monad）。子染色体在纺锤丝牵引下分别移向细胞两极。

4. 末期Ⅱ 染色体到达两极，解螺旋伸展形成染色质，核膜重新形成，核仁重建，形成新的细胞核。同时，赤道面附近的细胞膜横向缢缩将细胞质分割开，一共形成4个子细胞。

至此，减数分裂全部结束，1 个母细胞分裂为 4 个子细胞，每个子细胞的染色体数目和 DNA 的含量只有母细胞的一半。减数分裂过程中，由于内外因素导致染色体的行为异常，如染色体不分离或丢失等，可产生异常的配子，异常配子受精后会形成异常染色体数目的个体，导致染色体病的发生。

（三）减数分裂的生物学意义

1. 通过减数分裂保证人类染色体数目在世代传递中的恒定 经过减数分裂产生的精子或卵子都是单倍体（n = 23）。精子和卵子通过受精作用精卵结合形成受精卵后又恢复为二倍体（2n = 46），从而使后代获得双亲的遗传物质。这是维持物种遗传特性恒定的重要条件，保证了人类亲代与子代之间的遗传物质和遗传性状的相对稳定。

2. 减数分裂是遗传学三大基本定律的细胞学基础 在减数分裂的过程中，同源染色体分离是分离定律的细胞学基础，非同源染色体自由组合进入一个配子是自由组合定律的细胞学基础，非姐妹染色单体的交换是连锁与互换定律的细胞学基础。

3. 减数分裂是生物个体多样性的细胞学基础 在减数分裂的过程中，同源染色体之间发生了局部物质交换，非同源染色体之间自由组合，父源与母源的遗传物质发生重组，使精子和卵子具有更广泛的遗传多样性。这些遗传多样性既是生物变异的物质基础，也是生物进化的原材料。

三、配子发生

配子发生（gametogenesis）是指精子和卵子形成的过程。配子发生一般经过增殖、生长与成熟 3 个时期。其中，精子还要经过变形期。

（一）精子发生

在 6 ~ 7 周龄的男性胚胎中已出现睾丸，但一直到男性青春期之前，睾丸曲细精管上皮中的精原细胞才大量进行有丝分裂（不产生精子）。青春期后，在雄激素睾酮的诱导下，精原细胞开始陆续分化成初级精母细胞，再经过减数分裂产生精子。人类精子发生（spermatogenesis）的过程可分为增殖期、生长期、成熟期和变形期 4 个阶段（图 2 - 14）。完成人类精子发生的 4 个阶段约需 64 天时间。

1. 增殖期 男性在性成熟后，精原细胞（2n = 46）经有丝分裂不断进行增殖，细胞数量显著增加。

2. 生长期 精原细胞在此阶段不断生长，体积有所增大，成长为初级精母细胞（2n = 46）。

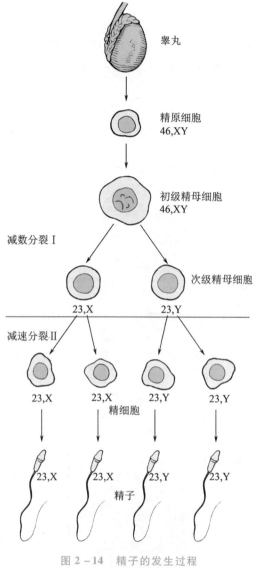

图 2−14 精子的发生过程

（引自 Roblert L. Nussbaum 等，2016）

3. 成熟期 成熟期也称为减数分裂期。初级精母细胞开始第一次减数分裂，形成 2 个次级精母细胞（n＝23，二分体）。每个次级精母细胞很快进行第二次减数分裂，共形成 4 个精细胞（n＝23，单分体）。经过减数分裂，1 个初级精母细胞（2n）形成 4 个精细胞（n），每个精细胞都含有 23 条染色体。其中 2 个精细胞含有 X 染色体，另外 2 个精细胞含有 Y 染色体。由于精细胞只含有 23 条染色体（即 1 个染色体组），所以称为单倍体。

4. 变形期 精细胞在此期发生形态改变，几乎没有细胞质，细胞核及染色质极度浓缩，细胞核变长并移向细胞一侧，构成精子头部。高尔基复合体形成顶体泡。顶体泡逐渐增大，凹陷成双层帽状，覆盖在细胞核的头部，成为顶体。精细胞变长，形成

段 respond.

尾部，最终变成蝌蚪状可游动的成熟精子。男性一生可产生约 10^{12} 个精子。

（二）卵子发生

卵子发生（oogenesis）是在女性卵巢中进行的。与精子发生相似，其过程包括增殖期、生长期和成熟期，但没有变形期（图 2 – 15）。

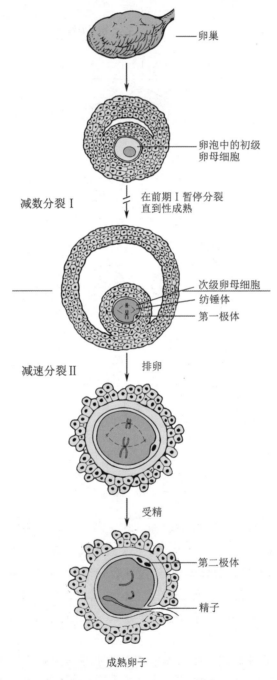

图 2 – 15　卵子发生的过程

（引自 Roblert L. Nussbaum 等，2016）

1. 增殖期 卵巢中卵原细胞（2n = 46）在胚胎期第 3 个月开始增殖（即开始有丝分裂），完成增殖后，一共产生 400 万~500 万个卵原细胞（oogonium）。

2. 生长期 卵原细胞经过增殖后，一部分卵原细胞进入生长期，经过生长、分化，体积显著增大，成长为初级卵母细胞（primary oocyte）。初级卵母细胞的染色体数为 46。

3. 成熟期 初级卵母细胞进行减数分裂。经第一次减数分裂，形成 1 个体积较大的次级卵母细胞（secondary oocyte）和 1 个体积较小的第一极体（polar body），此时次级卵母细胞和第一极体内的染色体数目均减半为 23 条（n = 23）。这时的每条染色体仍然都由 2 条染色单体组成（二分体）。经第二次减数分裂，每个次级卵母细胞形成 1 个体积较大的卵细胞（ovum）和 1 个体积较小的第二极体，同时第一极体也分裂为 2 个第二极体。第二极体和卵细胞的染色体数目均为 23 条（n = 23），而且此时每条染色体都只有 1 条染色单体（单分体）。这样，1 个初级卵母细胞经减数分裂后形成 1 个卵细胞和 3 个第二极体，极体不能继续发育，最终退化、消失。

人类的卵子发生过程与精子发生过程不同的是，卵母细胞的减数分裂呈现不连续、间歇性的特点，经历时间要比精子发生的时间长得多。卵原细胞的增殖是在胚胎发育早期的卵巢中进行的，在胚胎发育晚期生长为初级卵母细胞。胚胎期（大约 5 个月）的初级卵母细胞开始进行减数分裂，但只进行到减数分裂前期Ⅰ的双线期即停止。出生后，大部分初级卵母细胞都会退化，只保留 400~500 个初级卵母细胞，并且停留在减数分裂前期Ⅰ。从出生到青春期前，初级卵母细胞处于静止状态。到青春期性成熟后，每月只有 1 个初级卵母细胞完成第一次减数分裂，形成 1 个次级卵母细胞和 1 个第一极体。每月 1 次的排卵实际是排出 1 个次级卵母细胞和第一极体。在输卵管内，如果遇到精子且受精，次级卵母细胞才完成第二次减数分裂，形成卵细胞，第一极体形成 2 个第二极体。如果未受精，次级卵母细胞和第二极体则退化、消失。

从女婴出生到青春期，卵巢中的初级卵母细胞始终停留在减数分裂前期Ⅰ，部分初级卵母细胞停留时间较长，可达 50 年之久。随着女性年龄的增长，这些初级卵母细胞经历更多体内、体外环境因素的影响，可能造成减数分裂异常，如染色体不分离或丢失，最终导致配子染色体异常，异常的配子参与受精后发育成染色体异常的后代，因此，高龄产妇生育染色体病患儿的风险增高。

四、受精与性别决定

（一）受精

精子与卵子结合成受精卵的过程称为受精（fertilization）。受精卵的形成标志着新的个体的产生。通过受精作用，遗传物质进行重新组合，受精卵不但含有精子的父源遗传物质，而且含有卵子的母源遗传物质。在受精的一瞬间，新个体的性别就被决定了。

（二）人类性别决定的机制

目前被广泛接受的人类性别决定的机制是性染色体学说。人类的体细胞中有 23 对染色体，每对都是一对同源染色体，其中22对为常染色体，第23对染色体是大小、形态不同的2条性染色体，即X和Y。在男性和女性中常染色体的组成都一样，但性染色体的组成不同。女性性染色体组成为XX，男性性染色体组成为XY。性染色体是与性别决定有直接关系的染色体。在精子发生过程中，男性可以产生数量相等的2种精子：一种是含有X染色体的X型精子，另一种是含有Y染色体的Y型精子。而在卵子发生的过程中，女性只能产生一种含有X染色体的卵子。受精时，如果是X型精子与卵子结合，则形成性染色体组成为XX的受精卵，可发育成女性；如果是Y型精子与卵子结合，则形成性染色体组成为XY的受精卵，可发育成男性。在自然情况下，卵子是与X型精子结合还是与Y型精子结合是完全随机的，因此，人类男女的性别比例大致保持为1:1。

由于女性产生的卵子的性染色体都相同，因而子女的性别是由父亲决定的，即取决于参与受精的精子所含的性染色体是X还是Y。X染色体和Y染色体在性别决定中所起的作用是不同的，实际上性别决定的关键是Y染色体。因为Y染色体的短臂上有一个睾丸决定基因，其产物为H-Y抗原，即组织相容性Y抗原。男性胚胎细胞中因含有H-Y抗原，才能够促使胚胎的原始性腺发育成睾丸。女性胚胎细胞中没有睾丸决定基因，所以不能产生H-Y抗原，其原始性腺就只能发育成卵巢，并且受精卵中不管有几条X染色体，只要存在Y染色体就发育成男性，不含Y染色体就发育成女性。

第三节　遗传物质的本质

核酸是遗传物质，核酸的化学组成及结构特点决定了它的生物学功能。核酸具有复制、转录、翻译、调控、重组和突变等遗传学功能，最终通过核酸指导蛋白质的合成，控制生物的遗传性状。

一、核酸的化学组成

核苷酸是核酸的基本组成单位。核苷酸水解可生成磷酸、戊糖和碱基。这三种成分是核酸的基本组分（图2-16）。

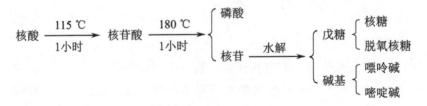

图2-16　核酸的基本组分

核酸分为脱氧核糖核酸（deoxyribonucleic acid，DNA）和核糖核酸（ribonucleic acid，RNA）两类。DNA存在于细胞核和线粒体内，是遗传信息的主要载体；RNA存在于细胞质、细胞核和线粒体内，参与遗传信息的传递与表达，也可作为某些病毒的遗传信息的载体。

1. 碱基 核酸分子中的碱基可分为嘌呤碱和嘧啶碱两类，它们都是嘌呤和嘧啶的衍生物。嘌呤碱主要有腺嘌呤（adenine，A）和鸟嘌呤（guanine，G），嘧啶碱主要有胞嘧啶（cytosine，C）、尿嘧啶（uracil，U）和胸腺嘧啶（thymine，T）。RNA 中含有 A，G，C 和 U，DNA 中含有 A，G，C 和 T。

2. 戊糖 核酸中的戊糖分为核糖和脱氧核糖两类。RNA 中含有核糖，DNA 中含有脱氧核糖（图 2 – 17）。

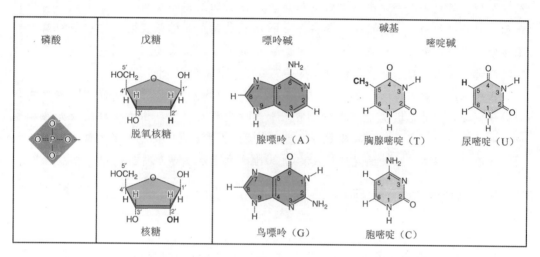

图 2 – 17 核酸组分的分子结构

（引自 G. Bradley Schaefer 等，2014）

3. 核苷 戊糖和碱基以糖苷键连接形成核苷。根据戊糖的组成不同，核苷又可分为核糖核苷和脱氧核糖核苷。

4. 核苷酸 核苷与磷酸以磷酸酯键相连形成核苷酸（图 2 – 18）。组成 DNA 的核苷酸有 4 种，即脱氧腺苷酸（dAMP）、脱氧鸟苷酸（dGMP）、脱氧胞苷酸（dCMP）及脱氧胸苷酸（dTMP）；而组成 RNA 的核苷酸为另外 4 种，它们是腺苷酸（AMP）、鸟苷酸（GMP）、胞苷酸（CMP）和尿苷酸（UMP）。

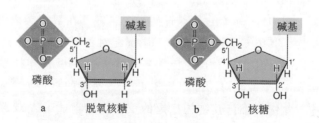

图 2 – 18 核苷酸的分子结构

（引自 G. Bradley Schaefer 等，2014）

a. 脱氧核糖核苷酸；b. 核糖核苷酸

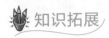知识拓展

来自旧绷带的发现——核酸的由来

1868年前后，年轻的瑞士科学家米歇尔（J. F. Micher）以其独特的眼光，从医院垃圾堆里的旧绷带上分离出脓细胞，并对其进行详细的化学分析，从中发现了细胞核里的主角——核酸。

当时，米歇尔十分想搞清楚那些英勇"杀敌"的白细胞们是由什么组成的。他先把细胞核收集起来，因为他想搞清楚细胞核的主要物质是不是蛋白质。米歇尔将蛋白酶加入到提取的细胞核物质中，等待细胞核物质的消失。结果发现，这些蛋白酶对细胞核物质束手无策。这说明，细胞核里的主要成分不是蛋白质。那究竟是些什么物质呢？经过进一步研究，他发现细胞核里是充满了磷和氮的复合物。

米歇尔的导师、德国化学家霍佩·赛勒（Hoppe Seyler）对学生的发现显得不太放心，他便亲自用酵母做实验，结果证实米歇尔的发现是对的。由于这种物质是在细胞核中发现的，他们当时把这种物质命名为"核素"。后来人们发现核素的酸性很强，从而将其改名为核酸。核酸的发现，被称为20世纪的重大科学事件。

二、DNA 的结构与功能

（一）DNA 的结构

DNA分子是由许许多多脱氧核苷酸聚合而成的，相邻的脱氧核苷酸之间通过3′，5′-磷酸二酯键连接起来，即1个脱氧核苷酸上的磷酸，既与自身脱氧核糖上的第5位碳原子以酯键相连，又与另外1个脱氧核糖上的第3位碳原子以酯键相连，形成1个磷酸二酯键，把2个脱氧核苷酸连在一起。这样，通过3′，5′-磷酸二酯键把许多脱氧核糖核苷酸串联起来，形成1条多聚脱氧核苷酸链（图2-19）。DNA是以脱氧核苷酸的排列顺序来储存遗传信息的，因此，脱氧核苷酸的排列顺序是DNA分子结构的核心。

1953年，Watson和Crick提出了DNA分子的双螺旋结构模型（图2-20）。该模型阐述了DNA分子的空间结构，其主要内容如下：①DNA由2条走向相反的多聚脱氧核苷酸链构成，其中1条链中的方向为3′→5′，另外1条链的方向为5′→3′，2条链反向平行围绕同一中心轴构成右手螺旋结构。②DNA分子中的脱氧核糖和磷酸交替排列在双螺旋结构外侧，形成DNA分子的基本骨架；含氮碱基在双螺旋内侧，2条链内侧对应的碱基以氢键相连，其中G与C通过3个氢键配对（G≡C），A与T通过2个氢键配对（A=T），DNA分子中的这种碱基互补配对关系称为碱基互补配对法则。③DNA分子每一圈螺旋包含10个碱基对，螺距为3.4 nm，螺旋的直径为2 nm。④在DNA分子的双螺旋结构中，氢键是维持其结构稳定的重要化学键。DNA双螺旋多为线形，也有环形的（如线粒体DNA与质粒DNA等）。

（二）DNA 的功能

DNA是生物体的主要遗传物质，具有储存、复制和转录遗传信息等功能。

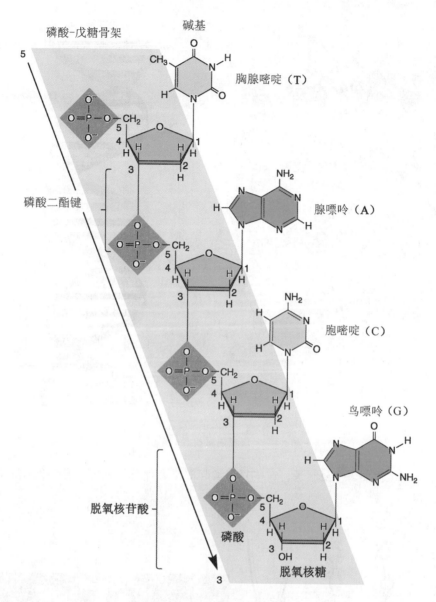

图 2-19 多聚脱氧核苷酸链

（引自 G. Bradley Schaefer 等，2014）

1. 储存遗传信息　DNA 分子的脱氧核苷酸序列中蕴藏着丰富的遗传信息。虽然 DNA 分子只有 4 种脱氧核苷酸（即 4 种含氮碱基），但 DNA 分子量巨大，例如，人类基因组中含有约 30 亿个碱基对，而且核苷酸排列顺序是随机的，其排列组合的数目是难以想象的天文数字。假如某一段 DNA 分子有 1000 对碱基，就会有 4^{1000} 种不同的排列组合类型，这提示 DNA 分子可贮存极其丰富的遗传信息。

2. 复制遗传信息　DNA 以亲代 DNA 分子为模板，在 DNA 聚合酶的作用下互补合成子代 DNA 分子的过程称为 DNA 复制（replication）。DNA 复制是从多个复制起始点开始并且双向进行，即每个起始点有 2 个复制叉，因此，复制效率较高。大型真核生物（包

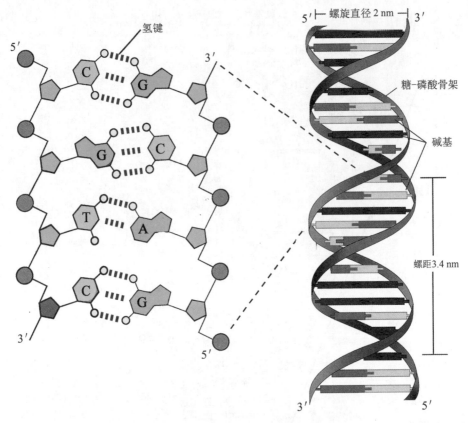

图 2 - 20 DNA 双螺旋结构及碱基互补配对

括人类）基因组需要多个复制叉，这些复制叉起源于有丝分裂或减数分裂间期的前 S 期（图2 - 21）。

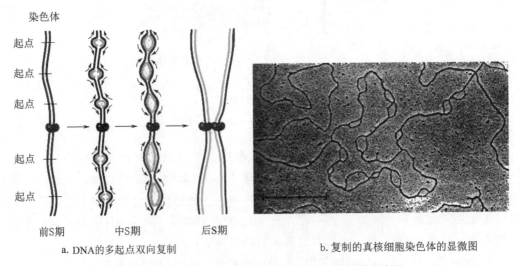

a. DNA的多起点双向复制   b. 复制的真核细胞染色体的显微图

图 2 - 21 DNA 多起点双向复制示意图和显微镜观察图

（引自 G. Bradley Schaefer 等，2014）

DNA 在每个复制起始点进行复制的主要步骤如下：

首先，DNA 分子在解旋酶的作用下，使碱基之间的氢键断裂，螺旋化 DNA 双链发生解旋，形成 2 条平行的单链，此过程还需要 DNA 旋转酶和单链结合蛋白等许多因子的参与。

其次，在 DNA 聚合酶Ⅲ的作用下，分别以解开的单链（此时称为母链）为模板，以周围环境中游离的 4 种脱氧核苷三磷酸为原料，按照碱基互补配对的原则进行复制并合成子链。由于核苷酸只能加在 3′端上，因此，子链的合成只能沿着 5′→3′方向进行。以 DNA 的 3′→5′母链为模板（前导链模板）合成子链时，子链可沿 5′→3′方向连续复制；以 DNA 的 5′→3′母链为模板（后随链模板）合成子链时，需要在 RNA 引物的作用下，沿 5′→3′方向先合成一些片段，这些片段称为冈崎片段（Okazaki fragment）。

然后，在连接酶及其他各种酶的作用下切除引物，再将各个冈崎片段进行连接，最终形成 1 条完整的核苷酸链。DNA 分子复制的结果是 2 条子链分别与 2 条母链形成 2 个子代 DNA 分子（图 2 - 22）。

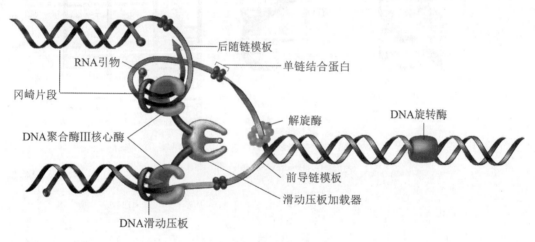

图 2 - 22　DNA 复制的机制

（引自 William S. Klug 等，2017）

在新合成的 DNA 分子中，1 条链是原来的母链，另外 1 条链是新合成的子链，这种复制方式称半保留复制（图 2 - 23）。DNA 分子通过自我复制，可将亲代细胞的遗传信息全部忠实地复制，然后通过细胞分裂传递给子代细胞，从而保证了遗传信息在世代传递中的连续性和稳定性。

3. 转录合成 RNA　以 DNA 分子中的 1 条链为模板，互补合成 RNA 的过程称为转录（transcription）。转录时，在解旋酶的作用下，DNA 分子双链逐步解开，以其中 1 条链为模板，以周围环境中游离的 4 种核糖核苷酸为原料，在 RNA 聚合酶的作用下合成 1 条 RNA 单链（图 2 - 24）。在 RNA 合成结束后，DNA 重新恢复成双螺旋结构。

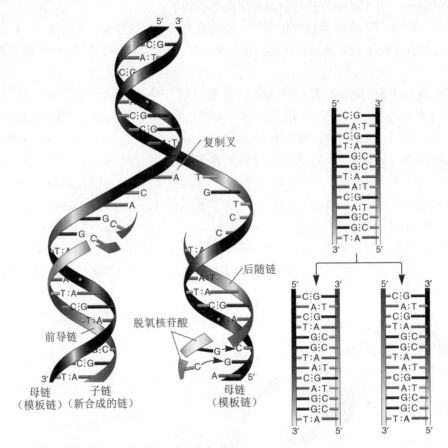

图 2 - 23 DNA 半保留复制过程（左）及产物示意图（右）

（引自 G. Bradley Schaefer 等，2014）

三、RNA 的结构与功能

RNA 主要存在于细胞质中，是由 DNA 转录形成的，多为单链结构。RNA 主要参与蛋白质的合成，与遗传信息的表达有关。根据其结构和功能的不同，RNA 被分为3 种类型：信使 RNA、转运 RNA 和核糖体 RNA。

（一）信使 RNA

信使 RNA（messenger RNA），简称 mRNA，占 RNA 总量的1%~5%，是3 种 RNA 中含量最少的。其形态多为伸展的线形单链，从细胞核内的 DNA 分子上转录出来的 mRNA 携带了来自 DNA 的特定遗传信息，mRNA 出核孔转移到细胞质中的核糖体上，作为中间模板指导相应蛋白质的生物合成。mRNA 的主要功能是作为蛋白质合成的模板，指导蛋白质的生物合成（图 2 - 25）。

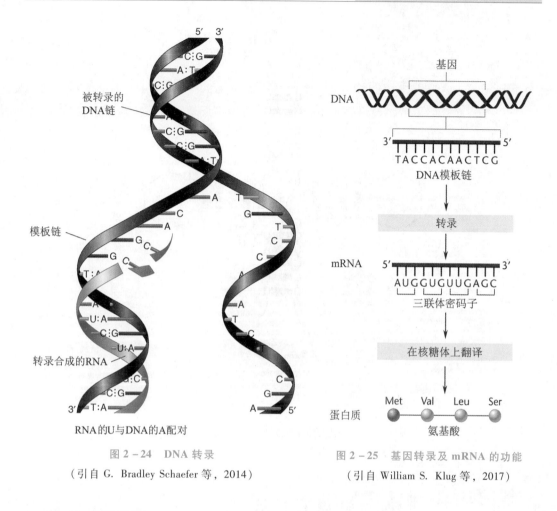

图 2-24　DNA 转录
（引自 G. Bradley Schaefer 等，2014）

图 2-25　基因转录及 mRNA 的功能
（引自 William S. Klug 等，2017）

（二）转运 RNA

转运 RNA（transfer RNA），简称 tRNA，是已知分子量最小的一种 RNA，占 RNA 总量的 5%～15%。该分子为单链结构，但有局部区段折叠成假双链结构，使整个分子呈"三叶草"形（图 2-26）。tRNA 转运氨基酸具有非常严格的选择性，即在蛋白质的生物合成过程中，每一种 tRNA 只能特异地识别和转运一种氨基酸。tRNA 的主要功能是在蛋白质的生物合成过程中转运活化的氨基酸。

tRNA 的氨基酸臂可结合 1 个氨基酸；tRNA 的反密码子可识别结合 mRNA 上的 1 个密码子。

（三）核糖体 RNA

核糖体 RNA（ribosomal RNA），又称 rRNA，多为线形单链，局部可呈双螺旋状，约占 RNA 总量的 82%，在三种 RNA 中含量最多。rRNA 是构成核糖体的重要成分，而核糖体又是细胞中蛋白质合成的重要场所。单独存在时，rRNA 不能执行其他功能，但多种 rRNA 与多种蛋白质结合形成核糖体后可成为蛋白质生物合成的"装配机"。

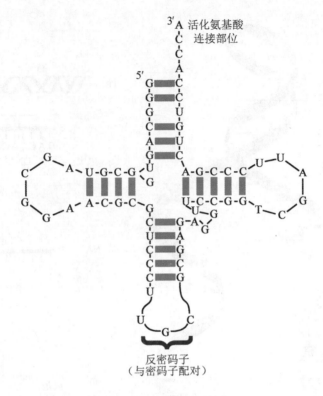

图 2-26　tRNA 分子结构

（引自 Lynn B. Jorde 等，2016）

第四节　基　因

基因（gene）是遗传的独立单位，这指的是基因不仅是在上下代之间传递的遗传物质的基本单位，也是一个功能上的独立单位。

一、基因的概念与特性

基因是 DNA 分子上具有特定遗传效应的 DNA 片段，是遗传物质结构和功能的基本单位。基因表达的产物是 RNA 或蛋白质，通过基因表达可控制蛋白质或酶的合成，从而决定生物的性状。

基因的基本特性：

1. 可自我复制　基因随着 DNA 复制而复制，通过自我复制使遗传物质的含量保持稳定，使得遗传的连续性得以保证。

2. 决定性状　基因通过转录和翻译决定多肽链的氨基酸排列顺序，从而决定蛋白质或酶的合成，最终决定生物的性状。

3. 可发生突变　由于体内外的某些不确定因素的影响，基因有时会发生分子结构的改变，从而产生新的基因，最终导致生物性状的改变。新的突变基因一旦形成，可以通过自我复制在随后的细胞分裂中保留下来。

二、基因的分类

按照基因在细胞内的分布部位，真核生物的基因分为细胞核基因和细胞质基因。细胞中绝大多数基因属于细胞核基因，细胞核基因位于细胞核内的染色质中；细胞质基因位于细胞质内，如线粒体基因。

按照基因的功能不同，真核生物的基因可被分为结构基因和调控基因。结构基因（structural gene）是指决定某种多肽链（蛋白质或酶）的氨基酸种类和排列顺序的基因。结构基因的突变可导致蛋白质或酶的含量及活性的改变。调控基因（regulatory gene）是指可调节控制结构基因表达的基因，它的突变可以影响一个或多个结构基因的表达。

三、基因的结构

一个完整的真核基因结构一般同时具备编码区和非编码区（调控区）2 部分。

以编码蛋白质的结构基因为例，原核生物编码蛋白质的结构基因是连续的，也称连续基因；而真核生物（包括人类）结构基因的核苷酸序列由编码区和非编码区 2 部分组成，且编码序列在 DNA 分子中是不连续的，被非编码序列隔开，形成镶嵌排列的断裂形式，称为断裂基因（split gene）（图 2 - 27）。

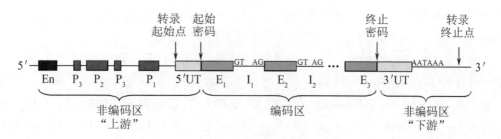

图 2 - 27 真核生物基因结构

En 为增强子；P 为启动子（P_1 为 TATA 框，P_2 为 CAAT 框，P_3 为 GC 框）；E 为外显子；L 为启动子

（一）编码区

编码区是指 DNA 中能够转录相应的 mRNA，并且指导多肽链合成的区段。真核生物的断裂基因中，编码序列常被非编码序列所分隔。其中，具有编码功能的 DNA 序列称为外显子（exon，E），而 2 个外显子之间无编码功能的非编码序列称为内含子（intron，Ⅰ）。此外，结构基因在转录时，其内含子也被转录，但在初级转录产物加工时内含子被切除，然后将各个相邻的外显子连接起来，再经过一系列加工后，初始 mRNA 成为真正具有生物活性的成熟 mRNA（图 2 - 28）。不同的结构基因所含外显子和内含子的数目各异。例如，人的血红蛋白 β 珠蛋白基因有 3 个外显子和 2 个内含子，人的假肥大型肌营养不良症基因 *DMD* 有 79 个外显子和 78 个内含子。

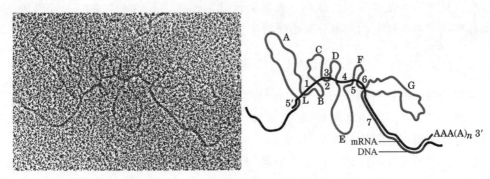

图 2 - 28　断裂基因与其成熟 mRNA 分子杂交的电镜观察图（左）与模式图（右）

真核生物的断裂基因中，每个外显子和内含子的连接处都是高度保守的特定相同序列（称为外显子 - 内含子接头），即在每个内含子的 5′端开始的 2 个核苷酸都是 GT，3′端末尾的 2 个核苷酸都是 AG，这种接头方式称为"GT - AG 法则"。但是如果出现在核内不均一 RNA（heterogeneous nuclear RNA，hnRNA）中，则称为 GU - AG 法则，这些序列是 hnRNA 的剪接信号。

（二）非编码区

非编码区是指在第一个外显子和最后一个外显子的外侧存在一段不被转录成mRNA的 DNA 序列，也称侧翼序列（flanking sequence）。非编码区虽不能编码氨基酸，但有一系列对基因表达具有调控作用的 DNA 序列，称为调控序列（regulator sequence）。调控序列不被转录，但对基因的有效转录起到调控作用，故又被称为顺式作用元件（cis-acting element）。调控序列包括启动子、增强子和终止子等。

1. 启动子（promoter）　是指结构基因中能与 RNA 聚合酶结合并启动和促进转录的特异 DNA 序列。常见的启动子有以下 3 种。①TATA 框（TATA box）：位于转录起始点 -19 ~ -27 bp 处，由 TATAAA/TAA/T 7 个碱基组成。② CAAT 框（CAAT box）：位于转录起始点 -70 ~ -80 bp 处，由 GGC/TCAATCT 9 个碱基组成。③GC 框（GC box）：位于 CAAT 框两侧，由 GGCGGG 6 个碱基组成，起到增强转录效率的作用（图 2 -29）。需要强调的是，并非所有的真核生物都同时含有上述 3 种启动子结构框序列。

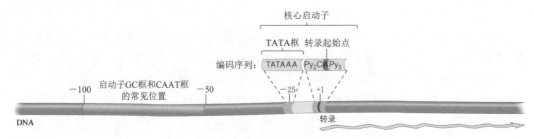

图 2 - 29　真核生物启动子

（引自 G. Bradley Schaefer 等，2014）

2. 增强子（enhancer） 是指有增强启动子启动转录作用，能提高基因转录活性的 DNA 序列。增强子一般位于转录起始点的上游或下游 3000 bp 处或更远处，其发挥作用的方向可以是 3′→5′方向，也可以是 5′→3′方向。例如，人的 β 珠蛋白基因的增强子是由 2 个相同顺序的 72 bp 串联重复顺序组成，一般位于转录起始点上游 –1400 bp 处或下游 3300 bp 处，当其被激活时，能使转录活性增强 200 倍。

3. 终止子（terminator） 是一段提供转录终止信号的 DNA 序列，位于基因 3′非编码区下游，由 AATAAA 和一段反向重复的序列组成，AATAAA 是附加多聚腺苷酸（poly A）的信号，反向重复序列是 RNA 聚合酶停止工作的信号。

四、基因的功能

（一）遗传信息的储存

基因是 DNA 分子上具有遗传效应的特定片段，其遗传信息就储存在 DNA 分子上的 4 种脱氧核苷酸的排列顺序中。这些遗传信息通过转录传递给 mRNA，而 mRNA 上的密码子排列顺序再决定多肽链合成中的氨基酸起始、终止、种类和排列顺序等。

（二）遗传信息的复制

遗传信息的复制伴随 DNA 的复制实现。DNA 复制又称为 DNA 半保留复制。DNA 复制可将遗传信息进行扩增和传递。在遗传信息复制的过程中，DNA 聚合酶等多种酶参与其中以确保 DNA 复制的完成。

（三）遗传信息的表达

DNA 分子中所储存的遗传信息通过转录传递给 mRNA，再经翻译形成具有生物活性的蛋白质或酶，进而决定生物性状的过程，称为遗传信息的表达，也称为基因表达（gene expression）。转录和翻译是基因表达的 2 个紧密联系的功能过程，它们分别在细胞核和细胞质中进行。

1. 转录 是指以 DNA 分子的一条链为模板，在 RNA 聚合酶的作用下按照碱基互补配对法则合成 RNA 的过程。转录主要在细胞核中进行，转录后形成的 RNA 进入细胞质中控制蛋白质的合成。在 RNA 的合成过程中，作为合成模板的一条 DNA 链，称为模板链（template strand），又称反编码链，也称反义链（antisense strand），另一条链称为编码链，又称非模板链（nontemplate strand）。转录合成的原始产物称为核内不均一 RNA，它需要经过戴帽、加尾及剪接等加工修饰过程才能成为成熟的 mRNA。

（1）戴帽（capping）：是指在 mRNA 分子的 5′端的第一个核苷酸上连接一个甲基化的帽子，即 7 - 甲基鸟苷酸帽。戴帽过程需要鸟苷转移酶与甲基转移酶等。这种戴帽结构可使 RNA 不再连接核苷酸，也可保护其 5′端不受磷酸酶及核酸酶等水解消化（图 2 - 30）。

（2）加尾（tailing）：是指在 mRNA 分子的 3′端连接 100 ~ 200 个腺苷酸，形成多聚腺苷酸尾。这条尾巴可起到维护 mRNA 3′端稳定的作用，同时还可促使 mRNA 经细胞核核孔进入细胞质。

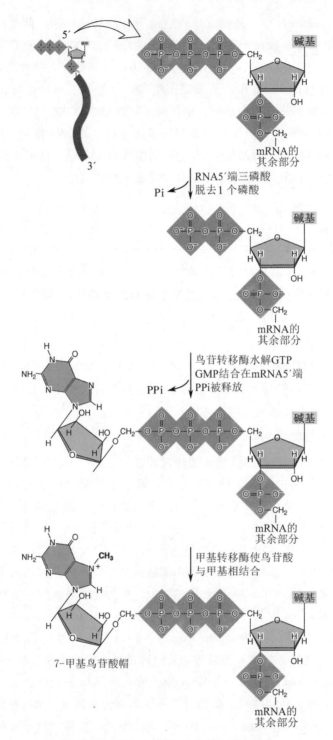

图 2-30 初始 mRNA 转录后的戴帽加工

（引自 G. Bradley Schaefer 等，2014）

（3）剪接（splicing）：是指在酶的催化下，U1 snRNP 识别结合 mRNA 分子的内含子 5′剪接点，U2 snRNP 识别结合分支位点，然后与 U4/U6 和 U5 snRNP 蛋白结合成剪接复合体，在内含子的 5′剪接点剪断，然后将内含子 5′端连接到 mRNA 分子的分支点形成套索，释放 U1 与 U4；将 mRNA 分子的 3′剪接点剪断，释放套索状内含子及 U2，U5 与 U6，然后连接外显子 1 和 2，这样按照 GU – AG 法则将 hnRNA 中的内含子一个一个切掉，最后将各个相邻的由外显子转录出来的相应序列按顺序拼接成连续编码的 mRNA 的过程（图 2 – 31）。

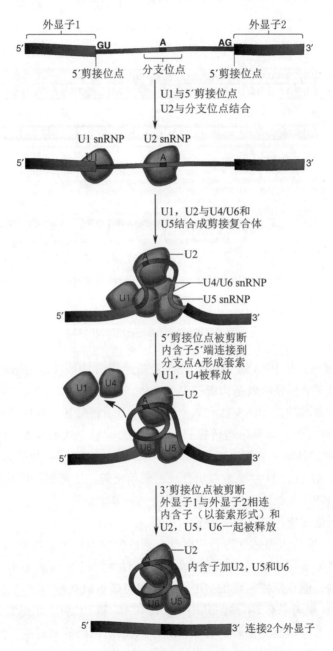

图 2 – 31　初始 mRNA 转录后的剪接

（引自 G. Bradley Schaefer 等，2014）

戴帽、加尾和剪接都是在细胞核中进行。此外，mRNA 分子中的一些碱基还需要经过甲基化等修饰；tRNA 与 rRNA 也要经加工修饰才能具有生物活性。

2. 翻译（translation）　是指以 mRNA 为模板指导合成蛋白质的过程，也就是将 DNA 转录到 mRNA 的遗传信息"解读"成为多肽链的各种氨基酸及其排列顺序的过程（图 2 - 32）。蛋白质翻译合成是一个复杂的过程，需要 mRNA，tRNA，rRNA，核糖体，各种酶和蛋白质辅助因子等的共同参与。此外，这个过程还需要相应的原料和能量的参与。

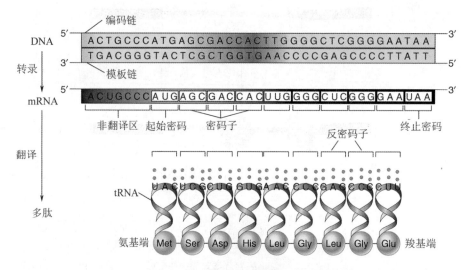

图 2 - 32　DNA 编码链、DNA 模板链、mRNA、tRNA 和多肽之间的关系

（引自 G. Bradley Schaefer 等，2014）

（1）遗传密码：从 DNA 转录到 mRNA 上的遗传信息是以遗传密码的形式储存的。mRNA 分子上每 3 个相邻的碱基构成一个三联体，决定一种氨基酸，称为密码子。每个密码子对应一个氨基酸，mRNA 含有 A，G，C 和 U 4 种碱基，可以组成 $4^3 = 64$ 种密码子。所有的 64 种密码子总称为遗传密码（genetic code）。所有生物的遗传密码几乎是通用的。1967 年，科学家编制出遗传密码表（表 2 - 1）。在 64 种密码子中，具有编码功能的密码子有 61 种，AUG 是蛋白质合成的起始密码，还可编码甲硫氨酸（蛋氨酸）。而 UAA，UAG 和 UGA 是终止密码，不编码任何氨基酸。

研究表明，遗传密码具有以下特性：

1）通用性：遗传密码是生物界从病毒、原核生物到真核生物都通用的。这说明外表千差万别、多姿多彩的生物具有同源性。但也有少数例外，如 AUG 在真核生物细胞中编码甲硫氨酸，但在原核生物细胞中却是编码甲酰甲硫氨酸的密码子。

2）兼并性：密码子有 64 种，其中 UAA，UAG 和 UGA 是终止密码，不编码氨基酸，因此，具有编码功能的密码子有 61 种。可组成蛋白质的氨基酸一共只有 20 种，这就决定了一种氨基酸的密码子不止 1 种。例如，ACU，ACC，ACA 和 ACG 均可编码苏氨酸。

表 2 – 1　遗传密码表

第一碱基 (5'端)	第二碱基				第三碱基 (3'端)
	U	C	A	G	
U	UUU 苯丙氨酸	UCU 丝氨酸	UAU 酪氨酸	UGU 半胱氨酸	U
	UUC 苯丙氨酸	UCC 丝氨酸	UAC 酪氨酸	UGC 半胱氨酸	C
	UUA 亮氨酸	UCA 丝氨酸	UAA 终止信号	UGA 终止信号	A
	UUG 亮氨酸	UCG 丝氨酸	UAG 终止信号	UGG 色氨酸	G
C	CUU 亮氨酸	CCU 脯氨酸	CAU 组氨酸	CGU 精氨酸	U
	CUC 亮氨酸	CCC 脯氨酸	CAC 组氨酸	CGC 精氨酸	C
	CUA 亮氨酸	CCA 脯氨酸	CAA 谷氨酰胺	CGA 精氨酸	A
	CUG 亮氨酸	CCG 脯氨酸	CAG 谷氨酰胺	CGG 精氨酸	G
A	AUU 异亮氨酸	ACU 苏氨酸	AAU 天冬酰胺	AGU 丝氨酸	U
	AUC 异亮氨酸	ACC 苏氨酸	AAC 天冬酰胺	AGC 丝氨酸	C
	AUA 异亮氨酸	ACA 苏氨酸	AAA 赖氨酸	AGA 精氨酸	A
	AUG* 甲硫氨酸	ACG 苏氨酸	AAG 赖氨酸	AGG 精氨酸	G
G	GUU 缬氨酸	GCU 丙氨酸	GAU 天冬氨酸	GGU 甘氨酸	U
	GUC 缬氨酸	GCC 丙氨酸	GAC 天冬氨酸	GGC 甘氨酸	C
	GUA 缬氨酸	GCA 丙氨酸	GAA 谷氨酸	GGA 甘氨酸	A
	GUG 缬氨酸	GCG 丙氨酸	GAG 谷氨酸	GGG 甘氨酸	G

*注：AUG 即是甲硫氨酸的密码子，也是起始密码

3）方向性：遗传密码是从 mRNA 的 5'开始向 3'逐个进行阅读，不重复且无标点。

4）摇摆性：mRNA 上的密码子与 tRNA 上的反密码子配对识别时，第一与第二位碱基严格遵守碱基互补配对原则，而第三位碱基较为灵活，时常出现不严格碱基互补配对，这称为遗传密码的摇摆性（图 2 – 33）。正是这种遗传密码的摇摆性导致同一种氨基酸可能有不止一个密码子。

（2）翻译过程：翻译是在 mRNA，tRNA 和 rRNA 三者协同作用下合成多肽链的过程，主要在细胞质中进行，这一过程可分为氨基酸的活化，肽链合成的起始、延长和终止（图 2 – 34）。

1）氨基酸的活化：氨基酸在氨基酰 – tRNA 合成酶和 ATP 的作用下被激活，并与相应的 tRNA 结合成氨基酰 – tRNA 复合物。

2）肽链合成的起始：起始因子释放，使得核糖体的 30 S 小亚基结合到 mRNA 分子的起始密码 AUG 上。然后甲硫氨酰 – tRNA 进入复合体，tRNA 分子上的反密码子再与 mRNA 分子上的起始密码 AUG 互补结合。最终，核糖体的 60 S 大亚基与 30 S 小亚基结合，形成完整的核糖体。此时，甲硫氨酰 – tRNA 占据了核糖体大亚基的供体部位（P 位），空着的 A 位准备接受下一个特异的氨酰 – tRNA。

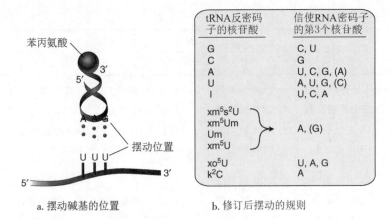

tRNA反密码 子的核苷酸	信使RNA密码子 的第3个核苷酸
G	C, U
C	G
A	U, C, G, (A)
U	A, U, G, (C)
I	U, C, A
xm⁵s²U	

a. 摆动碱基的位置   b. 修订后摆动的规则

图 2 – 33　遗传密码的摇摆性位置（左）与 tRNA 反密码子识别（右）

（引自 G. Bradley Schaefer 等，2014）

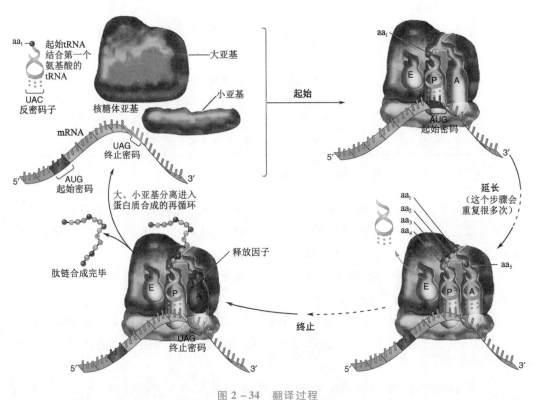

图 2 – 34　翻译过程

（引自 G. Bradley Schaefer 等，2014）

3）肽链的延长：在转肽酶的催化作用下，P 位上的甲硫氨酰 – tRNA 所携带的氨酰基移至 A 位，与 A 位上的氨酰基脱水缩合形成二肽，空载的 tRNA 随即离开 P 位。在移位酶和 GTP 供能的情况下，核糖体沿着 mRNA 5′→3′方向移动 1 个密码子，结果使肽酰 – tRNA 从 A 位移至 P 位。由此，空载的 A 位又能接受 1 个新的氨酰 – tRNA，不断重复此过程，使得肽链不断延长。这个合成的多肽链中，氨基酸的种类、数目和排列顺序完全由 mRNA 上的密码子决定。

4）肽链的终止：核糖体沿着 mRNA 5′→3′方向不断移动，当 A 位上出现终止密码子（UAA，UAG 与 UGA）时，不再有任何氨基酰 - tRNA 进入 A 位，此时释放因子重新结合上去并发挥作用，使肽酰 - tRNA 酯键断裂，核糖体释放出多肽链和 tRNA，并与 mRNA 分离，进一步解离成 2 个亚基，肽链合成完毕。

蛋白质的合成速度很快，通常 1 个 mRNA 分子可同时结合多个核糖体，形成多聚核糖体（polyribome）。以同一 mRNA 分子为模板，多个核糖体同时进行翻译，按照不同进度形成多条相同的多肽链，从而大大提高了翻译的效率。

新合成的多肽链需要进一步修饰加工才具有生物学功能。翻译后修饰包括某些氨基酸的磷酸化、糖基化、羟基化和乙酰化等以及辅基的结合过程。翻译后加工主要是肽链的剪裁和聚合。

3. 中心法则　遗传信息由 DNA 流向 RNA，再由 RNA 流向蛋白质，这一过程就是遗传信息传递的"中心法则"。这一法则阐明了 DNA，RNA 与蛋白质三者之间的关系。在遗传信息传递的"中心法则"被发现后，科学家们又发现了以 RNA 为模板合成 DNA 的逆转录现象，从而丰富和发展了中心法则的内容（图 2 - 35）。

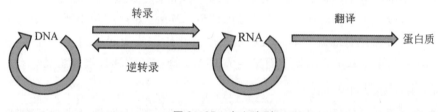

图 2 - 35　中心法则

五、基因的表达调控

人体的所有细胞都含有完整的基因组，但特定细胞中只有部分基因表达。不同的基因是在不同的时期或条件下进行表达的，同一个基因在不同的细胞类型中也可能有不同的表达。如果基因在不恰当的时期或条件下表达或者表达水平异常都可能导致疾病。因此，认识基因的表达调控，对于探寻人类生命活动的本质以及疾病发生的机制十分重要。根据基因表达调控发生的先后顺序，将其分为转录前水平的调控、转录水平的调控、转录后水平的调控、翻译水平的调控以及翻译后水平的调控。

（一）转录前水平的调控

真核生物转录前水平的调控主要是指在 DNA 转录成 mRNA 前，对基因组上的遗传信息进行修饰调控的过程。其主要包括染色质丢失、基因扩增、基因重排、染色体 DNA 的修饰和异染色质化等现象。上述这些变化可改变 DNA 序列和染色质结构，从而影响基因的表达。

（二）转录水平的调控

转录水平的调控是真核生物基因表达调控的最重要环节，主要是通过顺式作用元件与反式作用因子（trans-acting factor）共同作用决定的。转录起始调控的实质是 DNA－蛋白质间、蛋白质－蛋白质间的相互作用及其对 RNA 聚合酶活性的影响，从而使基因表达水平提高或使基因表达水平降低。顺式作用元件是指同一 DNA 分子中具有转录调节功能的特异 DNA 序列，如启动子、增强子和沉默子等，它们在转录过程中的功能前已述及。反式作用因子是指参与基因表达调控的某些蛋白因子，包括转录因子和基因调节蛋白，它们通过与特异的顺式作用元件特异性结合来调节基因转录的起始。

（三）转录后水平的调控

转录后水平的调控是真核生物基因表达调控的又一个重要方面，是指对转录产物进行一系列修饰加工的过程，主要包括转录的提前终止、hnRNA 的剪接加工、RNA 出核的调控、RNA 胞质内定位的调控、RNA 编辑、mRNA 的稳定性及小 RNA 对基因表达抑制的调控等多个环节。近年来，小分子 RNA 对基因表达调控的影响成为新的研究热点。转录后水平的调控可以使遗传信息有更加多样的选择性。

（四）翻译水平的调控

真核细胞翻译水平的调控，目前发现的一些调节点主要在起始阶段和延长阶段，尤其是起始阶段。例如，对起始因子活性的调节、$Met-tRNA^{met}$ 与小亚基结合的调节及对 mRNA 与小亚基结合的调节等。其中通过磷酸化作用改变起始因子活性这一点备受关注。mRNA 与小亚基结合的调节对某些 mRNA 翻译控制也具有重要意义。

（五）翻译后水平的调控

许多蛋白质合成后就具有生物功能，但更多的蛋白质需要进一步加工修饰才有活性。翻译后的加工修饰主要有磷酸化、乙酰化、甲基化、糖基化和泛素化等，以及 2 条以上肽链间的连接和进一步折叠形成特定的空间构象等。在蛋白质加工修饰过程中涉及一系列的调控机制，这实际上是翻译后水平的调控。例如，人类 α 或 β 珠蛋白链与血红素结合并以特定方式聚合成血红蛋白的过程，人类胰岛素原加工成有活性的胰岛素的过程等，均属于翻译后水平的调控。

六、人类基因组

基因组（genome）是指一个物种中所有基因的整体组成，即该物种所含有的全部遗传信息的总和，包括 2 个相互独立又相互关联的基因组：细胞核基因组和线粒体基因组。通常说的人类基因组是指细胞核基因组。

由于人类男性与女性的染色体存在差别，因此，人类细胞核基因组包括 1～22 号常染色体和 X 与 Y 性染色体的全部遗传信息。

根据基因组 DNA 的碱基序列重复出现的程度不同，可将基因组 DNA 碱基序列分为单一序列和重复序列（图 2－36）。

人类细胞核基因组单一序列约占 45%，其中外显子仅占极少部分，大部分为内含

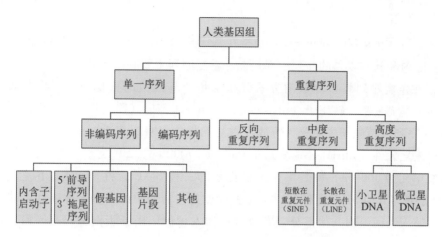

图 2 – 36　人类细胞核基因组各种序列类型

子，其余为基因间单一序列。重复序列约占 55% 。其中散在重复序列约占 45% ，α 卫星 DNA 占 8% ~ 10% ，此外，还有串联重复序列及其他散在重复序列（图 2 – 37）。

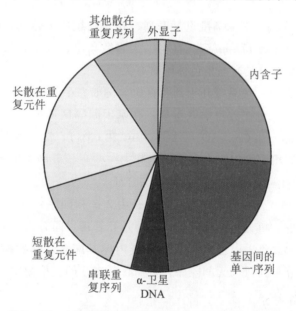

图 2 – 37　人类细胞核基因组各种序列占基因组的比例

（引自 Lynn B. Jorde 等，2016）

（一）单一序列

单一序列（unique sequence）又称非重复序列或单拷贝序列，在一个基因组中只出现一次或很少几次。单一序列包括编码蛋白质的结构基因编码区序列［即外显子（10% ）］和非编码序列［即内含子（90% ）］。单一序列常被中度重复序列或高度重复序列所隔开。单一序列的结构基因通常在进化中高度保守，其基因序列的改变常常导致遗传性疾病的发生。

（二）重复序列

重复序列（repetitive sequence）是指在基因组中多次重复出现的 DNA 序列。重复序列在基因内和基因以外的序列中都存在。重复序列主要有以下几类。

1. 散在重复序列　以分散的方式分布于整个基因组的重复序列，约占基因组的45%。其基本上来源于转座子（transposon）。转座子即能迁移到基因组不同区域的可移动的 DNA 序列。转座子主要分为短散在重复元件（SINE）（重复元件为 90～500 bp）和长散在重复元件（LINE）（重复元件为 6000～7000 bp）2 种类型。例如，Alu 重复序列（重复单元为 300 bp）就是最常见最重要的一种 SINE 元件，约占基因组的 11%。Alu 重复序列与其他 SINE 元件的一个显著特点是：它们中的一些元件序列可能复制自己，然后插入基因组的其他部分，有时这些插入可能因阻断蛋白编码基因而致病。有研究曾发现 1 例神经母细胞纤维瘤患者就是由 *NF1* 抑癌基因中新插入 1 个 Alu 重复序列导致。LINE1（又称 L1）是 LINE 家族最持续活跃的转座因子，约占基因组的 17%。L1 转座插入一个重要保守序列可能会因破坏基因功能而致病，如某些血友病就是这样发生的。

2. α 卫星 DNA 序列　多为高度重复序列，在基因组中可达几百万份拷贝，通常为非编码序列。重复单元为 171 bp 到几百 kb，大多数集中在异染色质区，参与维持染色体结构，此外，在减数分裂时与染色体配对有关。

3. 串联重复序列　一般重复几十到几百次。例如，小卫星 DNA 序列（重复单元通常为 14～500 bp）又称可变数目串联重复；在基因间隔区或内含子中还有微卫星序列（重复单元为 1～6 bp，如 CA，AG，CAG，CGG 和 CTG），又称短串联重复序列。串联重复序列在人类基因组中表现为多态性。但其中一些三核苷酸重复的扩增突变可致病，如 CGG 重复扩增突变可导致脆性 X 染色体综合征。

4. 其他重复序列　例如，反向重复序列是由 2 个相同序列的互补拷贝在同一 DNA 链上反向排列而成的，可分为 2 种形式：一种是互补拷贝间有长约 1.6 kb 的间隔序列，这种结构在变性后再复性时，互补拷贝形成链内碱基配对，间隔部分膨出，形成发夹式结构；另一种是互补拷贝间无间隔序列，而且是串联的，称为回文结构。

（三）多基因家族

1. 多基因家族（multigene family）　是指一个祖先基因经过重复和变异所产生的一组基因，它们来源相同、结构相似，但功能不一。多基因家族是真核生物基因组最显著的特征之一。按照基因的终产物的不同可将多基因家族分为两类：一类编码 RNA，包括 snRNA 基因、tRNA 基因与 rRNA 基因等；另一类编码蛋白质，包括组蛋白基因、干扰素基因、珠蛋白基因及生长激素基因等。以 α - 珠蛋白基因簇及 β - 珠蛋白基因簇为例：α - 珠蛋白基因簇位于 16 号染色体短臂（16pter - p13.3），基因排列顺序为 $5' - \zeta - \psi\zeta - \psi\alpha - \alpha_2 - \alpha_1 - 3'$，总长度为 30 kb，每个基因有 3 个外显子和 2 个内含子；β - 珠蛋白基因簇位于 11 号染色体短臂（11p15.5），基因排列顺序为 $5' - \varepsilon - ^G\gamma - ^A\gamma - \psi\beta - \delta - \beta - 3'$，总长度为 70 kb，每个基因有 3 个外显子和 2 个内含子（图 2 - 38）。

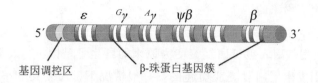

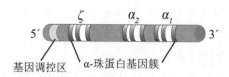

图 2-38 α-珠蛋白基因簇及 β-珠蛋白基因簇

（引自 Lynn B. Jorde 等，2016）

2. 假基因（pseudogene） 是指多基因家族中与某些结构基因相似但不能表达基因产物的基因，常用 ψ 表示。原来可能是有功能的基因，后来在进化过程中由于基因缺失、倒位、点突变等原因而失去活性，不能表达产物，变成了无功能的基因，但仍然保留在基因组结构中。在干扰素、肌动蛋白、组蛋白、β-珠蛋白及人的 tRNA 和 rRNA 基因家族中都有假基因，如 β-珠蛋白基因簇中的假基因 ψβ。

第五节 基因突变

人类的遗传物质通常具有很高的稳定性，但在一定内、外因素的影响下，遗传物质可能会发生改变。人类遗传物质发生的可遗传变异称为突变（mutation）。突变分为两类：基因突变和染色体畸变。本节主要介绍基因突变，染色体畸变的内容详见第五章。

一、基因突变的概念与特性

（一）基因突变的概念

基因突变（gene mutation）是指基因在分子结构上发生的碱基对组成和（或）排列顺序的改变。基因突变导致遗传信息发生改变，从而使生物体在表型上发生改变。由于基因突变通常是发生在基因的某一位点上，因此又称为点突变（point mutation）。如果基因突变发生在体细胞中，一般不会把突变基因传递给后代，这称为体细胞突变。如果基因突变发生在生殖细胞中，这类基因突变可能对发生突变的生物体本身无明显影响，但是通过受精卵将突变基因传递给后代，可能使后代个体表现出疾病或异常性状。

（二）基因突变的特性

1. 多向性 同一基因可发生多次独立的突变，形成多个新的等位基因，例如，A 基因可以突变为等位基因 a_1，a_2 与 a_3 等。控制人类 ABO 血型的复等位基因 I^A，I^B 和 i

就是由同一基因突变而来的。

2. 可逆性 基因突变的方向是可逆的。例如，野生型基因 A 可以正向突变成为突变型基因 a，突变型基因 a 也可回复突变为原来的野生型基因 A。人类发生返祖现象，实际上就是由基因发生了回复突变引起的。一般情况下，回复突变率总是显著低于正向突变率。

3. 稀有性 在自然状态下，生物发生突变的发生率往往是很低的，也就是说，基因突变是一个稀有事件。人类基因的自发突变率为 $1 \times 10^{-6} \sim 1 \times 10^{-4}$，即在 1 万~100 万个配子中可能有 1 个基因发生突变。

4. 随机性 对于任何物种、个体、细胞乃至基因而言，突变的发生是随机的。但不同的物种、个体、细胞或基因，其各自发生基因突变的发生率可能不完全相同。此外，基因突变在发生时间上也是随机的。

5. 有害性 基因突变通常不利于生物个体的生长发育，因为在长期的进化过程中，生物与环境条件取得了高度的协调，而基因突变可能会破坏这种协调关系，从而对生物体产生不利影响。基因突变对于生物的生存通常是有害的。例如，人类单基因遗传病大多数是由基因突变造成的。但是基因突变的有害性是相对的，有条件的，并非所有的基因突变都是有害的。许多基因突变没有造成核酸和蛋白质的正常功能损害，是无害的，即为中性突变。还有个别基因突变是有利的，例如，镰状细胞贫血症患者获得抗疟疾能力。

6. 重复性 对于任何一个基因位点来说，其突变会以一定的频率反复发生。在同一生物中，相同的基因突变可以在不同的个体间重复出现。例如，人类白化病基因可以在人群中不同的个体中重复出现。

二、基因突变的诱发因素

科学实验证明，基因突变的发生与许多诱发因素有关。能够诱发基因突变的因素称为诱变剂。根据性质的不同可将诱变剂分为物理因素、化学因素和生物因素三类。

（一）物理因素

物理因素包括电离辐射、电磁辐射等类型。α 射线、β 射线、γ 射线和 X 射线等属于电离辐射，而紫外线属于非电离辐射。无论是电离辐射还是非电离辐射都可能导致 DNA 损伤，从而诱发基因突变。

例如，紫外线照射造成的细胞内遗传物质变化，主要表现为 DNA 分子多核苷酸链相邻嘧啶碱基的二聚体化。最常见的是使 DNA 中形成胸腺嘧啶二聚体（TT），即 DNA 分子相邻两个脱氧胸苷酸之间形成共价连接，使 DNA 的局部结构变形，当复制或转录到这一部位时，碱基配对发生错误，从而引起新合成的 DNA 或 RNA 链的碱基改变（图 2 - 39）。

电离辐射的损伤作用是直接击中 DNA 链，能量被 DNA 分子吸收引起 DNA 链断裂或染色体断裂。

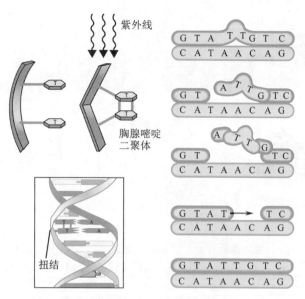

图 2 – 39　紫外线诱发 DNA 嘧啶二聚体

（引自 Lynn B. Jorde 等，2016）

（二）化学因素

在人类的生存环境中，能够诱发基因突变的化学物质有很多，如某些药物与食品添加剂等，还有一些存在于大气和水中的污染物或化学工业物质等。这类化学物质常见的有亚硝酸盐、碱基类似物（如 5 - 溴尿嘧啶，简称 5BU）和吖啶类染料等。

例如，在大肠杆菌培养基中加入 5 - 溴尿嘧啶后，会使新合成的 DNA 的一部分原来应该是胸腺嘧啶的碱基位置被与其结构类似的 5BU 所替代并占据，由于 5BU 有酮式（其结构类似 T，可以与 A 配对）与烯醇式（其结构类似 C，可以与 G 配对）2 种互变异构体，因此，当 5BU 掺入后，这种错误经 DNA 复制后可能会导致原来是 AT 碱基对的位置变成 GC 碱基对，或者 GC 碱基对的位置变成 AT 碱基对（图 2 – 40）。此外，某些化学物质（如亚硝酸盐、亚硝基胍、硫酸二乙酯和氮芥等）也能引起碱基置换突变。

（三）生物因素

能引发基因突变的生物因素主要是指病毒。常见的对生物体影响较大的病毒有麻疹病毒、风疹病毒、流感病毒和腺病毒等。而真菌和细菌虽不能直接引起基因突变，但它们所产生的代谢物具有一定的诱变作用，如黄曲霉素（黄曲霉菌产生）对若干种实验动物具有致突变作用，被认为是引起肝癌等疾病的一种致癌物质。

三、基因突变的分类与机制

DNA 分子中碱基对序列的变化是基因突变的基础。根据 DNA 分子中碱基对变化的情况不同，可将基因突变分为碱基置换、移码突变、小插入/缺失突变及动态突变等。

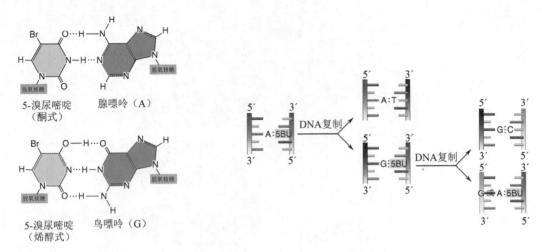

图 2-40　碱基类似物 5-溴尿嘧啶（左）及其掺入复制中的 DNA 引发 AT-GC 碱基置换（右）

（引自 G. Bradley Schaefer 等，2014）

（一）碱基置换

碱基置换（base substitution）是指 DNA 分子中一种碱基被另一种不同的碱基所取代。碱基置换分为转换与颠换。如果一种嘌呤碱取代另一种嘌呤碱或一种嘧啶碱取代另一种嘧啶碱，称为转换（transition）。如果一种嘌呤碱取代另一种嘧啶碱，或一种嘧啶碱取代另一种嘌呤碱，称为颠换（transversion）。自发突变中转换多于颠换。通常碱基置换会导致蛋白质一级结构——氨基酸的组成发生改变，从而影响蛋白质或酶的生物功能。

碱基置换一般可产生同义突变、错义突变、无义突变和终止密码突变 4 种不同的结果。

1. 同义突变（samesense mutation）　是指发生碱基置换后，某一密码子变成另一种密码子，但其编码的氨基酸并没有发生改变，也不影响蛋白质的功能。这是因为遗传密码具有兼并性（图 2-41）。

2. 错义突变（missense mutation）　是指发生碱基置换后，某一密码子变成另一密码子，所编码的氨基酸变成另一种氨基酸，其结果是多肽链中的氨基酸种类发生改变，从而产生异常的蛋白质（图 2-42）。人类的许多代谢病和分子病都是因此造成的。

3. 无义突变（nonsense mutation）　是指发生碱基置换后，某一编码氨基酸的密码子变成了终止密码，从而使得多肽链合成提前终止，产生无活性的蛋白质（图 2-43）。

4. 终止密码突变　是指发生碱基置换后，原来的终止密码子变成了编码某一氨基酸的密码子，使得多肽链延长，直至下一个终止密码出现才停止合成，又称延长突变。

（二）移码突变

移码突变（frameshift mutation）是指基因的碱基序列中插入或丢失 1 个或几个碱基对（但不是 3 或 3 的倍数），在进行翻译读码时，由于原来的密码子发生移位，导致插入或丢失的碱基部位及其以后的密码子都发生改变，从而导致最终翻译出的氨基酸种类和序列也发生了相应改变（图 2-44）。

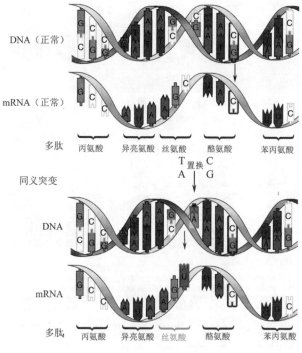

图 2－41 同义突变

（引自 Lynn B. Jorde 等，2016）

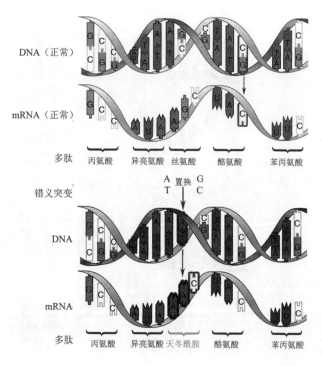

图 2－42 错义突变

（引自 Lynn B. Jorde 等，2016）

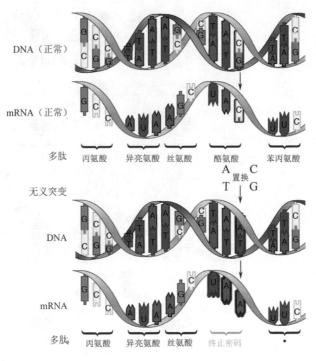

图 2 - 43　无义突变

（引自 Lynn B. Jorde 等，2016）

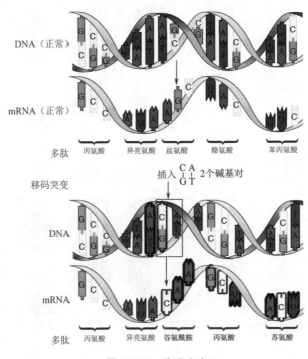

图 2 - 44　移码突变

（引自 Lynn B. Jorde 等，2016）

（三）小片段插入/缺失

由于基因的碱基序列中插入或缺失十几或数百个碱基序列，导致合成的多肽链将增加或减少相应数目的氨基酸，但变化点前后的氨基酸顺序不变，这又称为整码突变（inframe mutation）。

（四）动态突变

很长一段时间以来，人们一直以为单基因病主要是由遗传物质发生碱基置换（即点突变）所引起的。20 世纪 80 年代，科学家研究人类精神遗传病史时发现，脆性 X 染色体综合征患者的 DNA 复制方式不能用半保留复制进行解释，患者 X 染色体 q27.3 有个细丝样脆性部位。脆性 X 染色体综合征是由脆性部位的 *FMR1* 基因 5′端非翻译区 CGG 重复次数（n）增加导致 *FMR1* 基因沉默而致病。当 n ≥50 时，个体表型正常；当 n 介于 50 和 200 之间，个体表型正常，但发生前突变；当 n 大于 200 时，个体表现为智障。

近来研究发现，由于三核苷酸重复的次数在一次一次亲子遗传物质的传递过程中发生明显增加而导致的遗传病（如脊髓小脑共济失调和 Huntington 病等）已有 20 多种。

四、基因突变的表型效应

根据基因突变对其蛋白质产物的影响可将其分为三类（图 2 – 45）：①获得新功能或蛋白质产物增多，这种最少见；②失去功能或蛋白质产物减少，这种最常见，大部分先天性代谢病都由此类原因导致；③ 显性负效应，一对等位基因中突变基因编码的突变蛋白质不仅自身没有功能，而且会干扰另一个正常的等位基因发挥功能。

基因突变可对生物体造成不同程度的影响，根据其对表型的影响程度，可将基因突变的表型效应分为以下几种情况。

（一）对机体不产生明显的效应

结构基因内发生同义突变，虽然基因发生了改变，但突变后基因编码的蛋白质与突变前基因编码的蛋白质相同，这种不影响蛋白质（酶）合成的突变，也称中性突变。这种变异后果轻微，机体不产生明显的效应。

（二）造成正常人体的遗传学差异

这种差异一般对人体并无影响，如 ABO 血型、血清蛋白类型、HLA 抗原类型及各种同工酶型等蛋白质的多态现象。但在一些特殊情况下也会发生严重后果，如不同血型之间输血，不同 HLA 抗原类型之间的器官移植会产生排异反应。

（三）产生有利于机体生存的积极效应

例如，非洲人中比较普遍的异常血红蛋白 HbS 基因杂合子比正常血红蛋白 HbA 纯合子更具有抗疟疾的能力，反而有利于个体在疟疾流行区生存。

（四）产生遗传易感性

遗传易感性是指在人类遗传病中，由遗传决定的易于罹患某种（某类）疾病的倾

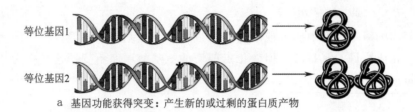

a　基因功能获得突变：产生新的或过剩的蛋白质产物

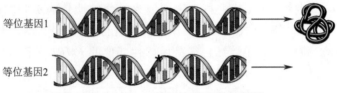

b　基因功能丧失突变：减少或不产生蛋白质产物

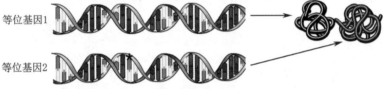

c　基因发生显性负效应突变：正常基因突变后的等位基因2产生
的异常蛋白质产物，干扰等位基因1产生的正常蛋白质产物

图 2-45　基因突变对蛋白质产物的影响

（引自 Lynn B. Jorde 等，2016）

向性。恶性肿瘤、动脉粥样硬化、冠心病、糖尿病、精神分裂症和高血压等许多严重影响人类寿命的疾病都存在遗传易感性。

（五）引起遗传病

基因突变往往对生物体是有害的。如果基因突变发生在体细胞，可导致体细胞遗传病，如恶性肿瘤，但肿瘤本身不会遗传给后代。如果基因突变发生在生殖细胞，可引起分子病和遗传性代谢缺陷，并通过突变基因遗传给后代。另外，严重的致死突变将造成死胎、自然流产或出生后夭折等。

思考题

1. 简述染色体、基因与 DNA 之间的关系。

2. 比较有丝分裂与减数分裂的区别，并简述减数分裂的遗传学意义。

3. 什么是基因突变？基因突变分为哪些类型？基因突变有哪些后果？

4. 简述莱昂假说及 X 染色质检查的临床意义。

5. 举例说明化学物质导致突变的原理。

第三章 单基因遗传病

单基因遗传是指受一对等位基因控制的生物性状的遗传。由于单基因遗传符合孟德尔定律，所以又称为孟德尔遗传。通常将主要由单基因控制的疾病称为单基因遗传病（single gene disorder），简称单基因病。

第一节　遗传的基本定律

1865年，现代遗传学之父孟德尔（G. J. Mendel）提出了遗传的分离定律和自由组合定律。1910年，摩尔根（T. H. Morgan）总结提出了连锁与互换定律。分离定律、自由组合定律和连锁与互换定律并称为遗传三大定律，常被用于解释人类遗传现象并用于分析遗传病。

一、遗传学常用术语及符号

1. 性状（character）　生物体所表现的形态和生理特征称为性状，如人的身高、肤色和血压等。

2. 相对性状（relative character）　同种生物同一性状的不同表现类型称为相对性状，如人的虹膜有褐色和蓝色，人的眼皮有单眼皮和双眼皮等。

3. 基因型（genotype）　是指某一生物个体的基因组成，如 *AA*，*Aa* 或 *aa*，是控制各种表现型的遗传组成。

4. 表现型（phenotype）　是指生物体某特定基因所表现出来的性状，例如，可以观察到的各种形体特征、基因的化学产物及各种行为特征等，这些表现出来的形态特征和生理特性，都是基因型与环境相互作用的结果。

5. 等位基因（alleles）　是指同源染色体的相同位置上控制相对性状的一对基因。

6. 基因座（locus）　是指染色体上成对的基因所占的特定位置。

7. 纯合子（homozygote） 指带有 2 个相同等位基因的个体。就某个基因座而言，该个体的 2 个基因的组成相同，如以 AA 或 aa 表示纯合子的基因型。

8. 杂合子（heterozygote） 指带有 2 个不同等位基因的个体。就某基因座而言，该个体基因的组成不同，如以 Aa 表示杂合子的基因型。

9. 显性基因（dominant gene） 指在杂合子状态下表现出性状特征的基因，用大写字母表示。显性基因的表型在杂合子（即仅有 1 个突变基因的个体）中就能表现出来。例如，基因 A 代表控制双眼皮性状的显性基因，杂合子 Aa 表现为双眼皮。

10. 隐性基因（recessive gene） 指在杂合子状态下不表现出性状特征的基因，用小写字母表示。隐性基因的表型只在纯合子（即同时有 2 个相同突变基因的个体）中才能表现出来，例如，基因 a 代表控制单眼皮性状的隐性基因，只有纯合子 aa 才能表现出单眼皮。

11. 显性性状（dominant character） 指在杂合子状态下表现出来的性状，如杂合子 Aa 表现出的双眼皮性状。

12. 隐性性状（recessive character） 指在杂合子状态下不表现出来的性状，如杂合子 Aa 不能表现出的单眼皮性状。此外，正常肤色为显性性状，白化肤色为隐性性状；正常色觉为显性性状，红绿色盲为隐性性状；拇指竖起为显性性状，拇指弯曲为隐性性状。隐性性状仅在纯合子 aa 中才能表现出来。

二、分离定律

孟德尔选择 7 对容易区分的相对性状进行了 8 年的豌豆杂交实验，并对实验结果进行了科学的统计学分析。他根据豌豆的 1 对相对性状的实验结果，提出了遗传的第一定律——分离定律（law of segregation）：在生物的体细胞中，控制同一性状的基因成对存在，互不影响，在减数分裂形成配子时，成对的基因彼此分离，分别进入不同的配子中去。例如，在图 3 - 1 中二倍体杂合子（Yy）等位基因 Y 和 y 位于一对同源染色体上，二倍体杂合子（Yy）经减数分裂形成配子时，基因 Y，y 随着同源染色体的分离而分离，形成 Y，y 2 种类型的配子。这是分离定律的细胞学基础。

下面以先天性肌强直症为例，说明孟德尔分离定律的原理在医学上的应用。如果患者与正常人婚配（亲代通常用 P 表示），其同源染色体上的等位基因 Mm 经减数分裂分别进入不同的配子（配子通常用 G 表示）。来自双亲的不同配子经受精结合后最终形成子一代（子一代通常用 F_1 表示），子一代不同的基因型表现出相应的不同的表现型（图 3 - 2）。

三、自由组合定律

继分离定律之后，孟德尔还提出了遗传的第二定律——自由组合定律（law of independent assortment）：他认为具有 2 对（或更多对）相对性状的亲本进行杂交，在其子一代产生配子时，等位基因彼此分离，而非等位基因自由组合，完全随机地组合进入不同的配子中。例如，二倍体杂合子（YyRr）Y，y 位于一对同源染色体上，R，r 位于另一对同源染色体上，二倍体杂合子细胞（*YyRr*）经减数分裂形成配子时，等位基因 *Y* 与 *y*，*R* 与 *r* 随着同源染色体的分离而分离，非等位基因 *Y* 与 *R* 和 *r*，*y* 与 *R* 和 *r*，随着非同源染色体的自由组合而自由组合，即 *Y* 与 *y*，*R* 与 *r* 分离，*Y* 与 *R* 或 *r*，*y* 与 *R* 或 *r* 自由组合，结果二倍体杂合子（*YyRr*）细胞经过减数分裂形成 *YR*，*Yr*，*yR*，*yr* 4 种类型配子。减数分裂时同源染色体必然分离，非同源染色体的自由组合就是自由组合定律的细胞学基础。

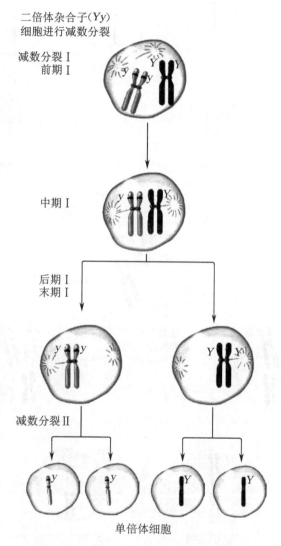

图 3 - 1　减数分裂与等位基因的分离

（引自 G. Bradley Schaefer 等，2014）

可以根据基因的自由组合定律分析家系中 2 种遗传病同时发生的情况（前提是决定疾病的基因分别位于不同的同源染色体上），还可推断出后代的基因型和表现型及其概率（图 3 - 3）。

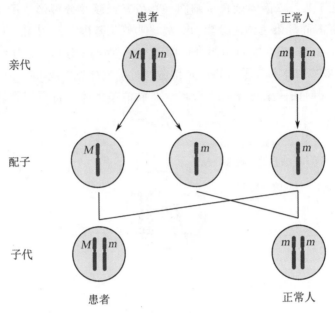

图 3 - 2 先天性肌强直症杂合子患者与正常人婚配

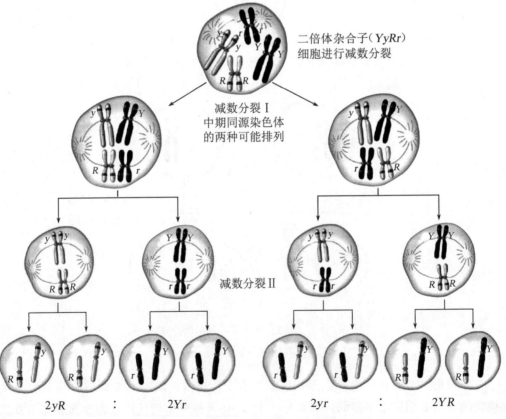

图 3 - 3 减数分裂与等位基因的分离、非等位基因的自由组合

（引自 G. Bradley Schaefer 等，2014）

例如，2 个双重杂合子个体（*AaBb*）婚配，根据自由组合定律可以推算其子代基因型的分离比（图 3 - 4），子代表现型分离比为 $A \_\_ B \_\_ : A \_\_ bb : aaB \_\_ : aabb = 9 : 3 : 3 : 1$（*A* 后的下划线上为 *A* 或 *a*；*B* 后的下划线上为 *B* 或 *b*）。

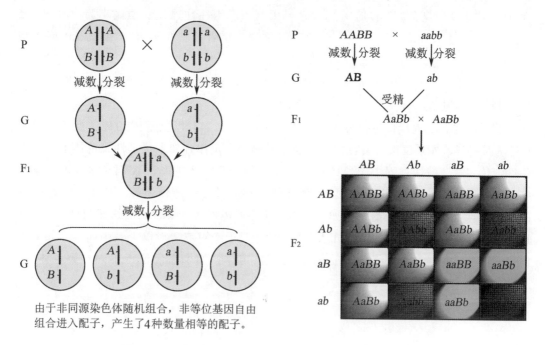

由于非同源染色体随机组合，非等位基因自由组合进入配子，产生了4种数量相等的配子。

图 3 - 4　2 个双重杂合个体婚配及其配子类型与子代基因型

四、连锁与互换定律

摩尔根和他的学生利用果蝇进行的杂交实验，揭示了位于同源染色体上不同座位的 2 对以上等位基因的遗传规律，即遗传的第三定律——连锁与互换定律（law of linkage and crossing over）。生物在减数分裂形成配子时，位于一条染色体上的基因彼此连锁在一起作为一个整体进行传递的现象称为连锁定律；而同源染色体上的不同对等位基因（即非等位基因）之间可以发生交换称为互换定律。减数分裂中，同源染色体的联会和交换是互换定律的细胞学基础。图 2 - 13 显示，在减数分裂形成配子时，减数分裂前期I同源染色体联会，同源非姐妹染色单体交叉，同源染色体分离时，同源非姐妹染色单体互换片段，导致父源与母源遗传重组，产生新组合类型的配子。

此外，摩尔根还创立了基因论，提出了基因是位于染色体上呈直线排列的经典理论，他于 1933 年获得诺贝尔生理学或医学奖。

连锁和互换是生物界的普遍现象，也是造成生物多样性的重要原因之一。一般而言，同一染色体上 2 对等位基因相距越远，发生互换的可能性越大，即互换率越高；反之，相距越近，互换率越低。因此，互换率可用来反映同一染色体上 2 个基因之间的相对距离。互换率也称重组率，当基因重组率为 1% 时，2 个基因间的遗传距离等于 1 厘摩（centimorgan，cM）。

利用基因的连锁与互换定律可推测某种遗传病在胎儿中发生的可能性。例如，指甲髌骨综合征患者的主要症状是指甲发育不良、髌骨缺少或发育不良。这种病是常染色体显性遗传病，其致病基因（用 NP 表示）位点与 ABO 血型的基因位点（I^A、I^B 或 i）连锁位于 9 号染色体9q34.2上。NP 基因与 I^A 基因往往连锁（重组率为 10%），而 np 基因与 I^B 基因或 i 基因连锁。由此可以推测，患者后代只要是 A 型或 AB 型血型（含 I^A 基因），一般将患指甲髌骨综合征，不患病可能性仅 10%。因此，该患者妊娠时，应及时检验胎儿血型，如果发现胎儿血型是 A 型或 AB 型，最好选择流产以避免生出指甲髌骨综合征患儿。

综上所述，三大遗传定律分别讨论 1 对和 2 对及 2 对以上基因的传递规律。对于 1 对基因而言，如果位于常染色体上，遵循的是分离定律；如果位于性染色体上，遵循伴性遗传定律（遗传过程中子代的部分性状由性染色体上的基因控制，这种由性染色体上的基因控制性状的遗传方式就称为伴性遗传，又称性连锁遗传。位于性染色体上的基因与性染色体一起分离，例如，X 连锁显性遗传疾病，女性患者多于男性患者；X 连锁隐性遗传疾病，男性患者多于女性患者）；对于 2 对或 2 对以上基因而言，如果它们位于同一对染色体上，遵循的是连锁与互换定律；如果它们位于不同对染色体上，遵循的是自由组合定律。

第二节　单基因遗传病的遗传方式

如果某种性状或疾病的遗传受 1 对等位基因控制，其遗传方式称为单基因遗传。受 1 对等位基因影响而发生的疾病称为单基因遗传病，简称单基因病。单基因病的遗传符合孟德尔定律，又称孟德尔式遗传病。

根据控制性状或疾病的基因所在染色体不同（常染色体或性染色体），以及致病基因的性质不同（显性或隐性），可将单基因遗传病的遗传方式分为常染色体显性遗传、常染色体隐性遗传、X 连锁显性遗传、X 连锁隐性遗传和 Y 连锁遗传。截至 2020 年 3 月30 日，OMIM 上公布已发现常染色体遗传的基因或性状23941 个；X 连锁遗传的基因或性状 1304 个，Y 连锁遗传的基因或性状 63 个。

通常采用系谱（pedigree）分析法记录及分析单基因病。系谱是指从先证者（proband）（家族中最先被确诊的患者）入手，详细调查某种疾病在一个家族中的发生情况后，将患者与家族各成员的相互关系按国际上通用的格式和符号绘制而成的图谱。先证者是指家族中第一个被医生或遗传研究者发现的罹患某种遗传病的患者或者具有某种性状的成员。系谱中不仅包括具有某种性状或患病的个体，也包括家庭中所有的健康成员，绘制系谱时常用的一些符号见图 3 - 5。

需要注意的是：仅根据一个家系的系谱资料进行系谱分析是无法明确其所患疾病或性状的遗传方式的，需将多个具有相同遗传病或性状的家系的系谱综合分析，才能比较准确而可靠地做出推测。

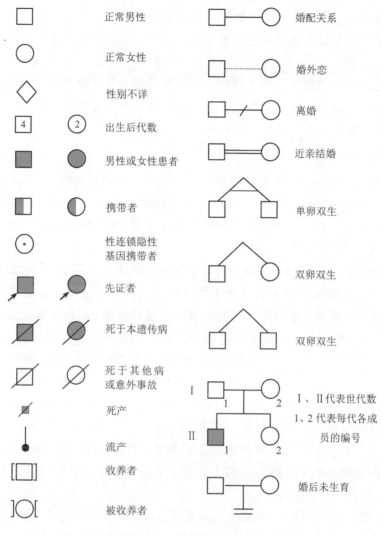

图 3 – 5 常用的系谱符号

一、常染色体显性遗传

由常染色体（1~22号）上显性基因控制的某种性状或遗传病的遗传方式称为常染色体显性遗传（autosomal dominant inheritance），这类遗传病称为常染色体显性遗传病。已被人们认识的常染色体显性遗传病有5000多种，临床上常见的有短指症、多指畸形、视网膜母细胞瘤、软骨发育不全症、家族性腺瘤样息肉病、Marfan综合征、Wilson病、Huntington病、肌强直性营养不良、遗传性球形细胞增多症、先天性白内障、多胎妊娠和成人多囊肾等。

目前认为单基因病实际上主要是受控于一个基因（又称主基因），而其他的许多基因则构成主基因的遗传背景，影响主基因的表达，从而影响单基因病的表现。主基因的遗传背景包括互补基因、上位基因、重叠基因或抑制基因等。其中上位基因

(epstasis)是可以阻止或遮盖另一个基因的表达的基因。重叠基因是指 2 个基因对表型的作用是一样的，有其中的一个基因对表型来说就足够了。互补基因是指 2 个基因中的每一个对表型的形成都是至关重要的，缺一不可。而抑制基因指的是可以抑制另一个基因表达的基因。

在常染色体显性遗传中，由于各种复杂的遗传背景与环境因素的影响，杂合子可能表现出不同的表现型。所以又将常染色体显性遗传分为完全显性遗传、不完全显性遗传、共显性遗传、不规则显性遗传和延迟显性遗传等。

（一）完全显性遗传

如果杂合子（Aa）表现型和显性纯合子（AA）表现型完全相同，则这种常染色体显性遗传方式称为完全显性遗传（complete dominant inheritance）。常见的完全显性遗传病有短指（趾）症 A1 型（OMIM#112500）、并指 I 型（OMIM#186100）和多发性神经纤维瘤（OMIM#162200）等。

短指（趾）症 A1 型（brachydactyly）是一种典型的常染色体完全显性遗传病，该病患者因指骨（或趾骨）短小或缺如而导致手指（或足趾）变短。患者身材明显变矮，手变得更宽。假设决定短指（趾）的基因为显性基因 A，正常指（趾）的基因为隐性基因 a，那么短指（趾）症患者的基因型为 AA 或者 Aa。由于显性基因 A 在杂合状态下是完全显性的，所以临床上基因型 AA 和 Aa 的患者表现型完全一致。而且临床上绝大多数短指（趾）症患者的基因型为 Aa，人类的致病基因最初都是由正常基因突变而来的，突变频率很低，大多介于 1/1000 ~ 1/100，因此，通常见到的常染色体显性遗传病患者的基因型多为杂合子（Aa），很少见到纯合子（AA）患者。基因型 aa 的个体表现为正常指（趾）。患者 Aa 与正常人 aa 婚配是常见婚配型，其所生子女中约 1/2 可能是患者，即这对夫妇生的每一个孩子都有 1/2 的可能性是短指（趾）症患儿（图 3 - 6）。

图 3 - 7 是一个短指症家族的系谱，该系谱中可以看到常染色体显性遗传病的系谱特征：①由于致病基因位于常染色体上，因此，致病基因的遗传与性别没有关系，即男女患病的机会均等。②系谱中可以看到连续传递，即通常连续几代都可以看到患者。③患者的双亲中必有一个为患者，但绝大多数为杂合子患者，患者同胞有 1/2 的可能性为患者，患者子女有 1/2 的可能性为患者。应该指出，这种比例只有在大样本的观察中才能反映出来，在子女数较少的小家庭往往不能反映出这种特点，反而会出现较大的偏差（选择偏倚）。④双亲无病时，子女一般不会患病（除非发生新的基因突变）。

2001 年，短指（趾）症 A1 型的基因 IHH（OMIM * 600726）被确认并定位于 2q35。该基因调控软骨细胞的增殖与分化，并且对远端肢体骨骼的发育和关节形成也是必需的。IHH 基因突变破坏了骨骼组织中 Hedgehog 蛋白与相关蛋白的相互作用，导致中间指（趾）骨发育异常甚至缺失而引起骨骼畸形。

（二）不完全显性遗传

如果杂合子（Aa）的表现型介于显性纯合子（AA）和隐性纯合子（aa）表现型之

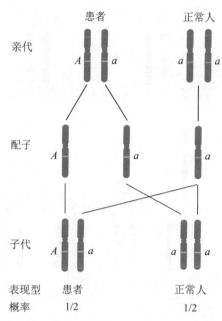

图 3 - 6　一个短指（趾）症杂合子患者与正常人婚配及子代分离比

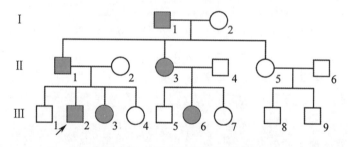

图 3 - 7　一个短指症家族的系谱

间，这种常染色体显性遗传方式称为不完全显性遗传（incomplete dominant inheritance）。不完全显性遗传即杂合子（Aa）中隐性基因 a 的作用也有一定程度的表达，对显性基因 A 的表达有削弱作用，因此，不完全显性遗传病杂合子 Aa 为轻型患者，显性纯合子 AA 为重型患者。常见的不完全显性遗传病有软骨发育不全等。

软骨发育不全（OMIM#100800）是一种不完全显性遗传病，其致病基因位于 4p16.3。本病纯合子（AA）患者病情严重，多在胎儿期或新生儿期死亡，而杂合子（Aa）患者症状轻，主要表现为：头颅大、前额宽大、下颌突出及鼻梁塌陷；腰椎前突、腹部隆起、臀部后突；膝内翻及肘伸展受限；四肢短小；智力一般不受影响。如果 2 个轻型患者婚配，后代有 1/4 可能是正常人，1/2 可能是轻型患者，1/4 可能是重型患者（图 3 - 8）。

病例：

患儿，女，孕 35 周臀位行剖宫产。产后 20 分钟因头大、前额突出、四肢短。母亲

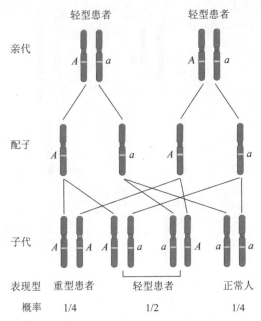

图 3 - 8　两个轻型软骨发育不全患者婚配及子代分离比

否认孕早期感染史，否认遗传病史。查体：体重 2700 g，头围 34.5 cm，身长 42 cm，上肢上臂 6 cm，前臂 6.8 cm，大腿 7.0 cm，小腿 7.6 cm，顶臀长 33 cm，顶臀长/身长为 78.6%，前额突出，胸廓扁平较短，腹部相对较长且大，双下肢皮肤褶皱。X 线检查：四肢长骨相对粗短，双侧肱骨远端膨大增宽，且有喇叭口样改变，髂骨骶骨呈波浪状。头颅彩超显示双侧侧脑室略显增宽。生长激素与甲状腺激素均正常。

问题：

1. 患儿最可能的诊断是什么？

2. 该病有何遗传特点？

3. 患儿同胞再发风险如何评估？

解析：

1. 患儿出生时查体和影像学检查结果显示其身高低于正常值。35 周早产儿头围达到正常，提示头颅大。四肢长骨短粗，双下肢皮肤褶皱明显，均提示为软骨发育不全。

2. 软骨发育不全是一种常染色体显性遗传病，男女患病机会均等；患者子女有 1/2 可能发病，应该为连续传递。但由于该病的生育适合度下降，约 7/8 的患者的致病基因是新发突变。该病患者通常为散发病例，一般看不到常染色体显性遗传的系谱特点。本例患儿父母正常，患儿为家系中的唯一患者。

3. 患儿同胞是否患病取决于患儿的父母是否患病。本例患儿父母均正常，那么，患儿同胞患病的概率很低。但不能排除父（母）可能为生殖腺嵌合的情况，所以患儿母亲若再生育，其子代再发风险较群体发病率高。若患儿父母之一患病，患儿同胞患病概率为 1/2。

（三）共显性遗传

1 对等位基因之间没有显性和隐性的区别，在杂合状态下，2 种基因的作用都完全表现出来，这种遗传方式称为共显性遗传（codominance inheritance）。常见的共显性遗传有 AB 血型（OMIM#110300）、MN 血型（OMIM#111300）和组织相容性抗原等。

ABO 血型的基因位于 9q34，是由 1 组复等位基因（I^A，I^B 与 i）组成。复等位基因（multiple alleles）是指 1 对基因座位在群体中有 3 种或 3 种以上的等位基因，但每个个体只能具有其中任何 2 个等位基因。例如，复等位基因 I^A，I^B 与 i，I^A 决定红细胞表面有抗原 A，I^B 决定红细胞表面有抗原 B，i 决定红细胞表面既没有抗原 A 也没有抗原 B，而有 H 物质。I^A 和 I^B 对 i 是显性基因，而 I^A 和 I^B 为共显性（表 3–1）。任何个体只有这些复等位基因的 2 个，因此依据孟德尔分离定律，只要知道双亲的血型，就可以推测出子女可能的血型和不可能的血型（表 3–2）。

表 3–1　人类 ABO 血型的特点

血型	红细胞抗原	血清中的天然抗体	基因型
A	A	抗 B	$I^A I^A$，$I^A i$
B	B	抗 A	$I^B I^B$，$I^B i$
AB	A、B	—	$I^A I^B$
O	—	抗 A、抗 B	ii

表 3–2　双亲和子女之间的血型遗传关系

双亲的血型	子女可能出现的血型	子女不可能出现的血型
A × A	A，O	B，AB
A × B	A，B，AB，O	—
A × AB	A，B，AB	O
A × O	A，O	B，AB
B × B	B，O	A，AB
B × AB	A，B，AB	O
B × O	B，O	A，AB
AB × AB	A，B，AB	O
AB × O	A，B	AB，O
O × O	O	A，B，AB

（四）不规则显性遗传

有些常染色体显性遗传病杂合子的显性致病基因由于受其遗传背景或环境因素的影响并不发病，或者即使发病但在不同个体中的表现程度有所差异，这被称为不规则显性遗传（irregular dominant inheritance）或外显不全（incomplete penetrance）。例如，显性致病基因受遗传背景中的一些修饰基因的影响。修饰基因（modifier gene）是指本身没有表型效应，但能影响主基因，使主基因的表型完全形成或者削弱主基因的作用，从而出现各种不同的表现度和不完全的外显率。杂合子（*Aa*）在不同遗传背景和环境因素影响下，其性状表现程度上的差异称为表现度（expressivity）。外显率（penetrance）是指显性基因能形成相应表现型的比例，一般用百分率（%）表示。

常见的不规则显性遗传病有多指症轴后 A1 型（OMIM#174200）、Marfan 综合征（OMIM#154700）、成骨发育不全 I 型（OMIM#166200）和多发性神经纤维瘤 I 型（OMIM#162200）等。

1. 多指（趾）症　是一个不规则显性遗传的典型例子，患者的主要症状是指（趾）数增多，多出的指（趾）可以有完整的全指发育，也可以只有软组织形成的赘生物。多指症是手及上肢先天畸形中最常见的一类，发生率约为 0.1%。图 3-9 是一个多指症家族的系谱图，先证者III₂为多指症患者，其一个儿子（IV₁）和一个女儿（IV₂）均是多指症患者，而且因为III₂的父母表现型均正常，所以III₂肯定是杂合子患者，但是III₂的致病基因到底是来自父亲还是来自母亲呢？通过分析系谱特点可知III₂的致病基因来自父亲，这可从III₂的伯父为多指症患者得到旁证。II₃带有致病基因 *A*，但由于某种因素影响未能得到表达，所以II₃没有发病，但其致病基因 *A* 仍有 1/2 的可能性传递给后代，于是导致下一代III₂在适宜的条件下又可表现出多指症状。

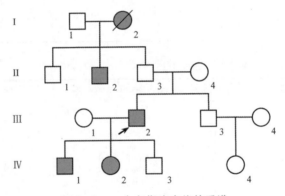

图 3-9　一个多指症家族的系谱

2. Marfan 综合征　又称蜘蛛指样综合征，也属于不规则显性遗传，其致病基因原纤蛋白基因 *FBN1* 位于 15q21.3。Marfan 综合征是一种少见的结缔组织遗传病，致病基因携带者可在儿童少年期发病，也可在青春期或成年早期及晚期发病。

Marfan 综合征患者一般身材较高，四肢细长，脊柱后侧凸，关节松弛，胸部凹陷或突起，两臂伸开长度大于身高，脚大手大，指（趾）细长（图 3-10）；肌肉系统发育较差且皮脂少；虹膜震颤、近视及自发性视网膜脱落；眼部晶状体上颞部脱位或半脱位。60%~80% 的患者有心血管系统疾病，如二尖瓣关闭不全、主动脉瘤、肺动脉中层变性伴发破裂及房（室）间隔缺损等（图 3-11）。多数 Marfan 综合征患者可存活到中年，但常死于主动脉瘤破裂和心力衰竭。例如，美国著名的女排选手海曼，身高 1.96 m，四肢修长，近视，她在比赛中因血管瘤破裂而死亡，最后被确诊为 Marfan 综合征。

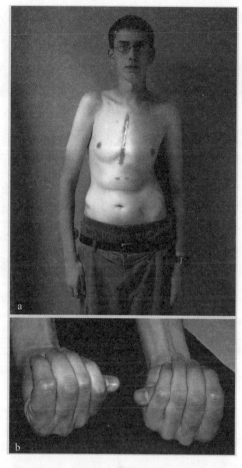

图 3-10 Marfan 综合征患者及蜘蛛样指

（引自 Lynn B. Jorde 等，2016）

a. Marfan 综合征患者；b. 蜘蛛样指

病例：

患儿，男，14岁，因"发现脊柱偏曲4年，加重半年"就诊。患者足月平产，预防接种正常，生长智力发育均正常。4年前无明显诱因开始出现脊柱弯曲，于医院行 X 线检查后被诊断为脊柱侧弯畸形，未给予进一步检查明确诊断。近半年脊柱偏曲明显加重，患者无法自主完成体育活动，易出现气促，曾在4年前因"漏斗胸"接受手术治疗。查体发现胸壁稍内陷，前壁可见 10 cm 左右的手术疤痕，脊柱胸段明显右凸，右肩高于左肩约 2 cm，可见剃刀背，胸廓左右不对称，脊柱全程无压痛，四肢肌力正常对称，四肢细长，躯干/下肢长度的比值减少，屈拇征及屈腕征阳性，肌张力不高，病理征阴性。

患者母亲有类似体征。对先证者行视力检查，发现其为高度近视。X 线检查提示：脊柱"S"形侧弯畸形：四肢长骨细长，掌骨指数 8.6（大于 7）。CT 检查可见主动脉窦部轻度瘤样扩张，主动脉迂曲。先证者母亲体型瘦高，神经系统检查无明显异常。X

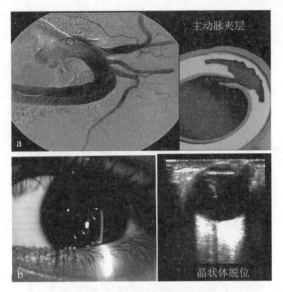

图 3 – 11　Marfan 综合征患者主动脉夹层及晶状体脱位

a. 主动脉夹层；b. 晶状体脱位

线检查提示脊柱侧弯畸形。心脏彩色多普勒检查：主动脉窦部扩张，主动脉瓣轻至中度关闭不全，二尖瓣脱垂伴中度关闭不全，三尖瓣轻至中度关闭不全。

问题：

1. 该患者最可能的诊断是什么？

2. 如何对先证者同胞及后代进行风险评估？

3. 该病有无有效的治疗方法？

解析：

1. 患者存在高度近视，四肢及脊柱骨骼发育异常，心血管系统异常，提示存在结缔组织系统异常，主要表现在眼，心血管及骨骼系统异常，应高度怀疑 Marfan 综合征。

2. Marfan 综合征属于常染色体不规则显性遗传，因此，对先证者同胞及其后代一般还是按常染色体显性遗传病来估计再发风险。

3. 本病迄今无特异性治疗方法，只能给予对症治疗及支持治疗。

（五）延迟显性遗传

某些显性遗传病的杂合子（Aa）在生命早期，由于致病基因不表达或者表达后导致的损伤（退行性或积累性）尚不足以引起明显的临床表现，此时的患者外表正常，只有当损伤累积到一定程度（即患者到一定年龄后）才表现出疾病，这种遗传方式称为延迟显性遗传（delayed dominant inheritance）。常见的延迟显性遗传病有遗传性脊髓小脑共济失调、Huntington 病、成人多囊肾（OMIM#173900）和家族性腺瘤样息肉病等。

1. 遗传性脊髓小脑共济失调（hereditary spinocerebellar ataxia）　是一种延迟显性

遗传病，致病基因位于6p21 - p25。杂合子（*Aa*）在30岁以前一般无临床症状，35 ~ 40岁以后才逐渐发病，并由于病情有明显进展而被确诊为患者。患者表现为平衡功能障碍、进行性肢体协调运动障碍、构音障碍和眼球运动障碍等，并可伴有复杂的神经系统损害，如锥体系、锥体外系、视觉、听觉、脊髓和周围神经损害，还可伴大脑皮质功能损害，如认知功能障碍和（或）精神行为异常等。所以，从遗传病预防的角度来看，必须加强遗传咨询和婚育优生指导，提醒患者的子女及早预防本病。图3 - 12是一个遗传性脊髓小脑共济失调Ⅰ型家族的系谱，Ⅰ₁，Ⅱ₃，Ⅱ₅，Ⅲ₃，Ⅲ₄，Ⅲ₈，Ⅲ₉，Ⅲ₁₀，Ⅳ₁和Ⅳ₂发病，所以他们的基因型均为*Aa*。值得注意的是Ⅳ₃虽未发病，但有1/2可能为杂合子，他目前没有发病也许只是因为还未到发病年龄。

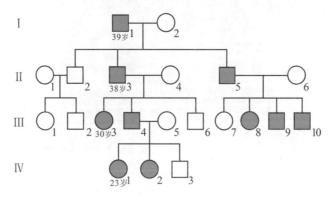

图3 - 12　一个遗传性脊髓小脑共济失调Ⅰ型家族的系谱

2. Huntington病（Huntington's disease，HD）（OMIM# 143100）　也是一个延迟显性遗传病的实例。杂合子（*Aa*）在生命的早期致病基因并不表达，到一定年龄以后，随着致病基因的表达及其导致的损伤积累到一定程度，其作用才表达出来，这称为延迟显性。本病患者常于30 ~ 40岁发病。患者大脑基底神经节变性，主要损害在尾状核、壳核和额叶，表现为进行性不自主的舞蹈样运动，常累及躯干和四肢肌肉，以下肢舞蹈样动作最常见，并可合并肌强直。随着病情加重，可出现精神症状，并有智能衰退，最终成为痴呆，也可引起广泛性脑萎缩（图3 - 13）。患者常于症状出现后的4 ~ 20年间死亡。此病有明显的家族遗传史，只要双亲之一是患者，他们的子女中会有1/2可能发病。

Huntington病的致病基因*IT15*定位于4p16.3。该基因5′端有（CAG）n三核苷酸重复序列。正常人的CAG重复9 ~ 34次，平均20次，患者的CAG重复37 ~ 100次，平均46次。在杂合子中，正常基因的功能受突变基因中CAG重复次数的大小和甲基化修饰的影响，使其基因产物（Huntington蛋白）发生改变，导致其与HAP - 1蛋白结合过分紧密。这可能引起大脑相应部位的神经细胞死亡，最终导致大脑萎缩而致病（图3 - 14）。CAG重复次数的多少与疾病发生的早晚及严重程度成正比。

图3 - 15中患者Ⅲ₃的致病基因是从父亲Ⅱ₂传来，患者Ⅲ₃的发病年龄为30岁。如果患者的致病基因从父亲传来，患者的发病年龄低，可在20岁前发病且病情严重。如果患者的致病基因从母亲传来，患者的发病晚，多在40岁以后发病且病情较轻，即

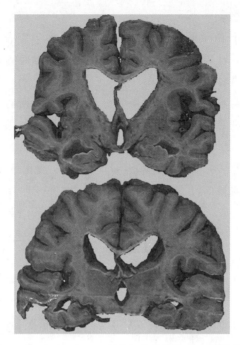

图 3 – 13　Huntington 病成人患者的 2 个大脑横截面

（引自 Lynn B. Jorde 等，2016）

上、下图分别显示严重的尾状核萎缩和侧脑室增大

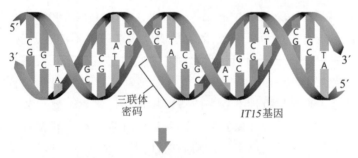

IT15基因突变导致翻译出异常的Huntington蛋白

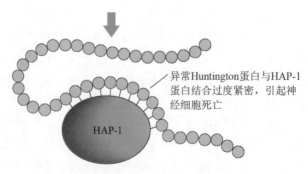

异常Huntington蛋白与HAP-1蛋白结合过度紧密，引起神经细胞死亡

图 3 – 14　IT15 基因动态突变的致病机制

致病基因由于来源于父方或母方而产生不同的表型效应。这种由于配子在不同性别中受到不同修饰（如甲基化等）导致致病基因的表现不同的现象称为遗传印记（genetic imprinting）。另外，本病杂合子患者（*Aa*）在 20 岁时只有 1% 发病，40 岁时有 38% 发病，60 岁时有 94% 发病（图 3 - 16）。在这里，年龄对发病是一个重要的修饰因素。

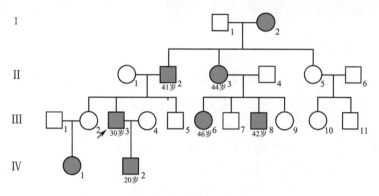

图 3 - 15　一个 Huntington 病家族的系谱

符号下显示患者发病年龄

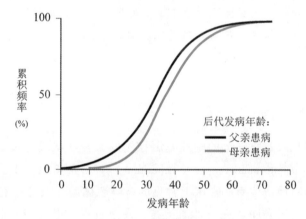

图 3 - 16　Huntington 病的发病年龄

（引自 Lynn B. Jorde 等，2016）

病例：

患者，男，58 岁，因"进行性四肢舞动伴智能减退 11 年"入院。11 年前无明显原因出现双下肢不自主舞蹈样运动，紧张或情绪激动时加剧，安静时缓解。当时被诊断为"原发性肌阵挛"，口服地西泮治疗后略有缓解，但几个月后不自主运动逐渐加剧，并蔓延至上肢和面部，出现面部怪异表情，伴随智力下降，主要表现为记忆力下降、执行力障碍，家属诉其经常迷路、不认识邻居等。近 1 年来出现吐词不清、吞咽困难、行走不稳，发病前有轻微的精神症状，如易激惹、焦虑、情感淡漠等。发病年龄有逐渐提前的现象。有家族史，其奶奶和父亲已因 Huntington 病去世。查体发现患者神志清楚，有记忆力、计算力和定向力障碍，混合性失语，节律性眼球震颤，全身可见快速的舞蹈样动作，四肢肌张力障碍，腱反射活跃，左侧巴氏征阳性。头颅 MRI 显示患者脑双侧局部皮质萎缩，纹状体萎缩，侧脑室前角增大。脑电图显示弥漫性慢波。

问题：

1. 该患者最可能的诊断是什么？

2. 如何采用基因诊断确诊？

3. 如何进行遗传咨询？

解析：

1. 该患者出现舞蹈样动作，有大脑基底神经节变性、广泛脑萎缩及进行性体力和智力减退等。因此，该患者最有可能患 Huntington 病。

2. Huntington 病属于常染色体延迟显性遗传，目前最好的确诊方法之一是采用基因检测技术分析其致病基因 *IT15* 的（CAG）n 拷贝数，当 n≥40 时，表型为患者；当 n 在 35～37 之间时，为外表正常但基因不稳定的个体（即前突变者）；当 n≤26 时，为正常人。

3. 该病患者 20 岁前很少发病。但一旦发病常常会在症状出现后的 4～20 年间死亡。Huntington 病属于延迟显性遗传，只要是杂合子早晚会发病，因此，只要双亲之一是患者，他们的子女中无论男女至少会有 1/2 的发病几率。患者的同胞也有 1/2 可能患病。对有患病风险的个体进行产前诊断是减少 Huntington 病家系患儿出生及后代再发风险的最佳手段。

二、常染色体隐性遗传

由常染色体（1～22 号）上的隐性基因控制的某种性状或遗传病的遗传方式称为常染色体隐性遗传（autosomal recessive inheritance）。由常染色体上隐性基因控制的遗传病称为常染色体隐性遗传病。临床上常见的常染色体隐性遗传病有眼皮肤白化病 IA 型、苯丙酮尿症、先天聋哑、先天性肌弛缓、高度近视、半乳糖血症和肝豆状核变性等。目前人类已认识的常染色体隐性遗传病有 2000 多种。

（一）遗传特征

对常染色体隐性遗传病来说，当个体处于杂合子（*Aa*）状态时，由于显性基因（*A*）的存在，致病基因（*a*）的作用不能表现，因此，杂合子不发病。这种表现型正常但是携带有致病基因的杂合子称为携带者。只有当隐性基因处于纯合子（*aa*）状态时，其控制的性状才能表现出来。因此，临床上所见到的常染色体隐性遗传病患者，往往是 2 个携带者婚配的子女。当 2 个携带者婚配时，其子女有 1/4 可能是患者，其余的子女有 3/4 可能是外表正常的个体，但这些外表正常的个体中，有 2/3 可能为致病基因携带者（图 3-17）。

（二）典型疾病

眼皮肤白化病 IA 型（oculocutaneous albinism type IA）（OMIM#203100）是一种常

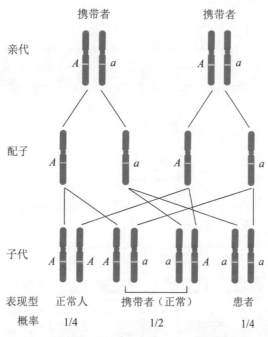

图 3 - 17　2 个常染色体隐性遗传病携带者婚配及子代分离比

见的典型常染色体隐性遗传病，患者先天性缺乏黑色素合成的关键酶——酪氨酸酶或酪氨酸酶功能减弱，导致发生黑色素合成障碍而患病。患者的临床表现为全身皮肤及毛发为白色或浅黄色；皮肤对光线高度敏感，日晒后容易有晒斑和各种光敏感性皮炎，皮肤晒后不变黑；虹膜及瞳孔呈淡红色，视力低下，眼睛畏光，有些患者有屈光不正、斜视和眼球震颤等症状。酪氨酸酶基因 *TYR*（OMIM * 606933）定位于 11q14.3。

　　图 3 - 18 是一个眼皮肤白化病 IA 型家族的系谱。该系谱反映出常染色体隐性遗传病的系谱特点：①由于致病基因位于常染色体上，所以致病基因的遗传和性别没有关系；②系谱中往往看不到连续传递的现象，表现为散发或隔代遗传，有时整个系谱中只有先证者 1 个患者；③患者的双亲往往表现正常，但均是致病基因的携带者；④患者的同胞有 1/4 可能发病（小家庭由于子女数目少，往往看不到这种发病比例，所看到的发病比例往往偏高，即选样偏倚），而患者的外表正常的同胞有 2/3 可能是携带者；⑤患者的子女一般不发病，但一定都是携带者；⑥近亲婚配时，子女中隐性遗传病的发病率比非近亲婚配高得多，这是由于近亲可能从共同的祖先得到某一相同致病基因所致。

（三）近亲婚配的危害

　　通常将 4 代以内有共同祖先的一些个体称为近亲（图 3 - 19）。近亲婚配时，相同的致病基因相遇的机会大大增加，当来自双亲的隐性基因在子女身上相遇时，就表现为患病。因此，我国《婚姻法》明确规定：直系血亲及三代以内旁系血亲禁止结婚。

　　血缘关系的远近程度用亲缘系数表示。亲缘系数（relationship coefficient）是指两个人在某一特定基因位点具有 1 个相同基因的概率。以同胞兄妹为例，假设哥哥的

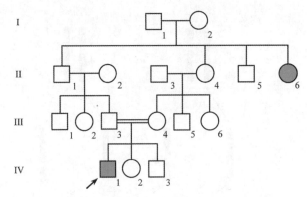

图 3 - 18　一个眼皮肤白化病 IA 型家族的系谱

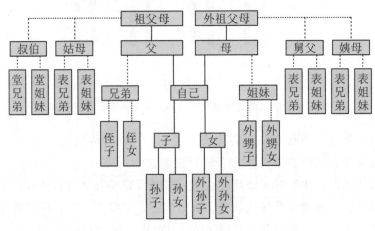

图 3 - 19　近亲关系示意图

a 基因从父亲那里获得的可能性为 1/2，而父亲的 a 基因也有 1/2 可能性传递给妹妹，因此，兄妹二人从父亲那里都获得 a 基因的概率为 1/2 × 1/2 = 1/4。同理，兄妹二人从母亲那里都获得 a 基因的概率为 1/2 × 1/2 = 1/4。兄妹二人具有的相同 a 基因既可能来自父亲，也可能来自母亲，因此，兄妹二人从父母那里都获得 a 基因的概率为 1/4 + 1/4 = 1/2。由此得出，父母与子女之间或同胞兄弟姐妹之间基因相同的概率为 1/2，即亲缘系数为 1/2。另外，可以通过近亲婚配时婚配双方的亲缘系数，估计他们遗传基础的相似程度（表 3 - 3）。

表 3 - 3　亲属级别与亲缘系数

与先证者的亲缘关系	亲缘系数
一卵双生	1
一级亲属（父母与子女、同胞）	1/2
二级亲属（祖父母与孙子女，外祖父母与外孙子女，叔、伯、姑与侄子女，舅、姨与外甥子女）	1/4
三级亲属（堂兄妹、表兄妹）	1/8

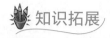 知识拓展

科学家的悲剧人生

达尔文是 19 世纪伟大的生物学家，也是进化论的奠基人。1839 年 1 月，30 岁的达尔文与他舅舅的女儿爱玛结婚。他们婚后 15 年中共生下 6 男 4 女 10 个孩子，大女儿安妮聪明可爱却一直多病，10 岁就夭折了；四女儿也因病很早就死去；二女儿埃蒂、儿子威廉和伦纳德终身不育；三女儿伊莎丽因身体不好终身未婚；其他 4 个儿子身体也都不好，长年多病，儿女的不幸使达尔文夫妇一生都感到焦虑不安。

美国著名遗传学家摩尔根也有一场不该发生的婚姻悲剧。他与漂亮的表妹玛丽十分相爱，但是因为他在研究印第安人的婚配习俗中了解到血缘过近影响子女健康，所以他一直不敢与表妹结婚，直到他 33 岁那年由于没能摆脱爱情的吸引力，终于与表妹成亲。他们婚后生出的 2 个女儿都是痴呆，且过早离世；唯一的儿子也有明显的智力残疾。他们之后再没育。摩尔根为此十分悲痛，深悔自己的"失足"。

例如，苯丙酮尿症是典型的常染色体隐性遗传病。图 3 – 20 是一个苯丙酮尿症家族的系谱。

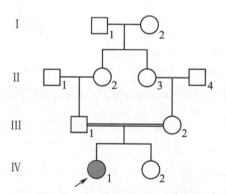

图 3 – 20 一个苯丙酮尿症家族的系谱

如果该苯丙酮尿症家系的 IV_2 与普通人结婚，或与表哥结婚，他们生患儿的可能性有多大？假设普通人为该病携带者的可能性为 1/200。那么根据遗传规律，IV_2 是携带者的概率为 2/3。①与普通人结婚生患儿的可能性为 $2/3 \times 1/200 \times 1/4 = 1/1200$；②与表哥结婚生患儿的可能性为 $2/3 \times 1/8 \times 1/4 = 1/48$。由上述分析可知，对常染色体隐性遗传病来说，与近亲表哥婚配生育患儿的风险（1/48）远高于随机婚配（1/1200）生育患儿的风险。

三、X 连锁显性遗传

控制某种性状或遗传病的基因位于 X 染色体上，而且为显性基因，这种遗传方式

称为 X 连锁显性遗传（X-linked dominant inheritance，XD）。由 X 染色体上的显性致病基因引起的疾病称为 X 连锁显性遗传病。

（一）遗传特征

在 X 连锁显性遗传病中，患病女性的基因型为 $X^A X^A$ 或 $X^A X^a$，正常女性的基因型为 $X^a X^a$，患病男性的基因型为 $X^A Y$，正常男性的基因型为 $X^a Y$。常见婚配类型为男性患者（$X^A Y$）与正常女性（$X^a X^a$）之间婚配，其女儿全部是患者，儿子全部正常（图 3 - 21）。

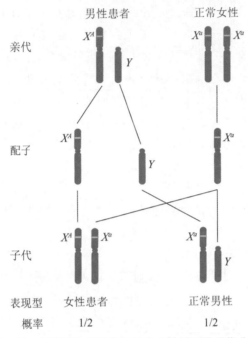

图 3 - 21　男性 XD 病患者与正常女性婚配及子代分离比

如果 X 连锁显性遗传病女性患者（$X^A X^a$）与正常男性（$X^a Y$）婚配，其子女各有 1/2 可能患病，1/2 可能正常（图 3 - 22）。

由于男性只有 1 条 X 染色体，男性 X 染色体上的基因在 Y 染色体上缺少与之对应的等位基因，因此，男性 X 染色体上的基因是不成对存在的，只有成对基因中的 1 个，称为半合子（hemizygote），半合子中 X 染色体上的基因无论是显性还是隐性都可表现出相应的性状或疾病。而且男性的 X 染色体及其连锁的基因只能从母亲传来，并且只能传给他的女儿，不可能传给他的儿子，即不存在从男性传给男性，这称为交叉遗传（criss-cross inheritance）。临床上常见的 X 连锁显性遗传病包括抗维生素 D 佝偻病、遗传性肾炎和色素失调症等。

（二）典型疾病

抗维生素 D 佝偻病（vitamin D resistant rickets，OMIM#307800）是一种常见的 X 连锁显性遗传病。与一般佝偻病不同，该病是由基因 *PHEX*（Xp22）突变导致患者的肾小管远端对磷的重吸收和小肠对钙、磷的吸收障碍，造成尿磷酸盐增加，血磷酸盐降低，使患者的骨质钙化不全而引起的遗传性骨病。患者多于 1 岁左右发病，可出现

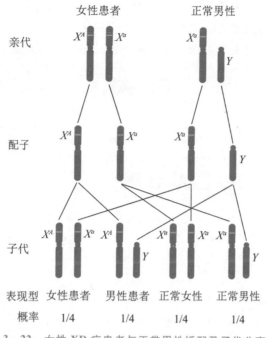

图 3 – 22　女性 XD 病患者与正常男性婚配及子代分离比

"O"型腿，男性患者尤其严重，有进行性骨骼发育畸形、骨痛、多发性骨折、行走困难和生长发育缓慢等症状和体征（图 3 – 23）。临床发现，该病女性患者的病情比男性患者的病情轻，而且女性患者多为杂合子，少数女性患者只有低磷酸盐血症，无佝偻病的骨骼变化，由此可推测女性杂合子患者的隐性正常基因还有一定的作用。这种佝偻病因为需要使用大剂量的维生素 D 治疗才有效而得名。

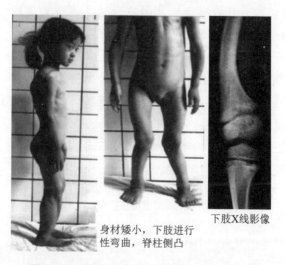

图 3 – 23　抗维生素 D 佝偻病患者骨骼畸形

　　图 3 – 24 是一个抗维生素 D 佝偻病家族的系谱，该系谱反映出 X 连锁显性遗传病的系谱特点：①群体中女性患者的数目多于男性患者，约为男性患者的两倍，但女性

患者的病情通常较轻；②患者的双亲通常有一方是该病患者，系谱中常可看到连续遗传的现象；③男性患者的女儿全部患病，儿子全部正常，男性患者的母亲一般为患者，呈交叉遗传现象；④女性患者（杂合子）的子女中各有 1/2 可能患病。

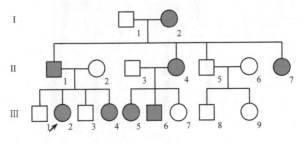

图 3 - 24　一个抗维生素 D 佝偻病家族的系谱

四、X 连锁隐性遗传

控制某种性状或遗传病的基因位于 X 染色体上，而且为隐性基因，这种遗传方式称为 X 连锁隐性遗传（X-linked recessive inheritance，XR）。

由 X 染色体上的隐性致病基因引起的疾病称为 X 连锁隐性遗传病。临床上常见的 X 连锁隐性遗传病有红绿色盲、假肥大型肌营养不良症（Duchenne 肌营养不良症、Becher 肌营养不良症）、葡萄糖 - 6 - 磷酸脱氢酶缺乏症、血友病 A 和血友病 B 等。

（一）遗传特征

在 X 连锁隐性遗传病中，女性的基因型包括 $X^A X^A$（正常人）、$X^A X^a$（正常人，携带者）和 $X^a X^a$（患者），男性的基因型包括 $X^A Y$（正常人）和 $X^a Y$（患者）。正常女性的细胞中有 2 条 X 染色体，只有当致病基因纯合时才表现为患病，杂合子表现型为正常；而男性只有 1 条 X 染色体，Y 染色体上缺少相应的等位基因，发生突变就会患病，因此，人群中男性 X 连锁隐性遗传病患者远远多于女性患者。

在人群中常见的 X 连锁隐性遗传病的婚配类型为男性患者（$X^a Y$）与正常女性（$X^A X^A$）婚配，子女的表现型都正常，但由于交叉遗传，女儿均为携带者（图 3 - 25）。

如果女性 X 连锁隐性遗传病患者（$X^a X^a$）与正常男性（$X^A Y$）婚配，其女儿的表现型为正常，但都是携带者，儿子全部是患者（图 3 - 26）。

如果女性 X 连锁隐性遗传病携带者（$X^A X^a$）与正常男性（$X^A Y$）婚配，其儿子有 1/2 可能患病，女儿不患病，但有 1/2 可能为携带者（图 3 - 27）。

（二）典型疾病

1. Duchenne 肌营养不良症（OMIM#310200）　是一种常见的 X 连锁隐性遗传病，该病是由编码抗肌萎缩蛋白基因（DMD）突变而致病，该基因位于 X 染色体 p21.1 - p21.2，全长 2.4 Mb，是目前已知人类最大的基因。抗肌萎缩蛋白属于细胞骨架蛋白，位于骨骼肌和心肌的细胞膜胞质一侧，具有维持细胞结构稳定、抵抗机械牵拉的作用（图 3 - 28）。DMD 基因突变导致其编码的抗肌萎缩蛋白功能缺陷或数量减少，其发挥

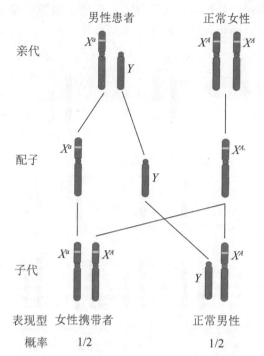

图 3−25　男性 XR 病患者与正常女性婚配及子代分离比

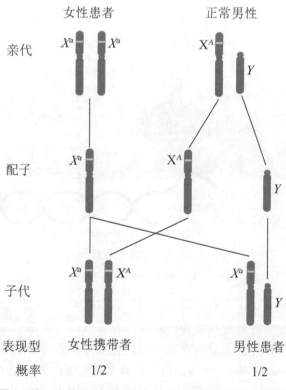

图 3−26　女性 XR 病患者与正常男性婚配及子代分离比

的机械保护、结构支持和信号传导作用受损，导致肌细胞膜不稳定而坏死或丧失功能，并且坏死的肌细胞被大量脂肪和结缔组织增生所取代，产生肌肉假性肥大的症状。

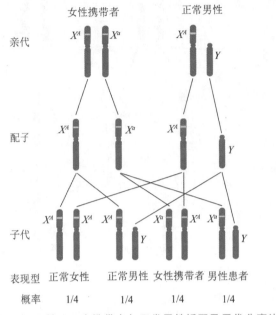

图 3-27　女性 XR 病携带者与正常男性婚配及子代分离比

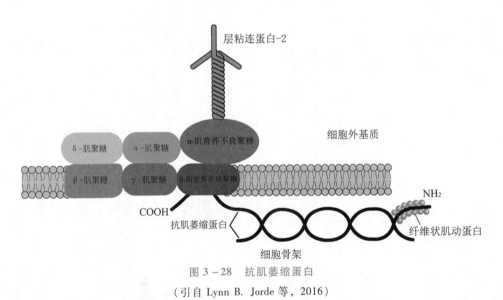

图 3-28　抗肌萎缩蛋白

（引自 Lynn B. Jorde 等，2016）

Duchenne 肌营养不良症发病率约为 1/3500，多在 4~5 岁发病，患儿最初表现为行走笨拙，易于跌倒，不能奔跑及登楼，站立式脊椎前凸，腹部挺出，步履缓慢，呈特殊的"鸭子"步态，仰卧后起立时非常吃力，需要先翻身，再辅以双手攀缘两膝，缓慢向上起立（即 Gower 体征）。患病的后期患者双侧腓肠肌假性肥大，肌纤维肿胀，散布于正常纤维之间，肌核增大增多。双侧下肢无力，12 岁即出现下肢瘫痪（彩图 3）并有心肌损伤，20 岁前死于呼吸衰竭及心脏衰竭。

图 3-29 是一个假肥大型肌营养不良症系谱，显示出 X 连锁隐性遗传病的系谱特点：①系谱中男性患者数量远多于女性患者，往往只看到男性患者。②系谱中患者的分布往往是散发的，看不到连续传递。③双亲无病时，女儿不会发病，但女儿有 1/2 可能为携带者；儿子有 1/2 可能发病，且致病基因来自其携带者母亲。④如果女儿是患者，其父亲一定是患者，而母亲是携带者。该患病女儿的儿子一定患病，即表现为交叉遗传现象。⑤男性患者的外祖父、舅父、兄弟、姨表兄弟、外甥及外孙等可能是患者，其他亲属不会患病。

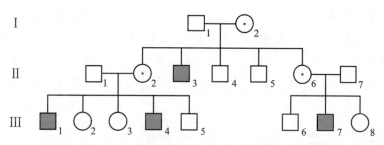

图 3-29　一个假肥大型肌营养不良症家族的系谱

2. 葡萄糖-6-磷酸脱氢酶 （glucose-6-phosphate dehydrogenase deficiency，G-6-PD） 缺乏症（OMIM#305900）　该病临床上以溶血性贫血为主要症状，常有黄疸和血尿。通常患者不会出现上述症状，但在进食新鲜蚕豆、吸入蚕豆花粉后或服用有氧化作用的药物后可诱发溶血，出现血红蛋白尿及黄疸等急性溶血反应，因此又称为蚕豆病。定位于 Xq28 的 G-6-PD 基因 *G6PD* 突变导致 G-6-PD 缺乏，造成谷胱甘肽生成障碍。正常情况下谷胱甘肽具有抗氧化的作用，而缺少谷胱甘肽会导致红细胞膜遭受氧化损伤而诱发红细胞溶血。

病例：

患儿，男，10 岁，因"进行性四肢肌无力 7 年，不能行走 10 个月"由儿科转诊来遗传门诊。患儿足月平产，1 岁 5 个月学会走路，生长和智力发育均正常。3 岁时出现走路不稳，易跌跤，当地医院诊断可能为轻度脑瘫，家长未重视也未治疗。后逐步出现蹲位起立时需要扶物，上楼困难，不能跳跃，无肢体疼痛，随病情缓慢发展出现肢体肌肉萎缩。1 年前病情加重，出现上肢明显抬举费力，不能行走，翻身费力，活动困难。患儿舅舅也有类似症状，20 岁时去世。查体发现患儿四肢肌肉萎缩，以近端为主，双小腿腓肠肌肥大，触诊质硬，无明显压痛。翼状肩胛，双上肢近端肌力 2 级，远端肌力 3 级。双下肢近端肌力 1 级，远端肌力 2 级。四肢肌张力正常，深浅感觉无异常，肱二头肌与肱三头肌腱反射（-），膝腱反射（-），霍氏征（-），巴氏征（-）。肌酶检查显示：ALT 321 U/L，AST 298 U/L，CK 1256 U/L，LDH 968 U/L。肌电图显示为肌源性损害。

问题：

1. 患儿最可能的诊断是什么？

2. 该病如何确诊？

3. 如何估计患儿同胞的再发风险？

解析：

1. 该患者的舅舅也有同样症状，即有家族史，四肢肌肉萎缩，以近端为主，双小腿腓肠肌肥大，翻身困难（Gower 体征），CK 值为 1256 U/L，明显升高，并且肌电图显示为肌源性损害。该家族患者最可能的诊断为假肥大型肌营养不良（DMD）。

2. 直接针对 *DMD* 基因的分子遗传学检测是临床确诊的首选方法，也是产前诊断必备的技术。对于无确诊先证者但临床诊断明确的家族可采用连锁分析进行产前诊断，但孕妇应充分了解该法的局限性并取得患者的知情同意。

3. 该病为 X 连锁隐性遗传病，患者绝大多数为男性，患儿的母亲通常是携带者，因此，患儿的男性同胞中有 1/2 可能发病，患儿的女性同胞一般外表均正常，但有 1/2 可能为携带者。

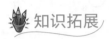 知识拓展

皇室病

在 19 世纪及 20 世纪初，欧洲的许多皇室里出现了一种奇怪的疾病，患者稍有碰伤便出血不止，往往短命夭折。当时的医学界对此毫无办法。后来经研究证实这是一种遗传病——血友病。

1840 年 2 月，21 岁的维多利亚女王和她的表哥阿尔伯特结婚，婚后生下了 4 男 5 女，当时谁也没想到，这场婚姻会给她的家庭生活带来巨大的不幸。由于维多利亚本人是血友病基因携带者，女王把这种致病基因遗传给了她的 3 个子女。幼子利奥波德亲王是血友病患者，次女爱丽丝公主和幼女比亚特里斯公主都是血友病基因携带者。公主们表面上都健康美丽，她们先后嫁到了欧洲的皇室后，使这一可怕的疾病在欧洲皇室中蔓延，她们所生的小王子及其后代不少人都患上了血友病，把欧洲许多皇室都搅得惶恐不安，当时称之为"皇室病"。

为弄清该疾病的确切性质，科学家从俄国罗曼诺夫（Romanov）家族的遗骸中提取了 DNA 样本，其中包括维多利亚患血友病的曾孙阿列克谢王储的 DNA 样本。研究证实皇家血友病是 X 染色体上编码凝血因子Ⅸ的基因突变所致，属血友病 B 型，为 X 连锁隐性遗传。图 3-30 是血友病 B 型在欧洲皇室家族中的遗传系谱，该家族中已知的第一个携带者是维多利亚女王，其后代中所有受影响的个体都是男性。

五、Y 连锁遗传

控制某种性状或遗传病的基因位于 Y 染色体上，随 Y 染色体进行传递，称为 Y 连锁遗传（Y-linked inheritance）。由于 Y 染色体存在于男性，所以只有男性才表现出相应的性状或遗传病，这种的遗传方式又称为全男性遗传。迄今报道的 Y 连锁遗传病及

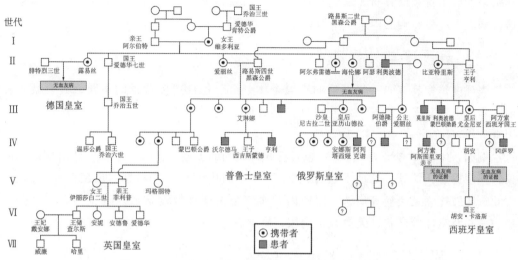

图 3-30 一个欧洲皇室家族的血友病 B 型的遗传系谱

(引自 Lynn B. Jorde 等，2016)

异常性状有 63 种（2020 年 3 月 20 日），如外耳道多毛症、箭猪病、H-Y 抗原基因、Y 染色体性别决定区 *SRY* 基因及无精子因子 *AZF* 基因等。

图 3-31 是一个外耳道多毛症家族的系谱，系谱中连续三代患者全为男性，所有女性均无此性状。Y 染色体上具有外耳道多毛症基因的男性到了青春期，外耳道可长出 2~3 cm 的丛状黑色硬毛。硬毛通常可伸到耳孔之外。我国三国时期的张飞就是外耳道多毛症患者。

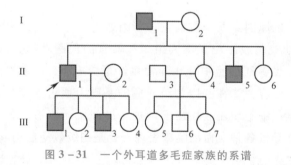

图 3-31 一个外耳道多毛症家族的系谱

第三节 影响单基因遗传病分析的因素

单基因遗传主要由 1 对等位基因控制，单基因遗传完全遵循孟德尔遗传定律。理论上，单基因控制的表型应该与该基因的遗传规律一致，通过系谱分析，找出该表型在系谱图中的出现规律，就可以判断该单基因遗传的类型。但实际上，除了控制单基因病的 1 对基因（也称主基因）外，还有很多遗传因素对单基因遗传病的表型产生影响，例如，上位基因、互补基因、抑制基因等构成的遗传背景都会影响主基因的表现，其结果就会干扰系谱分析，从而影响对单基因遗传类型的判断。一般来讲，对单基因遗传病表型产生影响的因素主要有以下几个方面。

一、表现度与外显率

表现度是指具有同一基因型的不同个体，由于各自遗传背景的不同，其表型所表现的程度出现显著的差异。外显率是指具有同一基因型的不同个体患病的比例，通常用百分比表示。

例如，G-6-PD 缺乏症（XR）患者有几种不同的类型。①暴发型：突然出现溶血危象，深度昏迷，惊厥，处理不当可在 24～48 小时内死亡。②轻型：出现头痛、恶心、呕吐、四肢疼痛及腹痛等症状，短期内有血红蛋白尿和轻度贫血。③顿挫型：只有头痛、恶心及呕吐等症状，无血红蛋白尿，易被忽视。

二、基因多效性

基因多效性（gene pleiotropism）是指 1 个基因可以决定或影响多个性状。在个体的发育过程中，很多生理、生化过程都是互相联系和互相依赖的。基因的作用是通过控制新陈代谢的一系列生化反应从而影响个体发育的方式，最终决定性状的形成。因此，1 个基因的改变可能直接影响其他生化过程的正常进行，从而引起许多其他性状发生相应的改变。例如，Marfan 综合征是一种全身性结缔组织病，患者既有身材瘦高，四肢细长，手、足关节松弛及指（趾）纤细呈蜘蛛指（趾）样等骨骼系统异常，也有晶状体异位与近视等神经系统症状，还有二尖瓣功能障碍、主动脉扩张及主动脉瘤等心血管系统畸形。

造成基因多效性的原因有两个方面：①基因通过转录和翻译形成的产物（蛋白质或酶）直接或间接地控制或影响了不同组织和器官的代谢功能，即所谓的初级效应，如镰状细胞贫血症，患者红细胞中存在异常血红蛋白 HbS，引起红细胞形状异常改变为镰刀状，这是初级效应；②在基因初级效应的基础上通过连锁反应引起的一系列次级效应，例如，镰状红细胞使血液黏滞度增加、局部血流停滞、各组织器官的血管梗死及组织坏死，最终导致各种贫血的临床表现，就是初级效应后引起的次级效应。

三、遗传异质性

遗传异质性（genetic heterogeneity）是指表现型一致的个体或临床表现相同的同种疾病，实际是由不同的基因型导致的疾病的现象。由于导致疾病的遗传基础不同，所以疾病在遗传方式、发病年龄、病程进展、受累程度、预后以及复发风险等方面都可能不同，这种情况在临床各类遗传性疾病中是相当普遍的。

遗传异质性可分为如下两类。①等位基因异质性：是指同一基因座位发生不同的突变，导致同一疾病的不同患者具有不同的基因型，他们的表现型可能相似，也可能差异较大。例如，各类异常血红蛋白病 HbC 和 HbS。②基因座异质性：是指多个不同基因座的不同基因作用于同一器官的发育，产生相同或相似的表型效应，而这些表现型相似的遗传病可表现出相同或不同的遗传方式。

例如，临床上经常见到聋哑夫妇却生育了完全正常的孩子，为什么？这是因为先天性聋哑存在明显的遗传异质性，已知有 AR、AD 和 XR 遗传 3 种遗传方式。呈 AR 遗传的先天性聋哑分Ⅰ型和Ⅱ型，Ⅰ型估计有 35 个不同的基因座，Ⅱ型有 6 个不同的基因座；呈 AD 遗传的先天性聋哑有 6 个不同的基因座；呈 XR 遗传的先天性聋哑有 4 个不同的基因座。如果一对夫妇均为先天性聋哑患者，而且夫妇的耳聋基因在不同的基因座上，正常基因分别为 D 和 E 的话，隐性致病基因则分别为 d 和 e（基因座异质性），那么他们是完全有可能生育正常孩子的。假如丈夫的基因型为 $DDee$（聋哑），妻子的基因型为 $ddEE$（聋哑），丈夫先天聋哑是由于纯合致病基因 ee，妻子先天聋哑是由另一对纯合致病基因 dd，那么根据分离规律，他们的孩子的基因型为 $DdEe$，因为他们的孩子是双重杂合子（$DdEe$），只能表现显性正常基因 D 和 E 控制的性状，所以不会出现聋哑症状。

四、遗传早现

遗传早现（genetic anticipation）是指一些遗传病（通常为显性遗传病）在连续几代的遗传过程中，会发生患者发病年龄提前和（或）病情严重程度逐代加重的现象，动态突变是遗传早现的分子基础。

遗传性脊髓小脑共济失调Ⅰ型是一种常染色体显性遗传病，本病多在 30～40 岁发病。图 3-12 显示的是一个遗传性脊髓小脑共济失调Ⅰ型家族的系谱，可见 I_1 在 39 岁开始发病，II_3 的发病年龄为 38 岁，III_3 的发病年龄在 30 岁，而 IV_1 在 23 岁就已发病。本病致病基因 ATXN1 定位于 6p22.3，发病原因是该基因外显子中的三核苷酸（CAG）n 存在动态突变，在传递过程中 CAG 拷贝数的增加与疾病的病情加重程度、发病年龄提前密切相关。正常人 CAG 重复 18～38 次，患者的 CAG 重复次数 40～81 次。重复次数越多，患者发病年龄越早，病情越重。另外，通过分析 Huntington 病、脆性 X 染色体综合征和多发性神经纤维瘤等遗传病的系谱，都可以发现有动态突变引起的遗传早现。

五、从性遗传和限性遗传

常染色体基因所控制的性状，如果其表现型受性别影响在男性和女性中的分布比例或表现程度存在差别，这种遗传方式称为从性遗传（sex-influenced inheritance）。

例如，遗传性早秃（hereditary premature alopecia）为常染色体显性遗传病，又称雄激素性秃发Ⅰ型，成年男性头前部至头顶毛发慢性脱落，枕部及两侧部分仍保留正常头发（图3-32）。男性早秃显著多于女性，女性仅表现为头发稀疏，很少全秃。男性杂合子（Aa）会出现早秃，但女性杂合子不出现早秃，只有女性纯合子（AA）才出现早秃。研究表明秃顶基因是否表达还受雄激素的影响，如果女性杂合子（Aa）的体内雄激素水平升高的话，这样的女性也会秃顶。

一种遗传性状或遗传病的致病基因位于常染色体或性染色体上，其性质可以是显性或隐性，但由于不同性别的生理结构的限制，导致该性状或遗传病只在一种性别得

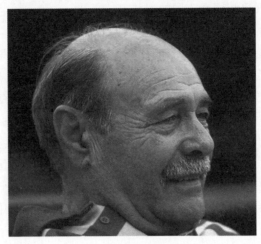

图 3 – 32　遗传性秃顶

（引自 William S. Klug 等，2017）

以表现，而在另一种性别完全不能表现，但致病基因都可以向后代传递，这种遗传方式称为限性遗传（sex-limited inheritance）。例如，子宫阴道积水是由常染色体隐性基因决定的性状，男性由于生理结构的限制不能表现该性状，但是男性的该隐性致病基因仍然会按照孟德尔遗传方式向后代传递。

从上述从性遗传和限性遗传的特点可知，并非所有表现出性别差异的遗传性状或遗传病都是性连锁遗传的，在常染色体遗传病中有时也可见到性别差异，应注意加以区别。

六、遗传印记

越来越多的研究发现，一个个体的同源染色体（或相应的一对等位基因）由于来源不同，即来源于父亲或母亲，导致该基因的功能表现出差异，这种现象称为遗传印记或基因组印记，又称为亲代印记。遗传印记一般是在哺乳动物的配子形成期，对来源于父亲或母亲的染色体上的等位基因特异性地做了印记，使其只表达父源或母源的等位基因，并且在其子代中产生不同表型。由于印记效应，一些单基因遗传病的表现度和外显率也会受到突变基因的不同亲代来源的影响。例如，如果母亲是 Huntington 病患者，其子女的发病年龄与母亲的发病年龄几乎一样；然而如果父亲是患者，其子女的发病年龄比父亲的发病年龄明显有所提前而且病情不断加重。

七、生殖腺嵌合

生殖腺嵌合常见的产生原因：2 个精子分别和 2 个卵子受精后发生融合导致生殖腺嵌合，或者由于突变导致生殖腺为嵌合体。但是由于胚胎发育初期生殖腺就与体细胞分开，所以生殖腺嵌合一般不会影响到体细胞，因此，常规的诊断手段基本检测不到生殖腺突变。例如，当临床上遗传检测排除母亲携带 DMD 致病基因时，后来却发现她又连续生育了 2 个以上的 DMD 患者，这是一般的遗传规律无法解释的现象，遇到这种情况时，就需要考虑生殖腺嵌合的可能性。

第四节 单基因遗传病再发风险估计

再发风险（recurrent risk）又称复发风险，是指患者所患遗传病在家系亲属中再次发生的风险率，一般用百分率（%）或者比例（1/2 或 1/4 等）表示。但估计某家系的单基因遗传病再发风险的前提是已经知道该家系所患疾病的遗传方式。

一、基因型确定者的后代发病风险的估计

在单基因遗传中，基因型能够确定的个体，发病风险的估计可根据致病基因所在染色体、基因显隐性、系谱特点和孟德尔遗传定律进行推算。

（一）常染色体显性遗传病

通常常染色体显性遗传病患者子女的再发风险是 1/2；夫妇双方均为杂合子患者时，子女发病的风险是 3/4；患者正常同胞的子女一般不会患病；正常个体的后代一般无患病风险。但是在实际评估中常常遇到的问题有不规则显性遗传和新生突变。

1. 不规则显性（irregular dominance） 一个突变基因在一个个体中有临床表现，但在另一个个体中因为产生不可见的影响而未见临床表型。在常染色体显性遗传中，常用外显率说明基因表达与否。外显率是指一定基因型在特定的环境中形成相应表现型的比例，通常用百分率（%）来表示。如果在若干个具有致病基因的个体中，每一个体的致病基因都得到表达，此时外显率为 100%，称为完全外显；如果只有部分个体的基因得到表达，称为不完全外显（或外显不完全）。例如，在 50 名杂合子（Aa）中，只有 40 名形成了与基因 A 相应的性状，另外，10 人未出现相应的性状。这时即认为基因 A 的外显率为 80%。而未外显的个体称为顿挫型。不完全外显形成的原因之一与年龄有关，但另一些不完全外显的疾病与年龄或其他可检出因素均无关，因此，当外显率低于 100% 时就会造成许多遗传病与孟德尔分离定律的预期不相符，此时计算发病风险就应该及时进行校正。

例如，视网膜母细胞瘤的外显率为 90%，子女再发风险为 $1/2 \times 90\% = 45\%$。一般认为常染色体显性遗传病患者的子女如果不发病，就提示其不带有致病基因，其后代一般也不发病。但如果该疾病外显不完全，临床上没有表现的子女，可能仍带有致病基因，其后代仍有发病的可能，在进行遗传咨询时应充分考虑这一点。

2. 新生突变 对于一个完全外显的常染色体显性遗传病来说，如果在一个正常的家系中，突然出现一个新的患者，那么该患者很可能是由于新的基因突变而致病，该患者的子代再发风险为 50%，但其弟弟与妹妹的再发风险仍然等于群体发病率。

（二）常染色体隐性遗传病

在常染色体隐性遗传病中，患者的基因型一定是隐性纯合子，其父母往往是表型

正常的携带者，因此，该夫妇再次生育时，子代中有 1/4 可能会发病，有 3/4 可能为正常个体，而且在表型正常的子代个体中有 2/3 可能是携带者。在小家系中患者大多为散发型，在大家系中可能同时见到患病的同胞。关于患者的子女是否发病必须分情况仔细分析才能判定：①如果患者的配偶为完全正常的显性纯合子，那么子女都是表型正常的带有隐性致病基因的携带者，即再发风险为 0。②如果患者的配偶为杂合子携带者，那么子女的再发风险是 1/2。因为杂合子在临床上不呈现疾病症状，很难与正常人区别开，因此，当杂合子频率较高，而遗传咨询时又没有将杂合子的情况考虑在内，就可能造成再发风险的推算错误。但目前大多数常染色体隐性遗传病杂合子还不能检出，因此只能通过家系分析来估算某个体可能是杂合子的概率。③如果患者的配偶为同类疾病患者，那么其子女的再发风险通常为 100%。

近亲婚配时，子代患常染色体隐性遗传病的风险明显增加。例如，高度近视是常染色体隐性遗传。图 3 – 33 是一个高度近视家族的系谱。III_1 和 III_2 是姑表兄妹婚配，那么他们婚后生下患儿的概率有多大？如果 II_1、II_5 均为正常显性纯合子（AA）的话，那么 III_1 和 III_2 是携带者的概率各为 $2/3 \times 1/2 = 1/3$，他们结婚后生下患儿的概率是 $1/3 \times 1/3 \times 1/4 = 1/36$。假如群体中高度近视携带者的概率是 1/70，并且 III_1 和 III_2 都是随机婚配，那么他们的子女患病的概率是 $1/3 \times 1/70 \times 1/4 = 1/840$，显然近亲婚配时子女的发病率（1/36）明显高于非近亲婚配（1/840）。

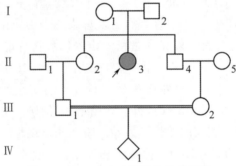

图 3 – 33　一个高度近视家族的系谱

（三）X 连锁显性遗传病

X 连锁显性遗传病较少见，而且女性发病率大于男性，但女性患者症状较轻。男性患者的女性后代再发风险为 1，男性患者的男性后代再发风险为 0；女性患者的后代无论男女再发风险均为 1/2。

（四）X 连锁隐性遗传病

X 连锁隐性遗传病也较少见，而且男性的发病率大于女性，男性患者的后代再发风险为 0，但男性患者的女儿均是携带者；女性携带者的男性后代的再发风险为 1/2，女性携带者的女性后代的再发风险为 0（但有 1/2 可能是携带者）。

二、基因型不确定者的后代发病风险的估计

（一）家系遗传病的病因不明确但可以推定亲代的基因型

对某些完全外显和无延迟显性遗传现象且遗传方式明确的单基因遗传病患者，因何种原因致病突变可能暂时无法确定，可以先推测已发病个体为显性致病基因杂合子或隐性致病基因纯合子的概率，然后再评估再发风险。

对隐性致病基因携带者无法根据其表型进行基因型推断时，假如该个体的家系材料比较充分，那么可以利用连锁分析对其进行间接基因诊断，然后通过风险染色体的传递情况间接地判断该个体是否携带致病基因，最后再对其进行再发风险的评估。

（二）家系遗传病的病因不明确且亲代的基因型未知

如果根据系谱不能确定夫妇双方或者一方的基因型，而系谱中又提供了其他信息（如正常子女数、实验室检查相关数据和年龄等），此时如果要估计该夫妇未发病子女或再次生育子女的再发风险，就要用 Bayes 定律（Bayes theory）（又称逆概率定律）。运用 Bayes 定律可对根据遗传学基本原理所推定的再发风险值进行修正，使再发风险更接近实际情况。

运用 Bayes 定律评估再发风险时常用的概念如下：

独立事件：2 个事件的发生互不影响。

互斥事件：2 个事件在同一时间点只能有 1 个发生。

乘法定律：2 个独立事件同时发生的概率是其各自发生概率之乘积。

加法定律：2 个互斥事件的概率是其各自发生概率之和。

前概率：是指根据孟德尔分离定律推算的某成员具有某种基因型的理论概率。例如，某 AD 病患者的子女为杂合子的概率为 1/2，在这里 1/2 就是患者的子女为杂合子的前概率。

条件概率：是指在某种假设条件下出现某种特定情况的概率。例如，假设夫妻双方都为某 AR 病的携带者，他们生出 1 个不患病孩子的概率为 3/4；生出 3 个均不患病孩子的概率为 $3/4 \times 3/4 \times 3/4 = 27/64$。这里 3/4 和 27/64 都是某 AR 病的携带者的夫妇的子女不患病这一特定情况下的条件概率。

联合概率：是指在某一基因型的前提下前概率和条件概率所说明的 2 个事件同时出现的概率，即前概率和条件概率的乘积。

后概率：是指在某种假设的特定条件下的联合概率除以所有假设条件下各个联合概率的总和，也就是每个联合概率的相对概率。后概率的计算考虑了特定条件所提供的信息，因此，后概率比前概率更接近实际值。

1. 根据外显率估计后代患 AD 病的风险　例如，视网膜母细胞瘤的外显率为 90%，图 3-34 是一个视网膜母细胞瘤家族的系谱，请问 II₁ 和 II₂ 婚后所生子女是否会患视网膜母细胞瘤？

由于 II₁ 的基因型不能确定，因此，应按 Bayes 定律计算该夫妇所生子女患视网膜

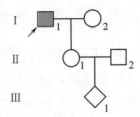

图 3 - 34 一个视网膜母细胞瘤家族的系谱

母细胞瘤的风险。由 I₁ 患病可知，II₁ 基因型是 Aa 或 aa 的前概率都是 1/2，II₁ 是 Aa 且不发病的条件概率是 $1 - 0.9 = 0.1$，II₁ 是 aa 且不发病的条件概率为 1。由此，可计算出 II₁ 在两种假设情况下的联合概率和后概率（表 3 - 7）。II₁ 是 Aa 的概率是 0.09，婚后生育患儿的概率为 $0.09 \times 0.9 \times 0.5 = 0.0405$。

表 3 - 7 运用 Bayes 定律计算系谱中 II₁ 是杂合子的概率

概率	II₁ 是杂合子	II₁ 不是杂合子
前概率	0.5	0.5
条件概率	$1 - 0.9 = 0.1$	1
联合概率	$0.5 \times 0.1 = 0.05$	$0.5 \times 1 = 0.5$
后概率	$0.05 / (0.05 + 0.5) \approx 0.09$	$0.5 / (0.05 + 0.50) \approx 0.91$

2. 根据个体年龄估计延迟显性遗传病的发病风险　例如，Huntington 病为常染色体延迟显性遗传病，调查发现杂合子个体在 20 岁前发病者约占 8%，43 岁发病者约占 64%。图 3 - 35 是一个 Huntington 病的系谱，II₁ 的母亲患 Huntington 病，II₁ 现年 45 岁，尚未发病。III₁ 已 20 岁且表型正常，请问 III₁ 是否会患此病？如果 III₁ 患病，患病概率有多大？

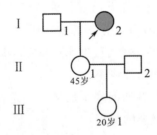

图 3 - 35 一个 Huntington 病的系谱

Huntington 病为延迟显性遗传病，发病与年龄有关，因此，II₁ 和 III₁ 是否为杂合子不能确定，应用 Bayes 定律计算 II₁ 与 III₁ 是杂合子的概率。由于 I₂ 是杂合子，根据分离定律可知 II₁ 为 Aa 和 aa 的前概率均为 0.5。当 II₁ 为 Aa 时，那么她 43 岁时未发病的条件概率为 $1 - 0.64 = 0.36$；当 II₁ 为 aa 时，那么她 43 岁时未发病的条件概率为 1。由此可计算出 2 种假设条件下 II₁ 基因型的联合概率和后概率（表 3 - 8）。

表 3 – 8　运用 Bayes 定律计算系谱中 II$_1$ 是杂合子的概率

概率	II$_1$ 是杂合子	II$_1$ 不是杂合子
前概率	0.5	0.5
条件概率	$1 - 0.64 = 0.36$	1
联合概率	$0.5 \times 0.36 = 0.18$	$0.5 \times 1 = 0.5$
后概率	$0.18 / (0.18 + 0.5) \approx 0.26$	$0.5 / (0.18 + 0.5) \approx 0.74$

于是计算出 II$_1$ 是杂合子的概率为 0.26，然后根据遗传规律计算出 III$_1$ 是 Aa 的前概率是 $1/2 \times 0.26 = 0.13$，而 III$_1$ 是 aa 的前概率是 $1 - 0.13 = 0.87$。如果 III$_1$ 是 Aa，那么她在 20 岁时尚未发病的条件概率是 $1 - 0.08 = 0.92$，如果 III$_1$ 是 aa，那么她在 20 岁时尚未发病的条件概率是 1。由此，求出 III$_1$ 的联合概率和后概率（表 3 – 9）。

表 3 – 9　Bayes 定律计算系谱中 III$_1$ 是杂合子的概率

概率	III$_1$ 是杂合子	III$_1$ 不是杂合子
前概率	$1/2 \times 0.26 = 0.13$	$1 - 0.13 = 0.87$
条件概率	$1 - 0.08 = 0.92$	1
联合概率	$0.13 \times 0.92 = 0.12$	$1 \times 0.87 = 0.87$
后概率	$0.12 / (0.12 + 0.87) \approx 0.12$	$0.87 / (0.12 + 0.87) \approx 0.88$

从上述计算可知 III$_1$ 是 Aa 的概率为 0.12，所以 III$_1$ 目前发病的风险为 $0.12 \times 8\% = 0.96\%$，其 43 岁时发病的风险为 $0.12 \times 64\% = 7.68\%$。

3. 估计 AR 病的发病风险　例如，近亲婚配时，后代中常染色体隐性遗传病的发病风险明显升高。图 3 – 36 是一个先天性聋哑（AR）家族的系谱，一个先天聋哑患者（III$_2$）与他的姑表妹（III$_3$）结婚后生了 1 个正常的女儿，如果再生孩子，孩子患先天性聋哑的风险如何？

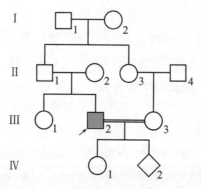

图 3 – 36　一个先天性聋哑（AR）家族的系谱

由于 III$_2$ 为患者，因此，II$_1$ 和 II$_2$ 必然都是携带者，II$_3$ 为携带者的可能性为 1/2（因兄妹之间基因相同的可能性为 1/2），III$_3$ 为携带者的前概率为 $1/2 \times 1/2 = 1/4$，III$_3$

不是携带者的前概率为 $1 - 1/4 = 3/4$。再从系谱中看，III_2 和 III_3 婚后已经生出一个正常的女儿。如果 III_3 为携带者，生出正常女儿的概率为 $1/2$；如果 III_3 不是携带者，生出正常女儿的概率为 1，据此求出 III_3 为携带者的后概率为 $1/7$（表 $3-10$）。

表 3 – 10　运用 Bayes 定律计算先天性聋哑系谱中 III_3 是携带者的概率

概率	III_3 是携带者	III_3 不是携带者
前概率	$1/4$	$3/4$
条件概率	$1/2$	1
联合概率	$1/4 \times 1/2 = 1/8$	$3/4 \times 1 = 3/4$
后概率	$\dfrac{1/8}{1/8 + 3/4} = 1/7$	$\dfrac{3/4}{1/8 + 3/4} = 6/7$

由于纯合子（aa）与携带者（Aa）婚后生出患者（aa）的风险为 $1/2$，所以 III_2 和 III_3 再次生育时，孩子是先天性聋哑的风险为 $1/2 \times 1/7 = 1/14$。可以想象的是，随着他们连续出生的健康孩子的增多，III_3 是携带者的风险会越来越小甚至接近 0，当然即便如此也不能断言她绝对不是携带者。但是一旦 III_2 和 III_3 生出患儿，那么就可以确定 III_3 就是携带者，此时 III_3 生出患儿的风险就上升到 $1/2$。

4. 估计 XR 的发病风险　图 $3-37$ 是一个血友病 A 家族的系谱，III_5 的两个舅舅患此病，她前来咨询她的后代是否会患此病。

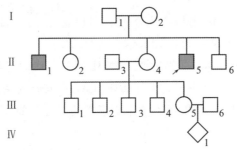

图 3 – 37　一个血友病 A 家族的系谱

根据家族系谱，I_2 肯定是携带者，II_4 可能是携带者也可能是显性纯合子（即正常人）。根据遗传定律，在不考虑其他情况的条件下，II_4 是显性纯合子（$X^A X^A$）的前概率为 $1/2$，是携带者（$X^A X^a$）的前概率为 $1/2$。由系谱已知，她已经生了 4 个正常的儿子，当 II_4 是显性纯合子（$X^A X^A$）时，她所生子女都肯定正常，即生育 1 个正常儿子的概率是 1。因此，4 个儿子均正常的条件概率为 $1^4 = 1$；当 II_4 是携带者（$X^A X^a$）时，她生 1 个正常儿子的概率为 $1/2$，因此，4 个儿子均正常的条件概率为 $(1/2)^4 = 1/16$。由此可计算出 II_4 是携带者的最后概率为 $1/17$（表 $3-11$）。因此，她的女儿 III_5 是携带者的概率为 $1/17 \times 1/2 = 1/34$，将来所生儿子的发病风险为 $1/34 \times 1/2 = 1/68$。由上述计算可见，由于 II_4 有了 4 个正常的儿子，这种情况下，她是携带者的概率大大降低，所以其后代的发病风险也相应降低。

表 3-11　Bayes 定律计算血友病 A 家族系谱中 II$_4$是携带者的概率

概率	II$_4$是 $X^A X^a$	II$_4$是 $X^A X^A$
前概率	1/2	1/2
条件概率	$(1/2)^4 = 1/16$	1
联合概率	$1/2 \times 1/16 = 1/32$	$1/2 \times 1 = 1/2$
后概率	$\dfrac{1/32}{1/32 + 1/2} = 1/17$	$\dfrac{1/2}{1/32 + 1/2} = 16/17$

思考题

1. 如何根据系谱区分常染色体显性遗传病和 X 连锁显性遗传病？

2. 如何正确认识基因型与表现型的关系？

3. 家族性胆固醇血症是常染色体显性遗传病，一位患者的父母、爷爷和姥姥是患者，但是他的奶奶和姥爷未患病。试问：这位患者与一个正常人结婚，所生子女是患者的可能性是多大？

4. 血友病 A 为 X 连锁隐性遗传病。有一个表型正常的女孩，她的父母表型均正常，但他的外祖母是该致病基因的携带者。试问：女孩是致病基因携带者的概率是多大？她与正常男性结婚生育患病儿子的概率是多大？

5. 从遗传学角度解释以下情况：①双亲全为聋哑，但其后代正常；②双亲全正常，其后代出现聋哑；③双亲全为聋哑，其后代全为聋哑。

第四章 多基因遗传病

许多人类常见病与慢性病（如高血压、糖尿病、冠心病和痛风等）以及一些常见的先天畸形等往往有家族聚集现象，但是通过系谱分析发现这些疾病或畸形又不符合一般的单基因遗传方式，而且患者同胞的发病率远远低于 1/2 或 1/4，只有 1%~10%，群体中这类疾病的发病率大多超过 0.1%。研究表明，这类疾病的发生涉及多对等位基因，其发生还容易受到环境因素的影响，因此，这类疾病被称为多基因遗传病（polygenic inherited disease）或多因子病。

第一节　多基因遗传的特点

一、质量性状和数量性状

（一）质量性状

单基因遗传的性状如单/双眼皮、长/短睫毛或钩/直鼻尖，以及单基因遗传病（如白化病、红绿色盲及多指症等）都是由 1 对基因所控制，这些单基因控制的 1 对相对性状之间的差别非常明显，其特点是不同变异类型在人群中分布不连续，任何 2 个不同变异个体间是截然不同的，无过渡类型，而且不易受环境条件影响。这样的性状称为质量性状（qualitative character）。在完全显性遗传的情况下，质量性状在群体中的变异分布是不连续的，表现为 2 个峰。例如，并指症属于 AD 遗传，而且是完全显性，2 种基因型 DD 与 Dd 均表现为并指症，基因型 dd 表现为正常人。如果将这对相对性状在人群中的分布情况绘制成图，可绘出 2 个峰 [图 4 – 1（a）]。在不完全显性遗传的情况下，质量性状在群体中的变异分布表现为 3 个峰。例如，正常人的苯丙氨酸羟化酶的活性为 100%，这是由于其基因型是 HH；苯丙酮尿症患者的酶活性为正常人的 0~5%，这是由于其基因型是 hh；而基因型 Hh 杂合子个体（携带者）的酶活性为正常人的45%~55%。如果把苯丙氨酸羟化酶活性在人群中的变异分布情况绘制成图，可绘出3个峰，可见3种不同基因型的变异类型之间的分布仍然是不连续的［图4-1（b）］。

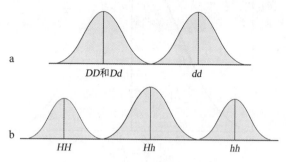

图4-1　质量性状变异分布

a. 完全显性；b. 不完全显性

（二）数量性状

与单基因遗传的性状不同，人的身高、体重等的变异分布是连续的，不同变异个体之间只有数量上或程度上的差异，没有本质的不同，这样的性状称为数量性状（quantitative character）。例如，人的肤色、血压和智力都属于数量性状。1914年美国康涅狄格州农业学院随机测量了175名学生的身高，从统计结果可以看到这些学生的身高是由矮到高逐渐过渡的，很矮（147 cm）和很高（188 cm）的个体只占少数，大部分的个体的身高接近平均身高（图4-2），如果把这些身高的变异类型的分布情况绘成曲线时，可以看到只有1个峰，也就是说身高的变异类型在群体中的分布呈正态分布（图4-3）。

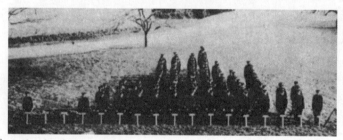

| 学生人数 | 1 | 0 | 0 | 1 | 5 | 7 | 7 | 22 | 25 | 26 | 27 | 17 | 11 | 17 | 4 | 4 | 1 |
| 身高(cm) | 147 | 150 | 152 | 155 | 157 | 160 | 163 | 165 | 168 | 170 | 173 | 175 | 178 | 180 | 183 | 185 | 188 |

图4-2　美国康涅狄格州农业学院随机测量175名学生的身高数据

上述调查显示的数量性状的变异特征实际就是多基因遗传的基本特征，它与单基因遗传的质量性状有所不同。其区别见表4-1。

二、多基因假说

1909年瑞典遗传学家尼尔逊·埃尔（Nilsson Ehle）提出多基因假说（polygene hypothesis）。其要点为：

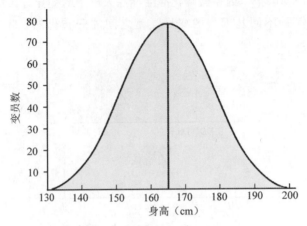

图 4 - 3　人群中身高变异分布

表 4 - 1　质量性状与数量性状的比较

项目	质量性状	数量性状
遗传基础	由 1 对基因控制	由多对微效基因控制
性状变异类型表现	变异类型呈不连续分布	变异类型呈连续分布
环境的影响	对环境因素不敏感	对环境因素敏感
研究水平	侧重于家系研究	侧重于群体研究

（1）数量性状的遗传受 2 对或 2 对以上的基因控制。

（2）每对等位基因之间没有显、隐性之分，是共显性的。

（3）每对等位基因的作用是微效的，但多个微效基因的作用具有累加效应。

（4）每个微效基因的传递遵循孟德尔遗传定律。

（5）数量性状易受环境因素影响。

　　在多基因遗传中，数量性状或多基因遗传病不是由 1 对等位基因决定，而是由多对等位基因共同决定，每对等位基因彼此之间没有显性与隐性的区分，是共显性的。其中的每一对等位基因对遗传性状或多基因遗传病的表型效应是微小的，所以称为微效基因，但是多对微效基因的作用可以累加，最终经累加作用形成一个明显的性状表型，这被称为累加效应，这些微效基因又被称为累加基因。多基因遗传性状或多基因遗传病除受微效基因作用外，还易受环境因素的影响，这种遗传方式又称为多基因遗传（polygenic inheritance）。

三、多基因遗传的遗传特点

　　由于数量性状受许多数目不详且作用微小的微效基因控制，因此，其遗传基础比质量性状的遗传基础要复杂得多。

　　下面以人类的身高为例来解释数量性状是如何遗传的。假设中国人的身高由 *AA'*、*BB'* 及 *CC'* 3 对等位基因（非连锁基因，它们分别位于 3 对不同的同源染色体）决定。

假设 A，B 及 C 每个基因均可使身高增加 5 cm 且作用相等，A'，B' 及 C' 每个基因均可使身高减少 5 cm 且作用相等，而且 A 与 A'，B 与 B' 及 C 与 C' 之间均为共显性，并且假定中国人的平均身高为 165 cm，那么基因型为 $AABBCC$ 者的身高就是 195 cm，基因型为 $A'A'B'B'C'C'$ 者的身高就是 135 cm。如果这 2 种基因型的个体婚配，子一代基因型均为 $AA'BB'CC'$，理论上他们的身高都是 165 cm，但由于受环境因素的影响，子一代的身高仍会有差异，这种差异属于环境因素导致的变异。如果子一代个体间婚配，由于其基因型均为 $AA'BB'CC'$，根据分离定律和自由组合定律，子一代夫妇均可产生 8 种不同类型的配子（ABC，$A'BC$，$AB'C$，ABC'，$A'B'C$，$AB'C'$，$A'BC'$ 与 $A'B'C'$），不同的精子与卵子之间随机结合，因此，子二代中会有 64 种基因组合，子二代一共可以形成 27 种基因型，并且大部分子二代个体的身高仍为 165 cm 左右，极高和极矮的个体所占比例很少，而且可以看到子二代的身高变异范围比子一代更为广泛（表 4 – 2），因为子二代的身高变异是由环境因素及遗传因素共同导致的。

表 4 – 2 子一代婚配产生的子二代的基因组合

配子	ABC	$A'BC$	$AB'C$	ABC'	$A'B'C$	$AB'C'$	$A'BC'$	$A'B'C'$
ABC	$AABBCC$	$AA'BBCC$	$AABB'CC$	$AABBCC'$	$AA'BB'CC$	$AABB'CC'$	$AA'BBCC'$	$AA'BB'CC'$
$A'BC$	$AA'BBCC$	$A'A'BBCC$	$AA'BB'CC$	$AA'BBCC'$	$A'A'BB'CC$	$AA'BB'CC'$	$A'A'BBCC'$	$A'A'BB'CC'$
$AB'C$	$AABB'CC$	$AA'BB'CC$	$AAB'B'CC$	$AABB'CC'$	$AA'B'B'CC$	$AAB'B'CC'$	$AA'BB'CC'$	$AA'B'B'CC'$
ABC'	$AABBCC'$	$AA'BBCC'$	$AABB'CC'$	$AABBC'C'$	$AA'BB'CC'$	$AABB'C'C'$	$AA'BBC'C'$	$AA'BB'C'C'$
$A'B'C$	$AA'BB'CC$	$A'A'BB'CC$	$AA'B'B'CC$	$AA'BB'CC'$	$A'A'B'B'CC$	$AA'B'B'CC'$	$A'A'BB'CC'$	$A'A'B'B'CC'$
$AB'C'$	$AABB'CC'$	$AA'BB'CC'$	$AAB'B'CC'$	$AABB'C'C'$	$AA'B'B'CC'$	$AAB'B'C'C'$	$AA'BB'C'C'$	$AA'B'B'C'C'$
$A'BC'$	$AA'BBCC'$	$A'A'BBCC'$	$AA'BB'CC'$	$AA'BBC'C'$	$A'A'BB'CC'$	$AA'BB'C'C'$	$A'A'BBC'C'$	$A'A'BB'C'C'$
$A'B'C'$	$AA'BB'CC'$	$A'A'BB'CC'$	$AA'B'B'CC'$	$AA'BB'C'C'$	$A'A'B'B'CC'$	$AA'B'B'C'C'$	$A'A'BB'C'C'$	$A'A'B'B'C'C'$

根据这 64 种基因组合的子二代的身高情况，可以把子二代归纳为七大类基因型组合（其分布为 0′者为 1，1′者为 6，2′者为 15，3′者为 20，4′者为 15，5′者为 6，6′者为 1），然后将其频数分布情况绘制成柱状图。图中横坐标为基因型组合类型，纵坐标为其出现的频数，如果将各柱状顶端连接成一线，即可得到趋势近于正态分布的曲线。如果再加上环境因素对子二代各类基因型表现的影响而导致的变异，子二代的变异类型分布情况会更接近一个标准的正态分布曲线（图 4 – 4）。

从上面身高的例子可看出，多基因遗传具有以下几个特点。

（1）基因纯合的 2 个极端个体婚配，子代大部分为中间类型，但由于受环境因素的影响，子一代个体会出现一定的变异。

（2）基因杂合的 2 个中间类型的个体婚配，子代大部分为中间类型，但其变异范围将更加广泛，而且可出现极端类型的个体。除环境因素的影响外，基因的分离和自由组合等遗传因素对子二代变异的产生具有重要作用。

（3）在一个随机婚配的群体中，数量性状的变异范围更加广泛，而且变异呈连续

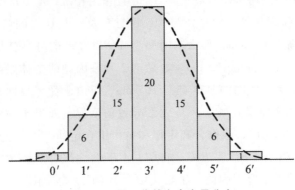

图 4-4 子二代的身高变异分布

性分布，但大多数个体接近中间类型，极端变异的个体很少，即呈现正态分布。

（4）对多基因遗传有直接影响作用的环境因素还有光照、温度、湿度等。

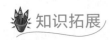 知识拓展

印度狼孩的故事

1920 年 10 月，一位印度传教士辛格（Singh）在印度加尔各答的丛林中发现 2 个狼哺育的女孩。据推测，她们应是在半岁左右时被母狼带到洞里去的。辛格给她们起了名字。大的约 8 岁，叫卡玛拉（Kamala），小的 1 岁半左右，叫阿玛拉（Amala）。刚被发现时，她们只懂得 6 个月婴儿所懂得的事。当她们被领进孤儿院时，一切生活习惯都同野兽一样，不会用双脚站立，只能用四肢走路。遗憾的是，阿玛拉进院不到 1 年就死了。卡玛拉一直活到 17 岁。入院 2 年后卡玛拉才会直立，6 年后才艰难地学会独立行走，但快跑时还得四肢并用。入院 2 年后，她才会发 2 个单词，4 年内只学会 6 个词，听懂几句简单的话，7 年后才学会 45 个词并勉强地学会几句话。她直到死都没有真正学会说话，她的智力只相当于三四岁的孩子。

印度狼孩的故事，证明了人类的知识和才能并非天赋的、生来就有的，虽然受多基因的遗传基础影响，但是起决定性作用的是环境因素。

第二节　多基因遗传病的特征

多基因遗传病是一类发病率较高而且发病较为复杂的疾病，发病率大多超过 0.1%。这些疾病可以分为两大类：一类是先天畸形，如唇腭裂、先天性心脏病、无脑儿和先天性畸形足等；另一类是常见病和慢性病，如冠心病、高血压、糖尿病及哮喘等。对这些疾病无论是分析和研究其病因与发病机制，还是评估其再发风险，都要考虑遗传因素和环境因素两方面的影响。

一、易感性、易患性和阈值

1. **易感性**　多基因遗传病的发生中由遗传基础决定的个体患病风险称为易感性（susceptibility），与多基因遗传性状一样，在群体中易感性变异分布也呈现为正态分布。在群体中大多数个体的易感性接近群体的平均值，易感性很高或很低的个体都很少。

2. **易患性**　多基因遗传病的发生是由遗传基础和环境因素共同决定的，其中一个个体在遗传基础和环境因素共同作用下患某种多基因遗传病的风险称为易患性（liability）。易患性是多基因遗传病使用的一个特殊概念，个体的易患性越高，其患病的可能性就越大；反之，个体的易患性越低，其患病的可能性就越小。与多基因遗传性状一样，易患性在群体中的变异分布为正态分布（图4-5）。群体中大多数个体的易患性接近群体的平均值，易患性很高或很低的个体都很少。

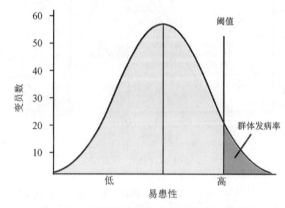

图 4-5　易患性在群体中的变异分布及阈值

3. **阈值**　当一个个体的易患性达到一定的限度后，这个个体就将患病，这个能使个体发病的易患性的最低限度称为阈值（threshold）。实际上，在一定的致病环境条件下，阈值代表了个体发病所必需的而且是最低的易感基因的数量。因此，阈值可以将一个易患性连续变异的群体划分成两部分：一部分是正常人；另一部分是患病个体。

一个群体易患性平均值的高低，可以从该群体的易患性的平均值与阈值这两者间的距离大小来衡量。两者距离越近，说明其群体易患性的平均值越高，或者是阈值越低，所以群体的发病率就越高。例如，当两者相距2个标准差时，群体的发病率就比较高，可以达到2.3%。反之，即两者距离越远，说明其群体的易患性的平均值越低，或者是阈值越高，所以群体的发病率就越低。例如，当两者相距3个标准差时，群体的发病率为0.13%（图4-6）。

二、遗传率

个体对某种多基因遗传病的易患性的高低受遗传基础和环境因素的双重影响。其中遗传基础所起作用的大小称为遗传率（heritability，H 或 h^2），又称为遗传度。遗传

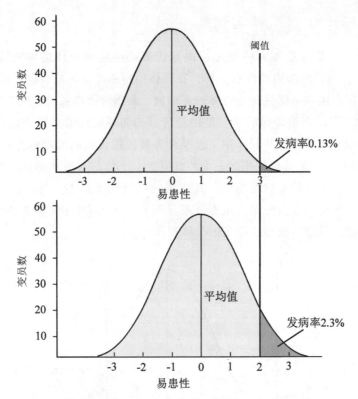

图 4 - 6　易患性阈值与平均值之间距离与发病率的关系

率一般用百分率（％）来表示。如果某种多基因遗传病完全由遗传基础决定，其遗传率就是100％。当然，这种情况很少见。在多基因遗传病中，遗传率可高达70％～80％，这表明遗传基础在该病的发生中起着重要作用，而环境因素的影响较小，如唇裂±腭裂、先天性髋关节脱位、先天性幽门狭窄、先天性巨结肠、精神分裂症、1型糖尿病和支气管哮喘等；如果遗传率为30％～40％或更低，则表明环境因素在决定发病上更为重要，而遗传因素的作用不显著，如先天性心脏病和消化性溃疡等。下表是一些常见的多基因遗传病的群体发病率和遗传率（表4 - 3）。

表4 - 3　一些常见的多基因遗传病的群体发病率和遗传率

疾病	群体发病率（％）	患者一级亲属的发病率（％）	男：女	遗传率（％）
唇裂±腭裂	0.17	4	1.6	76
腭裂	0.04	2	0.7	76
先天性髋关节脱位	0.1～0.2	4	0.2	70
先天性幽门狭窄	0.3	男性先证者　2 女性先证者　10	5.0	75
先天性畸形足	0.1	3	2.0	68

疾病	群体发病率（%）	患者一级亲属发病率（%）	男：女	遗传率（%）
先天性巨结肠	0.02	男性先证者　2 女性先证者　8	4.0	80
脊柱裂	0.3	4	0.8	60
无脑儿	0.5	4	0.5	60
先天性心脏病（各型）	0.5	2.8	—	35
精神分裂症	0.5 ~ 1.0	10 ~ 15	1	80
1 型糖尿病	0.2	2 ~ 5	1	75
原发性高血压	4 ~ 8	15 ~ 30	1	62
冠心病	2.5	7	1.5	65
支气管哮喘	1 ~ 2	12	0.8	80
消化性溃疡	4	8	1	37
强直性脊柱炎	0.2	男性先证者　7 女性先证者　2	0.2	70

（一）遗传率大小的估算

遗传率的计算方法很多，下面介绍 2 种常用的传统方法。

1. Falconer 公式　该方法是根据群体调查结果得到的某疾病的群体发病率和患者亲属的发病率来计算疾病遗传率。其计算的依据是某疾病先证者的亲属发病率越大，说明某疾病的遗传率越高。

计算公式：

$$h^2 = \frac{b}{r}$$

其中，h^2 为遗传率；b 为亲属易患性对患者易患性的回归系数；r 为亲缘系数。

回归系数的计算公式：

$$b = \frac{X_g - X_r}{a_g}$$

其中，X_g 为一般群体易患性平均值与阈值之间的标准差数；X_r 为患者亲属易患性平均值与阈值之间的标准差数；a_g 为一般群体易患性平均值与患者易患性平均值之间的标准差数（图 4 - 7）。

X_g，X_r 和 a_g 可根据相应群体的发病率查询 X 和 a 值表得知。r 为亲缘系数，一级亲属的 r 为 1/2，二级亲属的 r 为 1/4，三级亲属的 r 为 1/8。

例 1：有调查发现某地区先天性房间隔缺损的一般群体发病率（q_g）为 1/1000，100 个先证者的 669 名一级亲属中 22 人患此病，患者一级亲属的发病率（q_r）为 3.3%，其遗传率计算如下：

根据一般群体发病率 1/1000，可以由 X 和 a 值表查得 $X_g = 3.090$，$a_g = 3.367$。

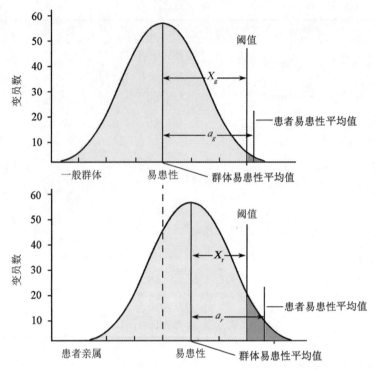

图 4 – 7 一般群体和患者亲属易患性平均值与阈值距离比较

根据患者一级亲属发病率 3. 3/100，可查表得 $X_r = 1.838$。

然后代入公式：

$$b = \frac{X_g - X_r}{a_g} = \frac{3.090 - 1.838}{3.367} = 0.372$$

$$h^2 = \frac{b}{r} = \frac{0.372}{0.5} = 0.744$$

由此得出遗传率为 74.4%。

如果缺乏一般人群患病率的数据，可选择匹配的对照组，调查对照组亲属的发病率（q_c），用下面的公式计算：

$$h^2 = \frac{b}{r}$$

$$b = \frac{p_c(X_c - X_r)}{a_c}$$

其中，X_c 为对照组亲属易患性平均值与阈值之间的标准差；X_r 为先证者亲属易患性平均值与阈值之间的标准差；a_c 为对照组亲属易患性平均值与对照组亲属中患者易患性平均值之间的标准差；q_c 为对照组亲属的患病率，$p_c = 1 - q_c$。

例 2：对江苏启东地区的肝癌调查发现：肝癌患者一级亲属 6591 人中，359 人发病，由此计算出一级亲属的患病率 $q_r = 5.45\%$；在年龄与性别匹配的无病对照者的 5227 名一级亲属中有 54 人患肝癌，由此可以计算出对照组亲属的患病率 $q_c = 0.0103 = 1.03\%$，$p_c = 1 - q_c = 0.9897 = 98.97\%$。

然后根据无病对照组发病率 $q_c = 1.03\%$ ，查表得到 $X_c = 2.315$ ， $a_c = 2.655$ ；根据一级亲属发病率 5.45% （ q_r ）查表得到 $X_r = 1.603$ 。然后，代入公式求得 b 值。

$$b = \frac{p_c(X_c - X_R)}{a_c} = \frac{0.9897 \times (2.315 - 1.603)}{2.655} = 0.2654$$

$$h^2 = \frac{b}{r} = \frac{0.2654}{0.5} = 0.531 = 53.1\%$$

由此得出该地区肝癌的遗传率为 53.1%。

2. Holzinger 公式　该公式是通过计算单卵双生与二卵双生对某疾病的患病一致率的差异来计算该疾病的遗传率。其计算依据是单卵双生子的患病一致率与二卵双生子的患病一致率差异越大，则疾病的遗传率越大。所谓患病一致率是指双生子中 1 个患某种疾病，另外 1 个也患同样疾病的频率，也称同病率。其中， C_{MZ} 为单卵双生的同病率； C_{DZ} 为二卵双生的同病率。

$$h^2 = \frac{C_{MZ} - C_{DZ}}{1 - C_{DZ}}$$

下面采用 Holzinger 公式计算躁狂抑郁性精神病（manic-depressive psychosis）的遗传率。该病是一种严重的精神紊乱。其特征是一阵阵疯狂和抑郁交替发作。患者处于不正常的躁狂激动状态，昏睡或颓废、抑郁交替出现。躁狂抑郁性精神病又简称躁郁症，是以情感高涨或低落为基本特征的精神病。病程经过为躁狂或抑郁反复发作（单相），或交替发作（双相），两次发作之间有明显的间歇期。在间歇期，患者的精神活动完全正常，虽多次发作但并不出现衰退，而且预后较好。

例 3：调查发现 15 对单卵双生中，躁郁症的患病一致率为 67%，而在 40 对双卵双生中，躁郁症的患病一致率仅为 5%，代入公式：

$$h^2 = \frac{C_{MZ} - C_{DZ}}{1 - C_{DZ}} = \frac{0.67 - 0.05}{1 - 0.05} = \frac{0.62}{0.95} = 0.65261 = 65.26\%$$

以上结果表明，躁狂抑郁性精神病的遗传率为 65.26%。

但是对遗传率需要说明的是：①遗传率是一个统计学概念，它是针对群体而不是用于个体；②遗传率是相对于特定的群体的，如果遗传变异改变或者环境变异改变，所得到的遗传率自然也随之更改；③尤其需要强调的是，遗传率的估算仅适合于没有遗传异质性，也没有主基因效应的疾病。

三、多基因遗传病再发风险的估计

（一）常用的估算方法

由于多基因遗传病的发生涉及多种遗传基础和环境因素，而且发病机制复杂，因此，很难准确推算其发病风险。对多基因遗传病再发风险的估计只能通过群体发病率、家系中患病个体的多少、病情的轻重及发病率的性别差异等方面来估计，这种方法估计出来的概率称为经验概率。经验概率常采用 Edward 公式、Smith 表格法等来估算。

1. Edward 公式　当群体发病率为 0.1% ~ 1%，遗传率为 70% ~ 80% 时，可利用

Edward 公式 $f = \sqrt{p}$ 计算患者一级亲属的发病率。公式中 f 代表患者一级亲属的发病率，p 代表群体的发病率。例如，唇裂±腭裂的发病率为 0.17%，遗传率为 76%，患者一级亲属的发病率约为 $f = \sqrt{p} = \sqrt{0.0017} \approx 4\%$。

2. Smith 表　当群体的发病率和遗传率不在上述范围时，估算患者一级亲属的发病率可以查 Smith 表（图 4-8）。

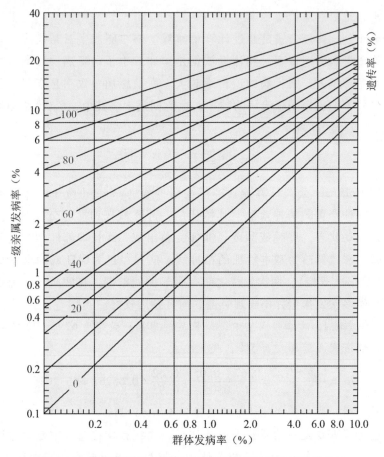

图 4-8　群体发病率、患者一级亲属发病率与遗传率的关系

例如，原发性高血压的群体发病率约为 6%，遗传率为 62%，从图 4-8 中可查出一级亲属的再发风险为 16%；如果按 Edward 公式计算则为 24.5%，这与实际发病率相比，风险偏大。

近年来，随着许多的多基因遗传病数学模型的建立和计算机的应用，以及对多基因遗传病遗传基础中的主基因的深入研究，相信未来对多基因遗传病的再发风险的计算会更趋准确。

（二）亲缘关系与群体发病率

在多基因遗传病中，群体易患性和患者一级亲属的易患性均呈正态分布。但是，两者超过阈值而发病的部分在数量上有所不同。患者一级亲属的发病率比群体发病率要高得多。通常与患者的亲缘关系越近的个体，其子女的再发风险越高。此外，该家族所患的多基因遗传病在当地的群体发病率越高，其子女的再发风险越高。

（三）家庭中的已患病人数

一般来说，一个家族中已患病的人数越多，子代的再发风险就越大，这是由微效基因的累加效应所致。例如，一对夫妇表型正常，生第一个子女患唇裂±腭裂的风险与群体发病率相同，都是0.17%；如果他们已生了一个唇裂±腭裂患儿，那么第二个子女患唇裂±腭裂的风险将为4%；如果第二个子女仍为唇裂±腭裂患儿，表明这对夫妇带有较多的易感基因，他们的易患性更接近阈值，那么第三个子女的再发风险将增高2～3倍，上升为10%。

临床上可以用Smith表格再结合双亲和同胞中患病的人数来估计多基因遗传病的再发风险（表4-4）。

表4-4　根据家族中患病人数估计多基因遗传病的再发风险（%）

双亲患病数		0			1			2		
一般群体	遗传率	患病同胞数			患病同胞数			患病同胞数		
		0	1	2	0	1	2	0	1	2
1.0	100	1	7	14	11	24	34	63	65	67
	80	1	6	14	8	18	28	41	47	52
	50	1	4	8	4	9	15	15	21	26
0.1	100	0.1	4	11	5	16	26	62	63	64
	80	0.1	3	10	4	14	23	60	61	62
	50	0.1	1	3	1	3	9	7	11	15

（四）病情的严重程度

多基因遗传病的基因累加效应还表现在病情的严重程度上。患者病情越严重，其后代及亲属的再发风险就越高。因为患者的病情越严重，说明其易患性越高，或者携带的易感基因越多，患者后代或亲属获得易感基因的可能性就越大。以单侧唇裂患者为例，其同胞的再发风险为2.46%；以单侧唇裂合并腭裂的患者为例，其同胞的再发风险为4.21%；以双侧唇裂合并腭裂的患者为例，其同胞的再发风险为5.74%。

（五）群体发病率的性别差异

当某种多基因遗传病的群体发病率存在性别差异时，说明不同性别的阈值是不同的。群体发病率低的性别的阈值高，但该性别患者的子女发病风险高；反之，群体发病率高的性别的阈值低，而该性别患者的子女发病风险也低，尤其是与其性别相反的后代，这称为Carter效应（图4-9）。

以先天性幽门狭窄为例，其男性发病率为0.5%，女性发病率为0.1%。男性发病率是女性的5倍，而在男性患者的后代中，儿子的发病风险为5.5%，女儿的发病风险为2.4%；女性患者的后代中，儿子和女儿的发病风险分别为9.4%和7.3%（表4-5）。

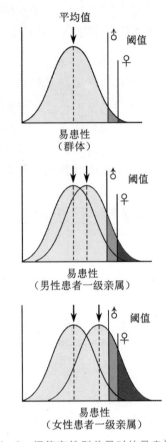

图 4 - 9　阈值有性别差异时的易患性分布

表 4 - 5　先天性幽门狭窄男、女患者所生子女的发病风险差异

患者性别	群体发病率	儿子	女儿
男性	0.5%	5.5%	2.4%
女性	0.1%	9.4%	7.3%

四、多基因遗传病的遗传特征

多基因遗传病与单基因遗传病相比，有明显不同的遗传特征，主要表现在以下几方面。

（1）多基因遗传病的群体发病率一般高于 0.1% 。

（2）多基因遗传病有家族聚集现象，患者亲属的发病率远高于群体发病率，但又低于 1/2 或 1/4，不符合任何一种单基因遗传病的遗传方式。

（3）近亲婚配时，子女患病风险增高，这与多基因的累加效应有关。但近亲婚配时子代多基因病患病风险的增高不如常染色体隐性遗传病的增高那么显著。

（4）随亲属级别降低，患者亲属的发病风险迅速下降，甚至接近群体发病率，而且群体发病率越低，这种特征越明显。

（5）发病率有明显的种族或民族差异，因为不同种族或民族的基因库是不同的。

五、常见的多基因遗传病

（一）原发性高血压

高血压以动脉血压升高为主要特征，可合并心脏病，血管、脑及肾等靶器官损害，以及代谢改变等症状的临床综合征。高血压按其病因可分为原发性高血压和继发性高血压两大类，其中原发性高血压占90%以上。原发性高血压是遗传易感性和环境因素共同决定的复杂疾病，其遗传率为62%。目前已知的原发性高血压候选基因涉及肾素–血管紧张素系统、交感神经系统、水盐代谢、内皮细胞功能和信号转导等至少有150种基因。识别和克隆原发性高血压易感基因将从根本上阐明原发性高血压的遗传本质和发病机制，对该病的临床个体化治疗、预后判断、患者的早期检出及预防都将产生重大影响。

（二）糖尿病

糖尿病是一种由胰岛病变导致胰岛素分泌减少，或机体对胰岛素敏感性下降等因素导致的以高血糖为特征的代谢性疾病。糖尿病分为1型和2型，其发病有明显的遗传倾向，并存在显著的遗传异质性，除少数糖尿病是由单基因突变所致外，约95%的糖尿病是由多基因因素和环境因素共同作用引起的多基因遗传病。

1型糖尿病是胰岛素依赖性糖尿病，属于自身免疫性疾病，其病因是胰岛β细胞被自身免疫反应破坏引起胰岛素分泌绝对不足。该病在单卵双生子中的发病一致率约为40%，先证者同胞再发风险为7%。1型糖尿病的遗传易感基因十分复杂，并与HLA基因复合体密切相关。目前已发现的易感基因有 *INS-VNTR*（11p15.5）、*FGF3*（11q13）、*SUMO4*（6q25.1）及 *CTLA4*（2q33.2）等20多个基因。

2型糖尿病是非胰岛素依赖性糖尿病，该型糖尿病是由于靶细胞膜上胰岛素受体数目减少或者缺陷，导致患者胰岛β细胞对胰岛素不敏感引起的高血糖状态。目前已知许多遗传因素和环境因素均在糖尿病的发病中起重要作用。例如，已发现2型糖尿病致病基因有胰岛素分泌相关基因 *ABCC8* 与 *GPD2*；葡萄糖代谢相关基因 *GCK*，*SLC2A4* 和脂肪代谢相关基因 *LIPC* 等30多个致病基因；此外，还发现有胰岛素基因、胰岛素受体基因、胰岛β细胞葡萄糖转运蛋白Ⅱ基因、糖原合成酶基因、胰高血糖素受体基因及磺脲受体基因等250多种易感基因。

（三）精神分裂症

精神分裂症是一类以患者在感知觉、思维、情感和行为等方面出现障碍，精神活动和周围环境不协调为特征的精神疾患。患者一般意识清楚，智力基本正常，但部分患者在疾病过程中会出现认知功能的损害。精神分裂症属于多基因遗传病，发病率为0.5%~1%，遗传率为80%，这说明遗传因素起重要作用。但其也有一定的环境因素诱导，如妊娠期病毒感染、出生时并发窒息以及社会环境因素等。目前发现一些与精神分裂症相关的重要基因有多巴胺 D3 受体基因 *SER9GLY*（3q13.3）、5 - 羟色胺 2A 受体基因 *5 - Hrl2A*（13q14 - 21）及钙离子激活的钾离子通道蛋白基因 *KCK*3（1q21.3）等。近年发现，1 号、16 号和 22 号染色体上的一些拷贝数变异与精神分裂症密切相关。

（四）冠状动脉粥样硬化性心脏病

冠状动脉粥样硬化性心脏病简称"冠心病"，也称"缺血性心脏病"。引起该病的主要原因是冠状动脉硬化（占 95% 以上）。由于冠状动脉发生严重的粥样硬化而引起血管管腔狭窄，有的合并痉挛或血栓形成，造成冠状动脉管腔阻塞，引起心肌缺血或心肌梗死。

冠心病是一类多基因遗传病，发病率为 2.5%，遗传率为 65%。冠心病的发生与多种环境因素有关。其中可改变的因素有高血压，血脂异常（如总胆固醇过高、低密度脂蛋白胆固醇过高、甘油三酯过高及高密度脂蛋白胆固醇过低），超重或肥胖，高血糖或糖尿病，不良生活方式（包括吸烟），不合理膳食（如高脂肪、高胆固醇及高热量等），缺少体力活动，过量饮酒以及社会心理因素等。而不可改变的因素如性别、年龄和家族史等。此外，冠心病还与感染有关，如巨细胞病毒、肺炎衣原体及幽门螺旋杆菌感染等。冠心病的发作常常与季节变化、情绪激动、体力活动增加、饱食、大量吸烟和饮酒等有关。了解并干预上述危险因素有助于冠心病的防治。

思考题

1. 请列表比较质量性状和数量性状的区别。

2. 支气管哮喘是一种多基因遗传病，群体发病率为 1%，遗传率为 80%。一个婴儿的父亲患支气管哮喘。试问这个婴儿将来患支气管哮喘的风险是多少？

3. 原发性高血压是一种多基因遗传病，男性的发病率高于女性 1 倍。试问男性患者的后代与女性患者的后代相比，哪个发病风险更高？为什么？

4. 同样程度的高盐饮食和吸烟，为何有人患高血压甚至脑卒中去世，有的人却"长命百岁"？

5. 多基因遗传病与单基因遗传病之间真的有一条无法逾越的鸿沟吗？请谈谈你的理解。

第五章

染色体病

人体细胞中有 46 条染色体，各条染色体上的基因有着严格的排列顺序，如果染色体发生数目异常或结构畸变，会导致基因或基因群的增加或缺失，破坏基因的平衡状态，进而妨碍人体相关器官的分化发育，最终引起染色体病。目前已发现大约20000多种染色体异常，已确认或已描述过 300 多种染色体病。

第一节　人类染色体

一、人类染色体显带核型

（一）人类显带染色体

人类染色体经特殊染色后，光镜下可观察到每条染色体长臂和短臂上出现明暗相间、深浅不同的带纹，这些带纹称为染色体带（chromosomal band）。人类 24 条不同的染色体显示出各自特有的带纹，称为染色体带型（banding pattern）。带型是染色体内在结构的外化表现，所以是稳定而特异的。根据带型可以准确识别和鉴定每条人类染色体，也能精确检出染色体细微结构异常。

G 显带是目前临床应用最广泛的一种显带技术。将染色体标本用碱、胰蛋白酶或其他盐溶液温和地预处理后，再用吉姆萨染料染色后染色体所显示的深浅相间的带纹，称为 G 带（G banding）（图 5 - 1）。

不同显带技术可使染色体显现不同带纹，例如，用喹吖因氮芥染料染色显示的带纹，称为 Q 带（Q banding）；用磷酸缓冲液处理染色体后，再用吉姆萨染料染色，获得的明暗或深浅相间的带纹，与 Q 带、G 带恰好相反，所以称为 R 带（R banding）；用 NaOH 或 Ba（OH）$_2$处理标本，再用吉姆萨染料染色，可使着丝粒和次缢痕的结构异染色质部分深染，所显示带纹称 C 带（C banding）（图 5 - 2）；此外，染色体显带还有

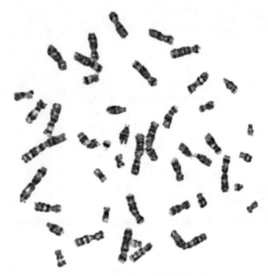

图 5 – 1　人类 G 显带染色体

T 带（T banding）和高分辨 G 带等。

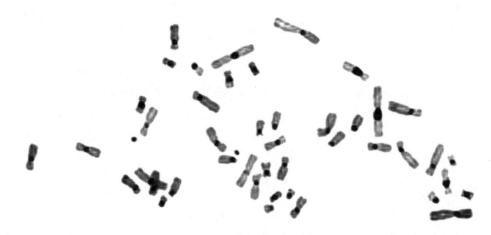

图 5 – 2　人类 C 显带染色体

应用 Q，G 和 R 显带等方法，可显示人类 24 条染色体上客观存在的特异带型，为识别每条染色体的异常改变提供了准确的分析依据。其中 G 显带方法简便，带纹清晰，可长期保存，被广泛用于染色体病的诊断和研究。图 5 – 3 为人类正常染色体 400 条带水平的 G 带模式图。

（二）人类显带染色体的命名

1971 年在巴黎召开了第四届国际人类遗传学会议，随后经三次标准委员会会议制定了《人类细胞遗传学命名的国际体制》（An International System for Human Cytogenetic Nomenclature，ISCN），对显带有了统一的识别和描述的国际标准。根据 ISCN 规定，每条显带染色体由界标划分为若干区，每区又包括若干带。

1. 界标（landmark）　　是每条染色体上恒定且显著的带，主要包括染色体长、短

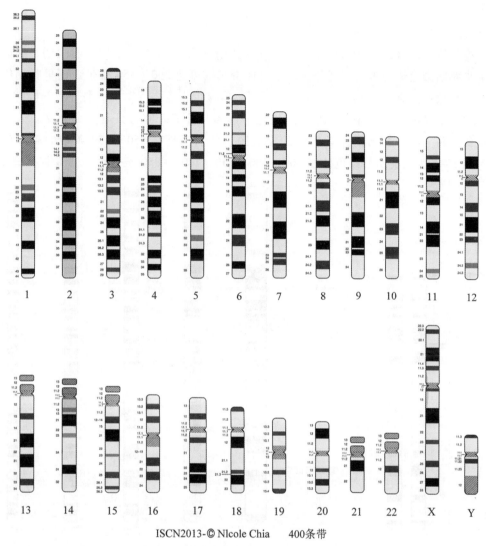

ISCN2013-© Nlcole Chia   400条带

图 5 - 3 人类正常染色体 G 带模式图

臂的末端、着丝粒和某些特殊带。

2. 区（region） 是染色体相邻 2 个界标间的区域。

3. 带（band） 每个区都是由一系列连续带构成，中间没有不显带区域。

4. 亚带（secondary band） 在带内再分出若干细小的带，称为亚带。例如，高分辨显带技术使原来的一个带又可以分为几个亚带，一个亚带再分为几个亚亚带。

一般分别用 p 和 q 表示染色体的短臂和长臂。沿着染色体臂从着丝粒开始向远端连续标记区和带。在定义一个特定的带时，需要写明以下 4 项内容：①染色体号；②臂的符号；③区号；④带号。书写时中间不空格不间断。例如，1p36 表示 1 号染色体短臂 3 区 6 带（图 5 - 4）。1p36 再分为 3 条不相等的亚带，依次被命名为 1p36.1，1p36.2 和 1p36.3。1p36.1 靠近着丝粒，1p36.3 远离着丝粒。亚带如果再分，可分为几个亚亚带，则只附加数字，中间不插入标记，如 1p36.1 可再分为 1p36.11，1p36.12 和

1p36.13。

（三）高分辨显带染色体

高分辨显带（high-resolution banding）主要是指细胞分裂早中期、前中期、晚前期或更早时期染色体的带纹。高分辨率染色体带纹数可达 550～850 条带。更早时期染色体的带纹数可达 3000～10000 条带。分析高分辨显带染色体可发现一般带型分析所发现不了的更细微的染色体异常。对临床染色体诊断与肿瘤研究等具有重要意义。人类细胞遗传学高分辨带命名的国际体制的模式图，显示了具有 550～850 条带的高分辨带型。图 5－5 为人类 1 号染色体在 300，400，550，700 和 850 条带水平的 G 带模式图。

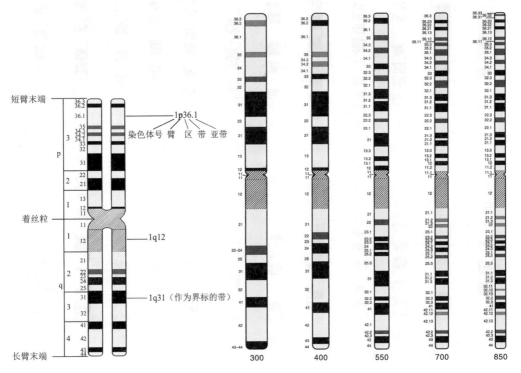

图 5－4 显带染色体区带命名	图 5－5 人类 1 号染色体高分辨 G 带模式图
	上图从左向右分别代表 300、400、550、700
	和 850 条带水平的 G 带

各类显带技术的迅猛发展不仅对发现新的未知染色体病的致病基因区域及致病候选基因和研究发病机制具有极大价值，而且不断促进临床对各类染色体病的精细诊断。例如，图 5－6 显示的是人类 4 号染色体上与疾病相关的基因定位。

二、人类染色体多态性

（一）人类染色体多态性及其常见部位

染色体多态性（chromosome polymorphism）又称染色体异态性，是正常人群中不同个体染色体存在的各种恒定且微小的变异，主要表现为同源染色体之间在形态结构、带纹宽窄和着色强度等方面的明显差异，这种差异是非病理性的。染色体多态性按孟

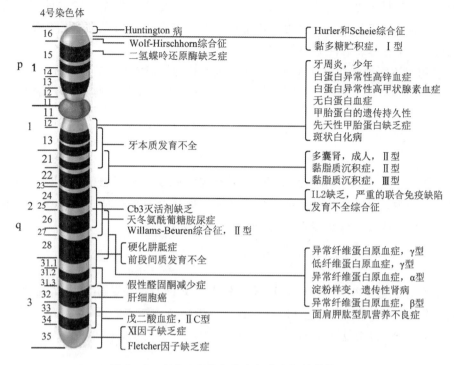

图 5 – 6 人类 4 号染色体上与疾病相关的基因

德尔方式遗传，几乎涉及所有的染色体。目前，已知的人类染色体多态性集中在某些染色体特定部位。

1. Y 染色体的长度变异是常见的多态现象　主要变异部位是 Y 染色体长臂结构异染色质区，即长臂远侧约 2/3 区段加长，描述为 Yq^+。一般来说，对于大于 F 组或大于 18 号染色体的 Y 染色体，称为"长 Y"、"大 Y"或"巨 Y"。这种变异存在着种族差异。反之，如果 Y 染色体的长度小于 G 组染色体长度的 1/2，称为"小 Y"，描述为 Yq^-，这种"小 Y"也见于正常个体，但较为罕见。

2. D 组和 G 组近端着丝粒染色体的短臂、随体及随体柄部次缢痕区的变异　例如，随体的有无、大小以及重复（如双随体等），短臂及次缢痕区的加长或缩短，1 号、9 号和 16 号染色体次缢痕的变异（次缢痕的有无或长短的差异）。

（二）染色体多态性的应用

染色体多态性按孟德尔方式遗传，按一定的遗传方式传给下一代，可作为一种较稳定的并且显微镜下可见的遗传标记，应用于临床实践和研究工作。

1. 可用于追溯额外染色体或异常染色体的来源　例如，在 21 三体综合征患者中，21 号染色体有 3 条。多出的 1 条 21 号染色体即为额外染色体，并且由于 21 号染色体的短臂、随体、次缢痕以及显带着色强度等具有多态性，因此，可用来追溯该额外染色体是来自父亲还是来自母亲。

2. 可用于亲子鉴定及法医鉴定　通过检查子女和父母（或可能的父母）的染色体，并比较其染色体的多态性标记的差异，可帮助确定子女与其父母的真实关系，进行亲子鉴定。如果为男孩做亲子（父子）鉴定，Y 染色体的多态性变异就可作为亲子鉴定的一种良好的遗传标记，因为在正常情况下，父亲的 Y 染色体必然传给儿子。同样的原理，X 染色体多态性标记也可用于法医鉴定。

3. 可用于不同种族或民族人群起源等的人类遗传学研究　略。

第二节　染色体畸变

染色体畸变（chromosome aberration）是指体细胞或生殖细胞中染色体数目或结构发生异常，分为数目畸变和结构畸变两大类。其实质都是染色体上的一些基因群的增加、减少或位置改变，即遗传物质发生改变。

一、染色体畸变发生的原因

染色体畸变既可自然发生，也可通过外界因素诱发产生，还可由亲代遗传而来。自发流产儿中约 50% 是由染色体畸变导致。诱发染色体畸变的可能因素主要包括物理因素、化学因素、生物因素和母亲年龄等因素。

（一）物理因素

长期大量接触电离辐射，如医疗用放射线或工业放射性物质，对人体有潜在危害，可导致细胞内染色体改变。

（二）化学因素

某些药物（如环磷酰胺或抗癫痫的苯妥英钠等）可引起人类染色体畸变，某些有机磷农药可以引起人类染色体畸变。工业毒物（如苯、甲苯、二硫化碳、铅或砷等）可导致人类染色体畸变。某些防腐剂和色素等食品添加剂（如环己基糖精等）可引起人类染色体畸变。如果是孕前及孕期接触这些有害化学物质可导致胚胎畸形。

（三）生物因素

目前已知某些生物体（如真菌）产生的毒素（如黄曲霉素等）可以导致人类染色体畸变。某些病毒（如风疹病毒、乙肝病毒或巨细胞病毒）感染人体也能引起人类染色体畸变。

（四）母亲年龄

一般认为生殖细胞在母体停留时间越长，受到各种内、外环境影响的机会越多，随后发生染色体不分离的概率越大，所以母亲年龄大于 35 岁，生育染色体异常孩子的概率增大。

二、染色体数目畸变

人类正常生殖细胞精子或卵子中的全部染色体称为 1 个染色体组（chromosome set），这种含有 1 个染色体组的细胞或个体称为单倍体，以 n 表示。例如，人类正常精子与卵子为单倍体（n＝23）。人类正常体细胞中含有 2 个染色体组，称为二倍体，以 2n 表示（2n＝46）。染色体数目畸变（chromosome numerical aberration）是指以正常二倍体（2n＝46）为标准，细胞内的染色体数目增加或减少的异常改变，包括整倍性改变、非整倍性改变和嵌合体。

（一）整倍性改变

如果体细胞中的染色体数目以染色体组为单位整倍地增加或减少，称为整倍性改变（euploid abnormality）。例如，在二倍体的基础上增加 1 个染色体组，称为三倍体（triploid）（3n＝69）（图 5-7）；在二倍体的基础上增加 2 个染色体组，即为四倍体（tetraploid）（4n＝92）；三倍体及三倍体以上统称为多倍体（polyploid）。

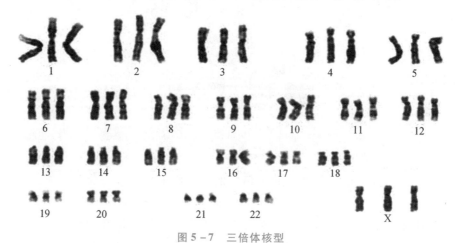

图 5-7　三倍体核型

目前还未见到人类单倍体存在的报道。人类三倍体及四倍体在流产胎儿中较常见，但存活到出生的极少，能存活的大多数是 3n/2n 嵌合体。因为三倍体和四倍体大多数都是致死的。在自发流产的胎儿中，染色体畸变占 42%，其中三倍体占 18%，四倍体占 5%。一般认为，三倍体引起流产的原因是在细胞减数分裂时会形成三极纺锤体（图 5-8），造成染色体在细胞分裂中期与后期的分布和分配紊乱，最终导致子细胞中染色体数目异常，因而严重干扰胚胎的正常发育而引起流产。四倍体比三倍体更为罕见，多发生在流产的胚胎中，且往往是 4n/2n 的嵌合体。

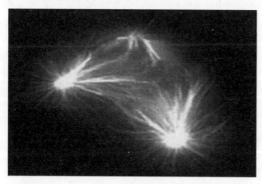

图 5-8　三极纺锤体

人类发生三倍体或四倍体等整倍性改变的机制主要有双雄受精、双雌受精和核内复制等。

1. 双雄受精（diandry）　即 1 个正常卵子与 2 个正常精子同时发生受精。每个正常精子都具有 1 个染色体组，当 2 个精子同时与 1 个正常卵子结合时，2 个染色体组同时进入这个卵细胞，形成的受精卵或合子具有 3 个染色体组（3n），可产生 3 种类型的受精卵：69，XXX，69，XXY 和 69，XYY（图 5 - 9）。

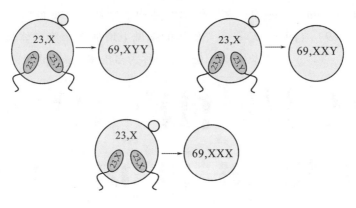

图 5 - 9　双雄受精

2. 双雌受精（digyny）　即 1 个二倍体的异常卵子与 1 个正常精子发生受精后产生 1 个三倍体。在形成卵子的第二次减数分裂过程中，次级卵母细胞由于某种原因未形成第二极体，导致应该随分裂进入第二极体的染色体组仍留在卵细胞内，这种二倍体卵细胞（2n = 46）与 1 个正常精子（n = 23）受精就形成含有 3 个染色体组的受精卵（3n = 69），可以产生 69，XXX 和 69，XXY 2 种受精卵（图 5 - 10）。

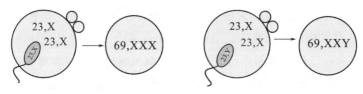

图 5 - 10　双雌受精

3. 核内复制（endoreduplication）　在一次细胞有丝分裂过程中，DNA 复制 2 次，但细胞只分裂 1 次，如此形成的 2 个子细胞都是四倍体，这是肿瘤细胞常见的染色体异常特征之一。

4. 核内有丝分裂（endomitosis）　细胞在有丝分裂过程中，DNA 正常复制 1 次，但进入中期后核膜并不消失，也无纺锤体形成，细胞并不分裂，其结果是 1 个细胞内含有 4 个染色体组（4n = 92），即形成了四倍体细胞。

（二）非整倍性改变

非整倍性改变（aneuploid abnormality）是指体细胞中的染色体数目在二倍体的基础上增加或减少 1 条或数条，增减的染色体数不是 23 或 23 的整倍数，这样的细胞或个体称为非整倍体，是临床上最常见的染色体异常类型。非整倍性改变可分为亚二倍体和超二倍体。

1. 亚二倍体　当体细胞中的染色体数目少了 1 条或数条时，称为亚二倍体（hypo-diploid），可写作 2n − m（其中 m < n）。在亚二倍体中，少了 1 条染色体（2n − 1）的称为单体型。临床上最常见的单体型是 X 染色体单体型，如 Turner 综合征，核型为 45,X。这种胚胎由于缺少 1 条 X 染色体，多在胚胎期流产，少数可存活，但有性腺发育不全等临床症状。对于常染色体而言，整条染色体的丢失会造成基因组的严重失衡，少了最小的 21 号或 22 号染色体导致的 21 单体型或 22 单体型也难以存活。

2. 超二倍体　当体细胞中的染色体数目比二倍体多了 1 条或数条，称为超二倍体（hyperdiploid），可写作 2n + m（其中 m < n）。在超二倍体中，多了 1 条染色体（2n + 1），称为三体型。三体型是最常见且种类最多的人类染色体数目畸变类型，目前除 17 号染色体未见三体型病例报道外，其余染色体的三体型均有报道。染色体的增加，特别是较大染色体的增加，也会造成关键基因的剂量失衡而破坏或干扰胚胎的正常生长发育，因此，绝大部分常染色体的三体型只见于早期流产的胚胎和胎儿，虽然少数病例可存活到出生，但多数寿命不长并伴有各种严重畸形。

若某号染色体多出了 2 条或 2 条以上，即三体型以上的非整倍性改变统称为多体型。多体型常发生于性染色体，如四体型（48,XXXX）和五体型（49,XXXYY）。

3. 嵌合体和假二倍体　一个个体同时存在 2 种或 2 种以上核型的细胞系，该个体称为嵌合体（mosaic）。如 46,XX/47,XXY；45,X/46,XY 等。嵌合体可以是染色体数目异常之间、结构异常之间或数目和结构异常之间的嵌合。

如果体细胞中有的染色体数目增加，有的染色体数目减少，并且增加和减少的染色体数目相等，此时染色体数目仍是 46 条（2n），但不是正常二倍体核型，则称为假二倍体。

4. 非整倍体形成的机制　非整倍体大多是由生殖细胞减数分裂或受精卵早期卵裂过程中发生染色体不分离或染色体丢失导致。

染色体不分离（chromosome non-disjunction）：在细胞进行减数分裂的过程中，1 对同源染色体或姐妹染色单体彼此不发生分离，而是同时进入 1 个子细胞，导致形成的 2 个子细胞中，1 个子细胞多了 1 条某号染色体，另外 1 个子细胞则少了 1 条该染色体，这种现象称为染色体不分离。染色体不分离可以发生在细胞增殖的有丝分裂过程，也可发生在配子形成的减数分裂过程。

（1）减数分裂染色体不分离：减数分裂时染色体不分离将产生 n + 1 和 n − 1 2 种异常配子，这些异常配子与正常配子结合，会形成三体型和单体型的个体。在减数分裂过程中，染色体可以在后期 I 发生同源染色体不分离，或者在后期 II 发生姐妹染色单体不分离（图 5 − 11）。在第一次减数分裂过程中，如果某一对同源染色体由于发生不分离而同时进入同一个子细胞核，那么形成的配子中有的配子多 1 条染色体（n + 1 = 24），有的配子少 1 条染色体（n − 1 = 22），这些异常配子与正常配子受精后形成超二倍体或亚二倍体。在第二次减数分裂过程中，如果某一对姐妹染色单体发生不分离，则形成的配子中 1/2 的配子为正常配子（n），1/4 的配子多了 1 条染色体（n + 1 =

24），1/4 的配子少了 1 条染色体（n－1＝22），这些异常配子与正常配子受精后分别形成正常二倍体、三体型或单体型。例如，染色体数目为正常 2n 的夫妇中的一方在形成配子的过程中某染色体发生不分离，受精后形成的亚二倍体胚胎多不能存活，活着出生的后代一般为某染色体的三体型。另外，临床上发现的减数分裂染色体不分离多发生于减数分裂后期 I 。

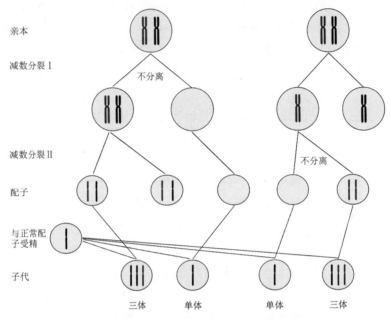

图 5－11　减数分裂 I 及 II 染色体不分离

（引自 Lynn B. Jorde 等，2016）

（2）有丝分裂染色体不分离：在受精卵卵裂早期（有丝分裂时）发生某一姐妹染色单体不分离，可产生由 2 种或 3 种细胞系组成的嵌合体。如果受精卵第一次卵裂时发生姐妹染色单体不分离，则会产生超二倍体和亚二倍体 2 个细胞系的嵌合体。如果不分离发生在第二次卵裂或以后，则可能在个体内形成二倍体、亚二倍体和超二倍体 3 个细胞系的嵌合体（图 5－12）。一般来讲，形成的嵌合体所含细胞系的多少及各细胞系之间的比例，取决于染色体不分离发生所处的卵裂时期。不分离发生的时期越晚，正常细胞的比例就越大，个体的症状也越轻。因此，当异常核型的细胞系与正常细胞系嵌合时，患者表现出来的临床症状往往比异常核型的纯合子要轻。此外，亚二倍体细胞由于缺少 1 条染色体，尤其是常染色体，导致生存能力下降而被淘汰。所以临床上多见常染色体数为 "46/47" 2 个细胞系的嵌合体，常染色体数为 "46/47/45" 3 个细胞系的嵌合体较为罕见，而性染色体中各种嵌合体核型都可能出现，如 45,X/46,XX/47,XXX，45,X/46,XY/47,XXY。

（3）染色体丢失（chromosome loss）：是指在细胞分裂的中期或后期，某一条染色体由于偶然的行动迟缓，滞留在细胞质中，然后逐渐被分解而消失，因此，未能进入任何一个子细胞核，使子细胞核少 1 条染色体的现象（图 5－13）。卵裂过程中发生的

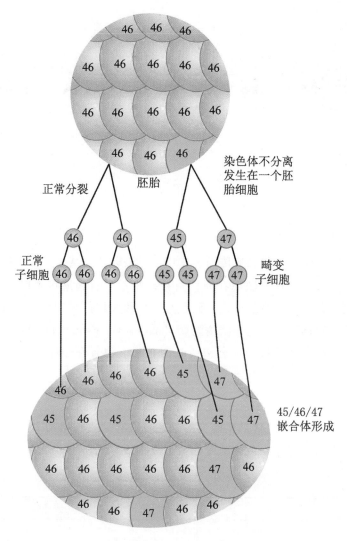

图 5－12　胚胎细胞有丝分裂染色体不分离与嵌合体形成

（引自 Lynn B. Jorde 等，2016）

染色体丢失，可形成单体型（2n－1）和二倍体（2n）的嵌合体。临床上所见的只有 2 种细胞系的嵌合体 46,XY/45,X 和 46,XX/45,X，一般可用染色体丢失来解释，但未见三体型细胞系的嵌合体病例。

　　5. 染色体数目畸变的描述　　按照 ISCN 的规定，非整倍体核型的描述方法为："染色体总数（含性染色体数），性染色体组成，＋（－）异常染色体序号"。例如，多了 1 条 21 号染色体的核型，可描述为 47,XX（XY），＋21；少了 1 条 22 号染色体的核型可描述为：45,XX（XY），－22。描述性染色体数目畸变核型时，写出染色体总数和性染色体组成，再描述少了 1 条 X 染色体的核型，可描述为 45,X 或 45,XO。此外，嵌合体核型的描述方法是将 2 种核型都写出来，中间用"／"隔开。如 46,XX/ 47,XX，＋21。

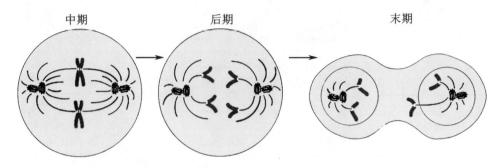

图 5 - 13　染色体行动迟缓造成的染色体丢失

三、染色体结构畸变

在一些物理、化学、生物和遗传因素作用下，染色体在某一点发生断裂。如果1条染色体发生了断裂，断裂片段随后在原位重接，将不会引起遗传效应。如果染色体发生断裂后，断裂片段未发生原位重接，而是与其他片段相接（即发生了位置改变），或者断裂片段丢失，可能引起染色体结构畸变（chromosome structural aberration），又称为染色体重排，这些断裂或重接异常会造成基因数目、位置和顺序发生改变，将会产生有害的遗传效应。

（一）染色体结构畸变的描述

根据 ISCN 的规定，染色体结构畸变的描述方法有简式和详式 2 种。在染色体核型描述中，常用一些符号描述染色体畸变的情况（表 5 - 1）。

表 5 - 1　人类染色体及其畸变的命名符号和缩写术语表

符号	含义	符号	含义
ace	无着丝粒片段	Inv	倒位
b	断裂	Lep	细线期
c	结构异常	Mal	男性
::	断裂与重接	Mar	标记染色体
Cen	着丝粒	Min	微小近中着丝粒染色体
cht	染色单体	mos	嵌合体
Cp	组合核型	p	染色体短臂
Cx	复杂的染色单体交换	Pac	粗线期
del	缺失	+	多余或重复
der	衍生染色体	Psu	假染色体
dia	终变期	q	染色体长臂
dic	双着丝粒体	?	表示对染色体的识别没把握
dip	双线期	r	环状染色体

符号	含义	符号	含义
dup	重复	Rep	相互易位
end	核内复制	Rea	重排
fem	女性	Rec	重组染色体
fra	脆性位点	Rob	罗伯逊易位
g	裂隙	s	随体
hsr	均质染色体	Sce	姐妹染色单体互换
i	等臂染色体	Sct	次缢痕
idic	等臂双着丝粒染色体	t 或 tra	易位
ider	等臂衍生染色体	tel	端粒
inc	不完整核型	Trc	三着丝粒染色体
ins	插入	Zyg	偶线期

1. 简式　在简式描述方式中，对染色体的结构改变用其断裂点来表示。需依次写明如下内容：染色体总数，性染色体组成，畸变类型符号后括号（写明受累染色体的序号），接着另一括号中（写明受累染色体断裂点的区带号）。例如，4 号染色体长臂的 2 区 7 带发生断裂，其远端片段缺失的女性核型描述简式为：46,XX,del（4）（q27）。

2. 详式　在详式描述方式中，对染色体的结构改变用发生了重排的染色体带的组成来表示。在简式中采用的规定，在详式中仍然适用。不同的是在最后的括号中，不是只描述断裂点，而是描述重排染色体带的组成。如上面例子的 4 号染色体长臂 2 区 7 带断裂后，导致远端片段缺失的女性核型描述详式应为 46,XX,del（4）（pter→q27:）。

（二）染色体结构畸变的类型

各种内、外因素导致染色体断裂是各种染色体结构畸变产生的基础。染色体发生断裂的部位及重接方式的不同可以形成缺失、重复、易位、倒位、环状染色体、等臂染色体及双着丝粒染色体等不同的染色体结构畸变类型。

1. 缺失（deletion，del）　1 条染色体末端或中间断裂后，断片没有与断端相接，导致保留下来的染色体丢失了相应节段的遗传物质。根据染色体缺失部位的不同可分为末端缺失和中间缺失。

（1）末端缺失（terminal deletion）：在染色体的长臂或短臂的末端发生 1 处断裂且断片未发生重接而丢失称为末端缺失。如图 5 - 14 所示，1 号染色体长臂 2 区 1 带发生断裂，其远端片段 q21→qter 丢失，残余的染色体由短臂末端至长臂 2 区 1 带构成，造成部分片段成为单体型。该结构畸变的简式描述为 46,XX（XY），del(1)(q21)。该结构畸变的详式描述为 46,XX,del（1）（pter→q21:）。

（2）中间缺失（interstitial deletion）：是指染色体同一臂上发生 2 次断裂，2 个断裂点之间的无着丝粒片段丢失，近侧端和远侧端重接。如图 5 - 15 所示，3 号染色体长臂 2 区 1

带和 2 区 5 带发生断裂和重接，两端断点之间的片段丢失。该结构畸变的简式描述为 46，XX，del（3）（q21；q25）。该结构畸变的详式描述为 46，XX（XY），del（3）（pter→q2l∷q25→qter）。

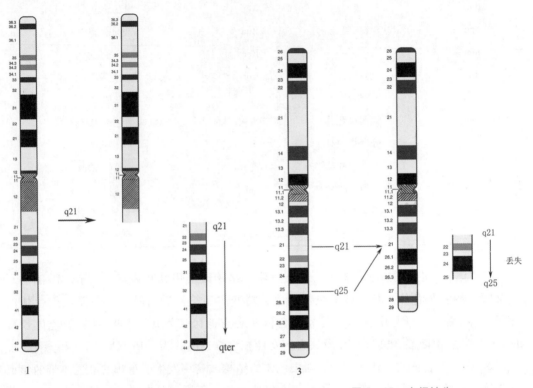

图 5 - 14　末端缺失　　　　　　　　　　　　　　图 5 - 15　中间缺失

2. 重复（duplication，dup）　是指一条染色体上某一片段增加了 1 份或 1 份以上的现象，使这些片段上的基因多了 1 份或几份（图 5 - 16）。重复发生的原因包括发生在同源染色体之间的不等交换或染色单体之间的不等交换及染色体片段的插入等。

3. 倒位（inversion，inv）　是指同一条染色体发生 2 次断裂，2 个断裂点之间的断片旋转 180°后重接，造成染色体上基因顺序发生重排。发生倒位时，遗传物质虽然未减少，但脱氧核苷酸的排列顺序改变了。根据断裂点是发生在同一臂内，还是发生在两臂之间，可将染色体倒位分为臂内倒位和臂间倒位。

（1）臂内倒位（pericentric inversion）：是指同一臂内（长臂或短臂）发生 2 次断裂，中间片段旋转 180°后重接。如图 5 - 17，1 号染色体短臂 2 区 2 带（p22）和 3 区 4 带（p34）同时发生断裂，中间片段倒转后重接，形成一条臂内倒位的 1 号染色体。该结构畸变的简式描述为 46，XX（XY），inv（1）（p22；p34）。该结构畸变的详式描述为 46，XX（XY），inv（1）（pter→p34∷p22→p34∷p22→qter）。

（2）臂间倒位（paracentric inversion）：是指同一染色体的长臂和短臂各发生 1 次断裂，中间片段旋转 180°后重接。如图 5 - 18 所示，4 号染色体短臂 1 区 5 带（p15）和长臂 2 区 1 带（q21）同时发生断裂，中间片段倒转后重接，形成 1 条臂间倒位的 4 号染色体。该结构畸变的简式描述为 46，XX（XY），inv（4）（p15；q21）。该结构畸变的

124

详式描述为 $46, XX（XY）, inv（1）（pter \rightarrow p15 :: q21 \rightarrow p15 :: q21 \rightarrow qter）$。

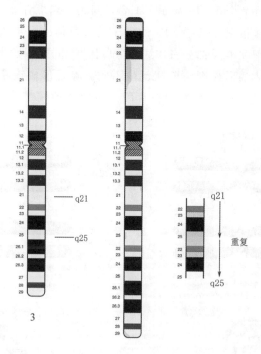

图 5 - 16　重复

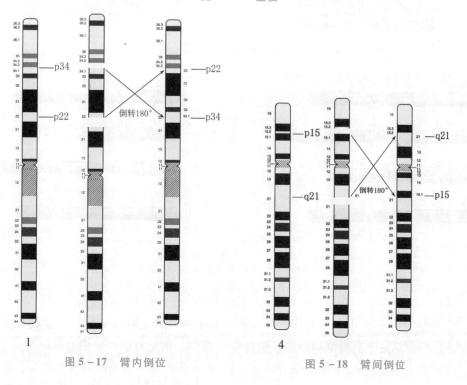

图 5 - 17　臂内倒位　　　　　图 5 - 18　臂间倒位

倒位一般只造成基因排列顺序的改变，没有遗传物质的丢失，其个体一般不表现任何疾病症状，这样的个体称为倒位携带者。但倒位携带者在减数分裂形成配子时，倒位染色体与正常同源染色体由于识别机制的不同使得染色体片段各自与相应的同源片段配对，形成倒位环。图5-19显示了1个臂间倒位携带者减数分裂过程中形成倒位环及产生配子的染色体情况，其中50%的配子的染色体既有缺失又有重复，也就是有50%的可能形成不平衡配子（部分三体或部分单体）。同样若发生臂内倒位，也将形成倒位环，但异常染色体的形成则与臂间倒位不同，除了形成正常染色体和倒位染色体外，还将形成无着丝粒片段和双着丝粒片段，而后2种畸变染色体在细胞中不稳定，容易被淘汰。

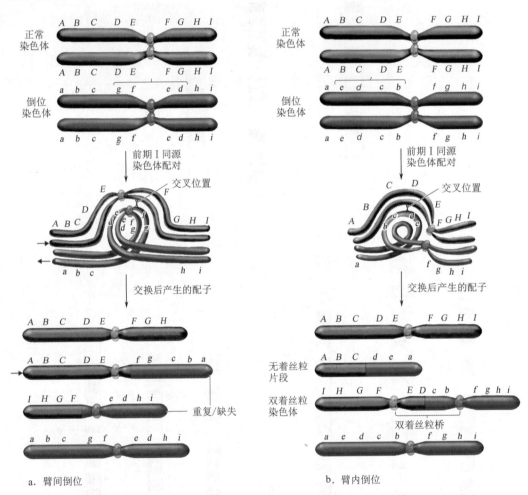

a. 臂间倒位　　　　　　　　　　　　b. 臂内倒位

图 5-19　倒位环的形成及异常配子的产生

（引自 G. Bradley Schaefer 等，2014）

4. 易位（translocation，t）　是一条染色体的断片重接时接到另一条非同源染色体的臂上。易位是最常见的结构畸变，包括单向易位、相互易位和罗伯逊易位等。

（1）相互易位（reciprocal translocation）：2条非同源染色体同时发生断裂，断裂片段相互交换位置后重接，形成2条衍生染色体。如图5-20所示，2号染色体长臂2区1带和5号染色体长臂3区1带同时发生断裂，2个断片相互交换位置后重接，分别形成 2 个衍生的 2 号染色体和 5 号染色体, 即 der (2) 和 der (5)。该结构畸变的简式描述为 46, XX (XY), t (2;5) (q21;q31)。该结构畸变的详式描述为 46, XX (XY), t (2;5) (2pter→2q21∷5q31→5qter;5pter→5q31∷2q21→2qter)。

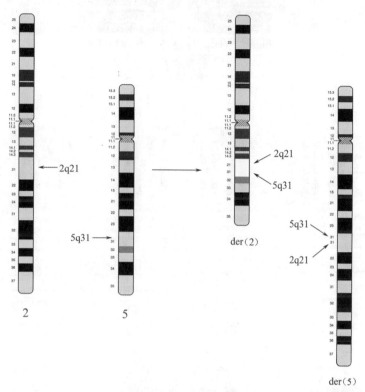

图 5-20 相互易位

若相互易位仅涉及断片位置的改变, 遗传物质并没有丢失, 就不产生明显的遗传效应, 这种易位也称为平衡易位。通常发生平衡易位的个体表型无异常, 称为平衡易位携带者 (图 5-21)。一般人群中平衡易位携带者约为 0.2%。这类携带者生育时易发生习惯性流产。这是因为易位携带者在减数分裂形成配子时, 易位染色体与正常同源染色体由于同源位点的识别机制形成四射体, 易位携带者产生的配子类型取决于在减数分裂过程中同源的着丝粒是如何附着在纺锤体上的。减数分裂后四射体以相邻分离或对位分离等不同的分配组合方式形成 12 种类型的配子, 它们分别与正常配子结合, 可形成 12 种受精卵, 其中仅 1 种为正常者, 1 种为表型正常的易位携带者, 其他都因为是单体型、部分单体型、三体型和部分三体型患儿而导致流产、死胎或畸形。

(2) 罗伯逊易位 (Robertsonian translocation): 又称着丝粒融合, 是发生在 2 条近端着丝粒染色体之间的一种易位形式。如果 2 条近端着丝粒染色体在着丝粒处均发生断裂, 断裂后 2 条长臂在着丝粒处互相融合形成 1 条由长臂组成的衍生染色体, 2 条短臂互相融合形成 1 条小的染色体。较小的染色体只含少量基因, 在随后的第二次细胞分裂时易丢失。由长臂组成的衍生染色体几乎包含了 2 条染色体大部分的基因, 因此,

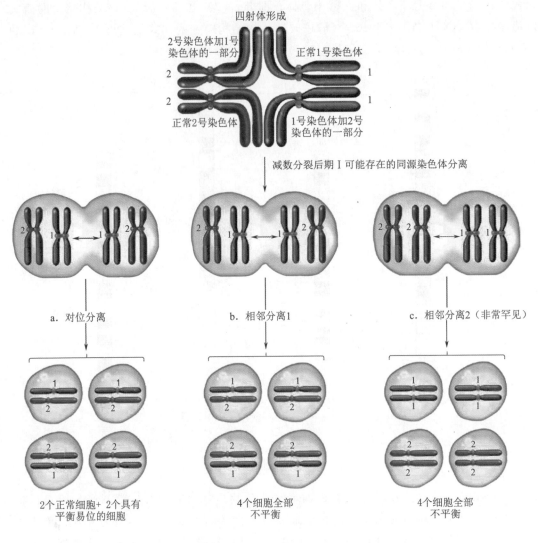

图 5 - 21　减数分裂时正常的同源染色体与易位的染色体联会中同源位点的识别机制及配子形成
（引自 G. Bradley Schaefer 等，2014）

罗伯逊易位携带者虽然只有 45 条染色体，但表型通常正常，只在形成配子时出现异常，异常配子与正常配子受精结合后造成胚胎死亡而流产或发育成先天畸形患儿。如图 5 - 22 所示，14 号染色体长臂的 1 区 1 带和 21 号染色体短臂的 1 区 1 带同时发生断裂，2 条染色体带有长臂的断片相互连接，即在着丝粒部位融合，形成大的衍生染色体。大的衍生染色体包含了 2 条染色体的绝大多数基因，而 2 条短臂连接成的衍生染色体随后丢失。该结构畸变的简式描述为 45，XX（XY），- 14，- 21，+ t（14;21）（q11；p11）。该结构畸变的详式描述为 45，XX（XY），- 14，- 21，+ t（14;21）　（14qter→14q11∷21p11→21qter）。

　　如果父母一方为非同源染色体罗伯逊易位（即 21 号染色体易位到 21 号以外的其他近端着丝粒染色体上），如 21 号与 14 号染色体罗伯逊易位携带者的结构畸变的简式

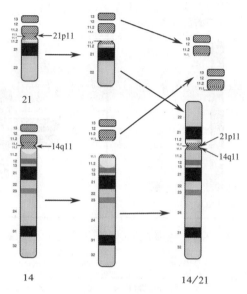

图 5 – 22　罗伯逊易位

描述为 45，XX，– 14，– 21，+ t（14；21）（p11；q11）。根据前面所讲的平衡易位携带者配子形成规律，该罗伯逊易位携带者的子代可能会出现 6 种类型，分别为正常人、平衡易位携带者、易位型先天愚型患者、21 单体型患者、14 单体型患者和易位型 14 三体型患者，后 3 种胚胎不能存活（图 5 – 23）。

如果父母一方为同源染色体 21 号染色体易位到 21 号染色体的易伯逊易位携带者，其子代要么是 21 三体，要么是 21 单体（图 5 – 24）。建议这样的夫妇婚后不要生育。

5. 等臂染色体（isochromosome，i）　是指一条染色体的两臂在形态和遗传结构上完全相同。等臂染色体的产生一般是由于着丝粒异常分裂造成的。在细胞分裂时，连接 2 个姐妹染色单体的着丝粒未进行正常的纵裂，而是发生了异常的横裂，形成 1 条具有 2 条长臂的等臂染色体和 1 条只具有 2 条短臂的等臂染色体。如图 5 – 25 所示，具有 2 个长臂的等臂 X 染色体的简式描述为 46，X，i（Xq）；其详式描述为 46，X，i（X）（qter→cen→qter）。具有 2 个短臂的等臂 X 染色体的简式描述为 46，X，i（Xp）；详式描述为 46，X，i（X）（pter→cen→pter）。

6. 双着丝粒染色体（dicentric chromosome，dic）　是指 2 条染色体同时发生 1 次末端断裂后，2 个具有着丝粒的片段在断端相连接，形成 1 条双着丝粒的染色体。在细胞分裂中，如果这条染色体的 2 个着丝粒分别被纺锤丝向相反的两极拉动，则会形成染色体桥，容易发生断裂，或阻碍 2 个子细胞分开而形成四倍体细胞，因此，多数双着丝粒染色体为不稳定的染色体结构。但是如果双着丝粒间较为靠近，则可稳定存在和传递。如图 5 – 26 所示，9 号染色体的长臂2 区1 带和 5 号染色体长臂3 区1 带分别发生了断裂，2 个具有着丝粒的片段断端相连接，形成了 1 条衍生的双着丝粒染色体。该结构畸变的简式描述为 46，XX（XY），dic（5；9）（q31；q21）。该结构畸变的详式描述为 46，XX（XY），dic（5；9）（q31；q21）（5pter→5q31∷9q21→9pter）。

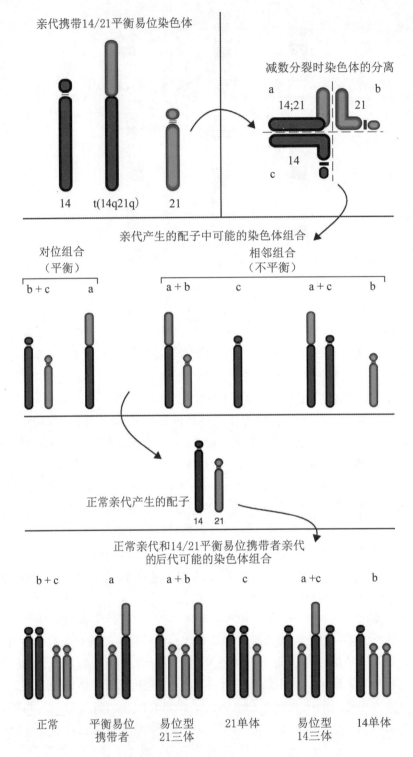

图 5-23 14/21 平衡易位携带者减数分裂后形成配子及其子代类型

(引自 Lynn B. Jorde 等，2016)

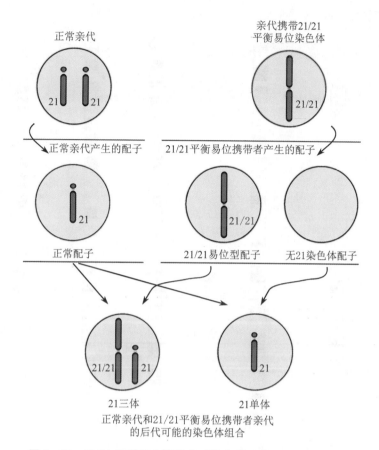

图 5-24 21/21 平衡易位携带者减数分裂形成配子及子代类型

7. 环状染色体（ring chromosome，r） 1 条染色体的长、短臂同时发生断裂，含有着丝粒中间节段的长、短臂断端相接，形成环状染色体，无着丝粒的断片以后逐渐丢失。如图 5-27 所示，2 号染色体的短臂 2 区 1 带和长臂 3 区 1 带分别发生断裂，断点远端的末端片段丢失，含有着丝粒的中间片段的两断端相接形成 1 条环状的 2 号染色体。该结构畸变的简式描述为 46，XX（XY），r（2）（p21；q31）。该结构畸变的详式描述为 46，XX（XY），r（2）（p21→cen→q31）。

8. 标记染色体 指形态上可以辨认，但又无法完全识别其来源和特征的染色体，用 mar 表示。该染色体的一部分可以用显带技术识别，其无法识别的部分用 1 个问号"？""＋"或"－"表示。例如，46，XX，＋（12＋；？）（q15；？）表示该核型包括有 1 条重排加长的 12 号染色体，其长于正常长臂是由于其 12q15 的远端连接上了 1 个来源不明的片段的结果。

9. 染色体亚显微结构缺失与重复描述 随着高通量技术、比较基因组杂交芯片（aCGH）及多重探针连接扩增技术（MLPA）纷纷应用于临床检测，一些由于微小缺失或重复导致的新的染色体病不断被发现。2009 年 ISCN 将 aCGH 和 MLPA 2 种全基因扫描法作为染色体亚显微结构缺失与重复检测的新方法。其分析结果经进一步选择相关缺失或重复区域的荧光原位杂交（FISH）探针验证或数字 PCR（digital PCR，dPCR）

验证，分辨率高达 Mb 水平甚至 100 kb。

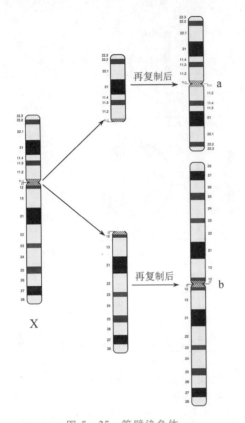

图 5-25 等臂染色体

a. 短臂等臂染色体；b. 长臂等臂染色体

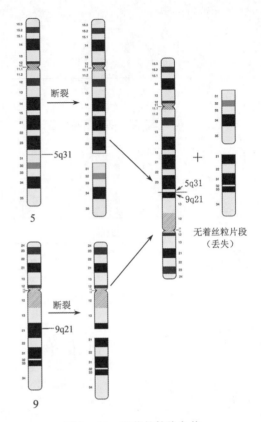

图 5-26 双着丝粒染色体

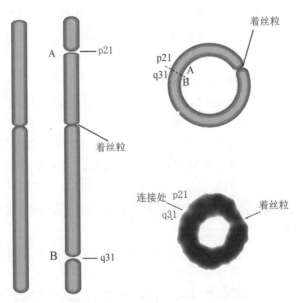

图 5-27 环状染色体

（引自 Lynn B. Jorde 等，2016）

对于染色体亚显微结构缺失与重复的描述方式如下：arr（1－22，X）×2 表示正常女性；arr（1－22）×2，（XY）×1 表示正常男性。

采用微阵列检出异常结果时，如果性染色体和常染色体都有异常，通常先列出性染色体，再列出常染色体，同时描述出现异常的核苷酸。需注意：在 arr 和第一个异常染色体之间空格。例如，arr 20q13.2q13.33（51001876—62375085）×1 表示 20 号染色体长臂缺失部分节段，从 1 区 3 带 2 亚带到 1 区 3 带 3 亚带 3 亚亚带，括号内是缺失的核苷酸。

第三节　常见的染色体病

由染色体数目或结构畸变所引起的疾病称为染色体病。由于染色体上排列着大量的基因，一旦发生异常将造成大量的遗传物质发生改变，从而使机体多个器官或系统出现多种性状异常，染色体病患者均具有严重或明显的临床症状，常表现为多种畸形的综合征，故又称为染色体综合征。根据受累染色体的不同，染色体病一般可分为常染色体病和性染色体病。染色体病目前缺乏有效的治疗手段，预防染色体病的唯一有效途径是通过产前筛查、产前诊断和胚胎植入前诊断等手段，发现染色体异常的胎儿，与家属经充分地交流取得其知情同意后，再选择性终止异常妊娠。

一、常染色体病

常染色体病（autosomal disease）是指 1～22 号常染色体发生数目畸变或结构畸变而引起的疾病。常染色体病约占染色体病的 2/3。常染色体病一般具有生长发育迟缓、智力低下及多发畸形等特点，而且通常为散发病例。接下来介绍几种较常见的常染色体病。

（一）21 三体综合征

21 三体综合征（trisomy 21 syndrome）（OMIM#190685）又称先天愚型，也称 Down 综合征或唐氏综合征（down syndrome）。该病是人类最早确认的儿科最常见的一种常染色体病，也是智力发育不全最常见的一种临床类型。智力发育不全患者中 10%～20% 是 21 三体综合征。据统计，新生儿中先天愚型的发病率为 1/800～1/600，且男性患儿多于女性患儿。

1. 临床特点　患者主要表现为严重的智力低下，IQ 值一般不高于 50；患儿出生时即有明显的特殊面容（图 5-28），如眼距过宽，眼裂小且向外上倾斜，耳小且低位，舌常伸出口外，流涎多；患儿生长发育迟缓，身材矮小，头围小于正常，新生儿常有第三囟门，四肢短小，手短宽而肥，约 53% 的患者具有通贯手，atd 角大于 60°；约 50% 的患者伴有先天性心脏病，房、室间隔缺损多见；免疫功能低下，容易患各种感染，白血病的发生率比一般人增高 10～30 倍；男性患者常有隐睾，无生育能力；女性患者通常无月经，极少数能生育，但女性患者将此病传给后代的风险较高。患者的预期寿命短，且到中年时大脑呈现淀粉样斑，与阿尔兹海默病相符，伴痴呆症状。

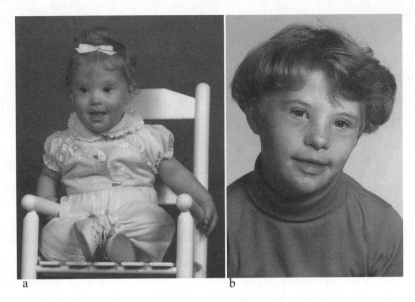

图 5 – 28   21 三体综合征患者

（引自 Lynn B. Jorde 等，2016）

a. 唐氏综合征患儿，其典型特征为睑裂上斜，外眦赘皮，舌突出，鼻根低平；b. 图 a 的这个女性患儿在 7 年后的面部特征

2. 遗传机制   21 三体综合征主要的发病原因是多了 1 条 21 号染色体，患者的核型分为如下类型。

（1）标准型：核型为 47，XX（XY），+ 21，约占患者的 92.5%。发生原因是患儿双亲之一在减数分裂形成配子的过程中，发生了 21 号染色体不分离。其中，约 95% 的染色体不分离发生在母亲，即由于母亲的卵子形成过程中 21 号染色体发生了不分离导致。同时，经调查发现，21 三体综合征的发病率与母亲的生育年龄有密切关系，发病率会随母亲生育年龄的增大而增高，尤其是当母亲年龄大于 35 岁后（特别是 40 岁以后），其发病率明显增高。通常三体型先天愚型患者的父母核型正常，这样的夫妇再生先天愚型患儿的风险与同年龄的一般群体一样。男性先天愚型多为不育，女性先天愚型虽能生育，但理论上女性三体型患者的子代有 50% 的概率患相同疾病。临床上主要采用 G 显带技术确诊三体型患者（图 5 – 29）。临床上还可以采用荧光原位杂交技术（FISH）检测给高风险孕妇做产前诊断。FISH 的优点是无须培养细胞，可直接检测羊水中胎儿脱落细胞或处于间期的绒毛细胞的细胞核。

（2）易位型：约占全部 21 三体综合征患者的 5%。易位型患者的染色体数目为 46，其中包含 1 条罗伯逊易位染色体，通常由 1 条 D 组或 G 组染色体与 1 条 21 号染色体的长臂通过着丝粒融合而成，分为非同源罗伯逊易位和同源罗伯逊易位。非同源罗伯逊易位最常见的核型为 46，XX（XY），– 21，+ rob（14；21）（q10；q10）（图 5 – 30），由 D 组和 21 号染色体组成的罗伯逊易位患者中，75% 属于新发病例，25% 属于家族性病例。同源罗伯逊易位患者的核型为 46，XX（XY），– 21，+ rob（21；21）（q10；q10），

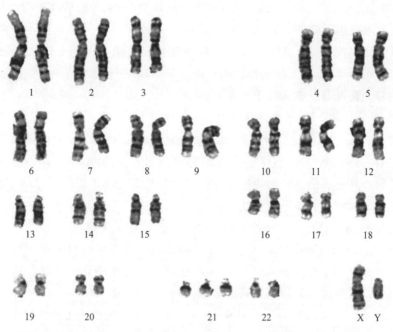

图 5-29　21 三体综合征患者的 G 显带核型图

（引自 Lynn B. Jorde 等，2016）

这种罗伯逊易位少见，大部分易位型患者为 21 号染色体长臂复制形成的等臂染色体，其临床表现为 21 三体型症状，但一般比 21 三体型症状更轻。而且此类核型患儿的父母多为年轻夫妇。

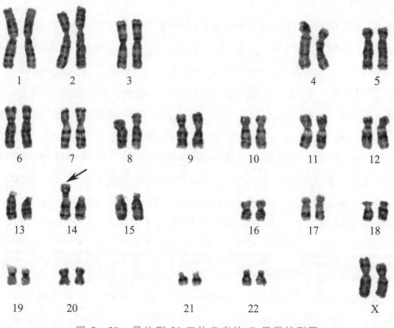

图 5-30　易位型 21 三体患者的 G 显带核型图

（3）嵌合型：比较少见，约占 2%，患儿的核型为 46,XX（XY）/47,XX（XY），+21。发生原因是由受精卵在胚胎发育早期的卵裂过程中 21 号染色体不分离所致。患者的症状可能比典型的 21 三体综合征患者的症状轻，而且不同个体之间的症状差异大，可能与胚胎中 21 三体型细胞所占的比例有关，21 三体型细胞的比例越大则症状越重，反之则轻，甚至与正常人几乎无差异。

（4）21 部分三体：21 号染色体长臂部分三体的患者很罕见，其父母之一可能是 21 号染色体相互易位或倒位携带者，在减数分裂形成配子的过程中出现染色体重排导致 21 部分三体，这些特殊的 21 部分易位或倒位的患者对研究 21 三体综合征的基因型与表型的关联更具有价值。目前研究发现 D21S55 及 21q22.3 是导致 21 三体综合征的关键区，但具体致病机制尚不太清楚。

3. 治疗和预防　目前无有效的治疗方法，因此预防是关键。

（1）治疗：目前的治疗仅限于治标，例如，选用某些促进脑细胞代谢和营养的药物，以及对患者进行悉心照料和适当训练。根据每一患儿的具体情况，进行适当的内科、外科治疗，如果伴有其他严重畸形可考虑行手术矫正。50% 的 21 三体综合征患儿会在 5 岁前死亡。患者的平均寿命只有 16 岁，其寿命长短取决于有无严重的先天性心脏病、白血病、消化道畸形以及抗感染能力。由于医疗水平的提高，目前患者的寿命明显延长，可达 40 岁或更长。

（2）预防：对于 90% 以上的 21 三体综合征病例，临床上可以根据典型的面容及智力低下做出诊断。需要注意的是，对面容不典型的易漏诊的新生儿需进行染色体检查确诊，特别是对查出的易位型 21 三体综合征患者，一定要追查其家系亲属的染色体情况。查出家系中的平衡易位携带者，可预防该家系再次生育患儿。如果查出 21/21 易位携带者，则建议其不宜生育。

建议 35 岁以上的孕妇首先进行遗传咨询。对遗传咨询评估为高风险的（如 30 岁以下但生育过 21 三体患儿的孕妇，或者双亲之一是平衡易位携带者或嵌合体），建议在产前采用母体外周血进行 21 三体综合征的无创产前筛查（non-invasive prenatal testing，NIPT）。NIPT 是一种高通量基因测序法，可以在孕 12 周以上检测出三体型胎儿。对于产前筛查有高风险的孕妇及 35 岁以上的孕妇，应建议在孕期进行产前细胞遗传学诊断。对产前诊断确认胎儿染色体核型为 21 三体综合征的家庭，要向孕妇家属详细解释其症状和预后，并建议尽早终止妊娠。对于采用细胞遗传诊断困难的特殊病例，可以在 D21S55 及 21 三体关键区 21q22.3 选择合适的短串联重复序列（STR）位点进行产前基因诊断，或者选择 21 号染色体着丝粒区的探针采用 FISH 法完成产前基因诊断。但需要强调的是不同诊断方法都有各自的局限性，应在家属充分知情同意后才能进行。

（二）18 三体综合征

1960 年，Edwards 等首先报告了 18 三体综合征（trisomy 18 syndrome），故又称 Edwards 综合征。此病新生儿发病率为 1/8000～1/3500，女性明显多于男性。

1. 临床特点　患儿出生时体重低，生长发育迟缓，智力低下；手紧握，呈特殊握拳姿势，第三、四指紧贴掌心，第二、五指压其上，小指或所有手指仅 1 条横纹，拇指发育不良或缺如，通贯手，下肢呈摇椅型足；头面部畸形，小额，低位耳，枕部后突；95%以上的患儿伴有先天性心脏病，多为室间隔缺损。外生殖器发育畸形，男性可见尿道下裂、隐睾，女性可见阴蒂大。由于患儿有严重畸形，出生后不久死亡。图 5 – 31（a）患儿食指覆盖在第三根手指上；图 5 – 31（b）展示了年龄较大患儿的典型面部特征，如短的睑裂和耳朵变异。

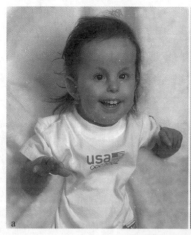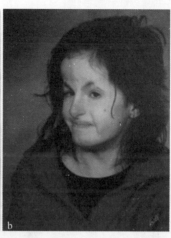

图 5 – 31　18 三体综合征女性患者

（引自 Lynn B. Jorde 等，2016）

a. 该患者 3 岁时；b. 该患者 13 岁时

2. 遗传机制　18 三体综合征主要的发病原因是多了 1 条 18 号染色体，患者的核型可分为标准型、嵌合型和多重三体。

（1）标准型：80%以上的 18 三体综合征患者为标准型，核型为 47,XX（XY），+18。97% 的标准型患者是由患者母亲在减数分裂形成卵子的过程中 18 号染色体发生不分离导致，而且 70% 的 18 号染色体不分离是母亲减数分裂 Ⅱ 时姐妹染色单体不分离，不分离的发生与孕妇年龄有关。

（2）嵌合型：10% 左右的 18 三体综合征患者为嵌合型，核型为 46,XX（XY）/ 47,XX（XY），+18，是由受精卵早期有丝分裂的过程中姐妹染色单体不分离所致，通常为新发病例。

（3）多重三体：不足 10% 的患者为多重三体，核型为 48,XYY，+18，机制不详。

3. 治疗和预防　本病无特殊的治疗方法，因此预防是关键。

（1）治疗：参照 21 三体综合征，治疗措施主要为对症治疗。患儿预后差，大多于出生后不久死亡，平均寿命为 70 天。出生后 1 个月内死亡的患儿占 30%，2 个月内死亡的患儿占 50%，1 岁内死亡的患儿达 90%。可活到儿童期的患儿常伴有严重智力障碍和身体畸形。但正常细胞所占比例高的嵌合体患者可存活达 10 岁以上。

（2）预防：孕期超声检查结合母血生化指标筛查可以将大部分的病例筛查出来，对筛查出来的核型异常胎儿建议进行产前诊断，确诊后终止妊娠。有 18 三体综合征妊娠史者，再次生育时再发风险会升高，需在怀孕前首先进行遗传咨询。对有 18 三体综合征生育史者，再次妊娠时必须进行产前诊断。

（三）13 三体综合征

13 三体综合征（trisomy 13 syndrome）是 Patau 于 1960 年首先描述的，因此，又称 Patau 综合征。本病在新生儿中的发病率约为 1/25000，且女性患者明显多于男性患者，其发病率也与母亲年龄增大有关。

1. 临床特点　此病患者的畸形程度和临床症状比前 2 种综合征更为严重。绝大部分患儿都有严重的智能低下、小头畸形、前脑发育畸形。90% 的患儿有小眼球或无眼球，虹膜缺失，耳低位伴耳廓畸形，多数伴唇裂或腭裂，手足畸形，常见多指（趾），特殊握拳状姿势如 18 三体综合征。80% 的患者伴有先天性心脏病，存活较久的患儿还会出现癫痫样发作（图 5-32）。

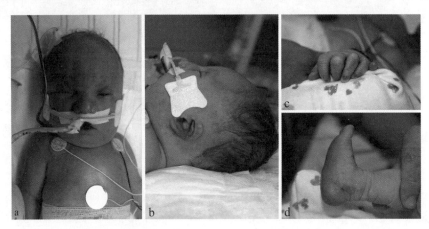

图 5-32　患有 13 三体综合征的女婴（出生后第二天）

a. 前额倾斜的小头畸形、眶上皱褶和宽阔的三角鼻；b. 螺旋异常的低鼻翼；

c. 多指畸形；d. 摇椅型足

2. 遗传机制　13 三体综合征主要的发病原因是多了 1 条 13 号染色体。患者的核型可分为标准型、易位型和嵌合型 3 种。

（1）标准型：80% 以上的 13 三体综合征患者为标准型，核型为 47,XX（XY），+18，发生原因是患者双亲在减数分裂形成配子的过程中 13 号染色体发生了不分离，产生有 2 条 13 号染色体的配子（即 13 号染色体二体型配子），二体型异常配子与正常配子受精后发育的胚胎形成 13 三体。并且 90% 的标准型 13 三体综合征是由母亲在减数分裂形成卵子时发生异常所致，与孕妇年龄有关。

（2）易位型：14% 的 13 三体综合征患者为易位型。易位型患者以 13 号和 14 号染色体罗伯逊易位多见，核型为 46,XX（XY），-14,rob（13;14）（q10;q10）；90% 的 13q/13q 罗伯逊易位为等臂染色体，通常为新发病例。

（3）嵌合型：6% 左右的 13 三体综合征患者是嵌合型，核型为 46,XX（XY）/47,XX（XY），+13，是由受精卵早期有丝分裂过程中染色单体不分离所致，通常为新发病例。

3. 治疗和预防 本病应以预防为主。

（1）治疗：目前无特殊的治疗方法。患儿预后差，约80%的患者出生后1个月内死亡，平均生存期130天，幸存者均有严重的智力障碍及其他畸形。嵌合体患者的存活时间较长。

（2）预防：有典型13三体综合征妊娠史者，再发风险会升高，对其需进行产前筛查和产前诊断及超声检查。双亲之一为13号染色体罗伯逊易位携带者，由于只能产生三体型或单体型胚胎，因此，几乎100%流产。对有13三体综合征生育史者，建议再次妊娠时必须进行产前诊断。

二、性染色体病

性染色体病（sex chromosomal disease）是指性染色体（X或Y）发生数目异常或结构畸变而引起的疾病。性染色体虽然只有1对，但性染色体病却约占染色体病的1/3。性染色体在人类性别决定上具有重要作用，性染色体不同程度的异常均可造成人体性发育异常。此类疾病大多具有性发育不全、两性畸形及生育力下降等临床症状，也有少数患者仅表现为原发性闭经或智力低下等。常见的性染色体病包括先天性睾丸发育不全综合征、先天性卵巢发育不全综合征、XYY综合征、XXX综合征及脆性X染色体综合征等。

（一）先天性睾丸发育不全综合征

1942年，Klinefelter等首先描述了这一综合征，故这个综合征又称为Klinefelter综合征（Klinefelter syndrome），简称克氏综合征。1956年Bradbury等证实此病患者的体细胞在分裂间期有一个巴氏小体，而正常男性的巴氏小体应为阴性。1969年，Jacob等确认此病患者的染色体核型为47,XXY。本病发病率较高，在男性新生儿中占1/1000～2/1000，在精神病患者中约占1/100，在不育男性中约占1/10。

1. 临床特点 患者为男性表型，儿童期无任何特殊症状，青春期开始出现临床病症。本病患者的主要特征为身材高大（常在180 cm以上），四肢修长，第二性征发育不良，阴茎短小，睾丸小而硬或隐睾，睾丸组织活检可见曲细精管萎缩，不能产生精子，故无生育能力。其体征呈女性化倾向，大部分人无胡须及阴、腋毛，体毛稀少，无喉结，皮下脂肪丰富，皮肤细嫩，约25%的个体有乳房发育。部分患者有轻度智力低下，少数患者伴有先天性心脏病，一些患者有精神异常或精神分裂症倾向。

2. 遗传机制 80%～90%的患者核型为47,XXY，发生原因是患者的父亲或母亲在形成生殖细胞的减数分裂过程中性染色体发生不分离［图5-33（a,b）］，其中母亲的性染色体不分离约占60%，而且其中1/3是由母亲第一次减数分裂染色体不分离导致，父亲的性染色体第一次减数分裂不分离约占40%。10%～15%的患者为嵌合体，嵌合体的形成是由于受精卵卵裂过程中性染色体发生不分离［图5-33（c）］。常见的嵌合体核型为46,XY/47,XXY和46,XY/48,XXXY。嵌合型患者中，如果46,XY的正常细胞比例大于异常细胞，其临床症状较轻，可有生育能力。

3. 治疗和预防 应尽早诊断并确认本病，细胞遗传学检测是确诊该综合征的首选

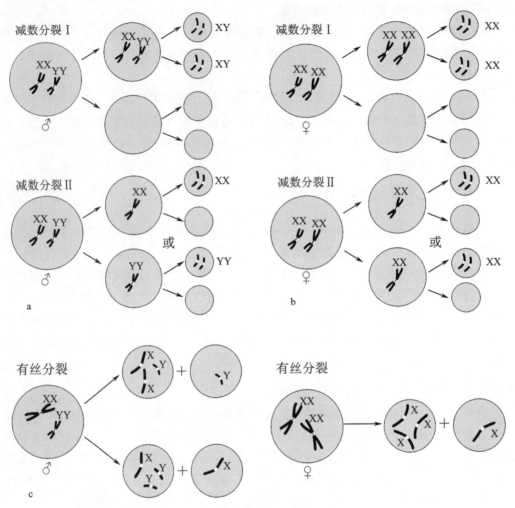

图 5 – 33　细胞分裂时性染色体不分离

（引自 Lynn B. Jorde 等，2016）

a. 父亲在形成精子的减数分裂过程中性染色体发生不分离；b. 母亲在形成卵子的减数分裂过程中性染色体发生不分离；c. 受精卵卵裂过程中性染色体发生不分离

技术。本病无特殊疗法，只能采取对症和支持疗法：从 12～14 岁开始，先用小剂量雄激素，根据对激素的反应情况逐渐加量，以促进第二性征发育、心理和行为的发展，改善骨质疏松；通过外科手术治疗可恢复男性体态，如对乳房发育者行整形术，此外，行脂肪抽吸术可纠正女性体态；还可对患者加强语言阅读和拼写方面训练，注意精神病学、行为学方面的治疗；对有先天性睾丸发育不全综合征生育史者，因再发风险会升高，需先进行遗传咨询；还可利用卵子细胞质内注射精子的辅助生殖技术进行人工受孕；对高龄孕妇做产前诊断。

（二）先天性卵巢发育不全综合征

1936 年，美国内分泌专家 Henry Turner 首次描述并报道了先天性卵巢发育不全综合征，故此病又被称为 Turner 综合征（Turner syndrome）。1959 年，Ford 证实此病患者的核型为 45,X。此病在女性新生儿中，发病率为 1/5000～1/3500，在自发流产胚胎中发生率为 18%～20%，在原发闭经者中约占 1/3。

1. 临床特点　患者为女性表型，身材矮小，成年后多在 140 cm 以下，后发际低，颈短而宽，约 50% 的患者出现蹼颈，肘外翻，乳间距宽，乳房发育差，乳头发育不良，性腺为纤维条索状，无滤泡，子宫发育不全，外生殖器呈幼稚型，外阴发育幼稚，有阴道，子宫小或缺如，多原发性闭经，一般无生育能力。新生儿期脚背部有淋巴水肿，约 50% 的患者常伴发先天性心脏病，智力可正常，但低于同胞，或有轻度障碍。图 5 -34 是 1 名先天性卵巢发育不全综合征患者，可见患者有颈宽有蹼，脚踝、手腕肿胀（淋巴水肿）等特征。

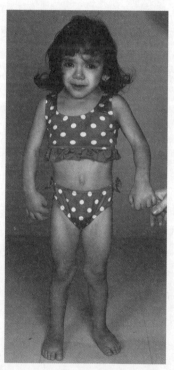

图 5 - 34　先天性卵巢发育不全综合征患者

（引自 Lynn B. Jorde 等，2016）

2. 遗传机制　55% 的患者核型为 45,X，体细胞中只有 1 条 X 染色体。一般认为本病的发生原因是患者双亲之一在减数分裂形成生殖细胞的过程中性染色体发生了不分离。约 75% 的不分离发生在父方。除 X 单体型外，还有嵌合型和结构异常核型患者。约 10% 的患者为嵌合型，如 46,XX/45,X，47,XXX/45,X，47,XXX/46,XX/45,X。约 34% 的患者为结构异常核型，如等臂 X 染色体、X 缺失染色体、X 染色体末端重排、假双着丝粒 X 染色体和环状 X 染色体等。

3. 治疗和预防　患者一旦确认，应接受全面的身体检查，并及时接受相应治疗。患者自 9 岁开始使用生长激素，促进生长。12 岁以后开始应用雌激素诱导青春期，改善第二性征发育，促进月经来潮，预防骨质增生，促进生长。但应用生长激素可增加心血管疾病的发生风险，建议每年对患者进行定期体检，并持续终身。备孕前双亲尤其是父亲应远离诱发染色体畸变的各种因素，如药物、辐射、化学物质等。已生育过先天性卵巢发育不全综合征患儿的双亲再次生育时，需接受产前相关检查和产前诊断。

病例：

患者，女，18 岁，生长发育迟缓 10 年，身体矮小，身高约 135 cm，仍未来月经，智力正常，外貌为女性，无特殊面容，五官端正，口齿伶俐，颈短，后发际低，有蹼颈，双侧肘外翻角增大，胸部平而宽，乳房未见明显发育，乳间距明显超过两锁骨中线，阴毛稀少，外生殖器呈幼稚型。家中其他成员无类似表现。B 超发现始基子宫，双侧卵巢未探及。性激素检查显示：催乳素为 7.6 μg/L，雌二醇为 3.95 pmol/L，睾酮为 2.10 nmol/L，促卵泡激素为 40.32 IU/L，黄体生成素为 32.8 IU/L。

问题：

1. 对患者最可能的诊断什么？

2. 该病的发病机制如何？

3. 确诊需要做哪些检查？

解析：

1. 患者生长发育迟缓，且乳房发育差，无月经来潮。查体发现身材矮小，后发际低、蹼颈、胸平而宽及第二性征发育不良。激素水平显示雌激素低，促卵泡激素及黄体生成素高，提示卵巢发育不良。B 超检查发现始基子宫及双侧卵巢发育不良。根据上述特征高度提示患者患先天性卵巢发育不全综合征。

2. 发病机制为双亲之一减数分裂形成生殖细胞的过程中发生性染色体不分离，产生缺少 1 条性染色体的配子，最终形成不正常的受精卵。

3. 染色体核型分析为确诊依据，该病的染色体核型有多种，主要核型为 45,X，45,X/46,XX，46,X,i（Xq）。其中以 45,X 最为常见。

（三）XYY 综合征

XYY 综合征又称 YY 综合征或超雄综合征。本病在男性新生儿中发病率约为 1/900。

1. 临床特点　大多数为正常男性表型，有生育能力。患者的体态特点是身材高大，在高身材人群中的发生率明显增加。患者智力正常，部分有轻度智力低下。患者的性腺、第二性征与正常男性一样，少数可有隐睾、睾丸发育不全或尿道下裂等症状。患者脾气暴烈，易激动，自控能力差，易产生攻击性行为。

2. 遗传机制　本病患者的典型核型为 47,XYY，此外还有 48,XXYY，47,XYY/46,XY 等类型。47,XYY 核型的产生原因是患者父亲在减数第二次分裂形成精子的过程中，发生 Y 染色体不分离而形成 24,YY 精子的结果。

3. 治疗和预防　XYY 综合征患者如能在儿童期查出，对其可进行早期心理调整及内分泌治疗，并加强对伴有智力障碍者的特殊教育，以减少精神障碍的发生。对精神疾病患者要进行性染色体的检查，以免被误诊，在治疗上也不用长年住院、长期服药，而应采用改变环境、减少社会隔阂、进行心理疏导和服用小量药物等恰当的综合治疗方式。备孕前，父亲应远离诱发染色体畸变的各种因素，如药物、辐射及化学物质等。对孕妇在妊娠期进行产前诊断可避免此类患儿出生。

（四）XXX 综合征

XXX 综合征又称 X 三体综合征（trisomy X syndrome）或超雌综合征。在女性新生儿中，该病的发生率约为 1/1250，是女性最常见的 X 染色体异常疾病。

1. 临床特点　大多数患者表现为正常女性，其内、外生殖器，性功能及生育能力都表现正常。但约25%的患者有卵巢功能障碍，出现间歇性闭经、乳腺发育不良等症状，可不育。约2/3的患者有轻度智力低下，人际关系不良并有精神病的倾向。

2. 遗传机制　本病患者的典型核型为 47,XXX，此外还有 46,XX/47,XXX，48,XXXX，49,XXXXX 等类型。一般而言，X 染色体越多，智力损害和发育畸形的程度越严重。本病的发生主要是由患者母亲在形成卵子的减数分裂过程中 X 染色体不分离导致。

3. 治疗和预防　本病尚无特殊的治疗方法，目前仅限于在早期采用雌激素替代治疗，以维持患者性器官正常发育和性征改善。女性应加强预防保健，可在妊娠期做产前诊断以避免此类患儿出生。

（五）脆性 X 染色体综合征

1943 年，Martin 和 Bell 首先发现并报道了脆性 X 染色体综合征（fragile X syndrome）。脆性 X 染色体（fra X）是指患者 1 条 X 染色体在 Xq27.3 处呈细丝样，导致其长臂末端呈随体样结构，由于该部位容易发生断裂，故称脆性部位（图 5 - 35）。此病在男性中的发病率约为 1/1250，女性约为 1/2000，是仅次于 21 三体综合征的第二大导致人类智力低下的染色体病。

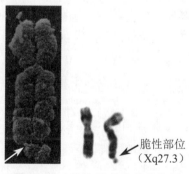

脆性部位
（Xq27.3）

图 5 - 35　脆性 X 染色体的特征

1. 临床特点　患者以男性为多，主要症状是中度智力低下、行为异常、语言障碍、性格孤僻等，同时伴特殊面容，如头大、耳大、长脸、方额、唇厚及下颌大而突起。青春期后可见睾丸明显大于正常男性 1 倍以上。此外，患者还会出现忧郁、胆怯、行为被动或具精神病倾向，部分患者在青春期前有多动症，后随年龄增长而减轻。图 5 -

36 为脆性 X 染色体综合征患者，患者为男孩，注意他们的长脸、突出的下颌和大耳朵，以及来自不同种族的孩子的相似特征。

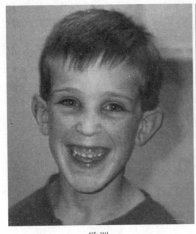
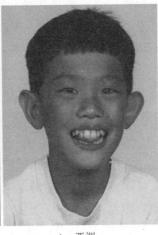
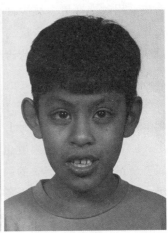

a. 欧洲　　　　　　　　　　b. 亚洲　　　　　　　　　　c. 拉丁美洲

图 5 - 36　脆性 X 综合征患者

（引自 Lynn B. Jorde 等，2016）

2. 遗传机制　通过染色体核型分析确认，本病患者的核型为 46, fra X（q27）Y。一般认为男性患者的 fra X 来自其携带者母亲。由于女性有 2 个 X 染色体，因此，女性携带者一般不会发病，但由于 X 染色体失活是随机的，所以女性携带者（杂合子）中约有 1/3 可能表现出智力低下。本病主要是由定位于 Xq27.3 处的基因 *FMR - 1* 的 5′端非翻译区 CGG 拷贝数发生动态突变导致。当 CGG 拷贝数大于 200 时即发病；拷贝数在 50～200 之间为携带者；拷贝数在 50～55 之间为正常人。图 5 - 37 为一个脆性 X 综合征家族的系谱，系谱中患者的 CGG 拷贝数大于 200。CGG 拷贝数在 50 - 200 之间为前突变携带者。图中男性传递者（CGG 拷贝数在 70～90 但外表正常的男性）Ⅲ₁ 的后代的发病率明显低于女性携带者的后代发病率，这被称为 Sherman 悖论。

3. 治疗和预防　目前仍无有效的治疗方法，但语言训练对患儿相当有益。采用结构化的学习环境和行为管理措施可治疗多动症和刻板行为。结合计算机和特殊设计的软件对患儿进行学习机能训练，可改善注意力不集中、多动症和数学学习困难的状况。

对脆性 X 综合征家族成员应做全面系统的遗传咨询，以便患者和家族中可能的受累者及有迟发性症状者都能有所准备和有一些不同的选择。由于先证者的母亲常有受累症状或智力低下，因此对参与咨询的其他家族成员也必须给予相应辅导。

三、染色体异常携带者

当染色体结构异常，如染色体易位、倒位等，不涉及染色体缺失或重复，且断裂重接不影响基因功能时，携带这种染色体结构异常但表型正常的个体被称为染色体异常携带者。染色体异常携带者主要包括倒位携带者和易位携带者 2 种类型。

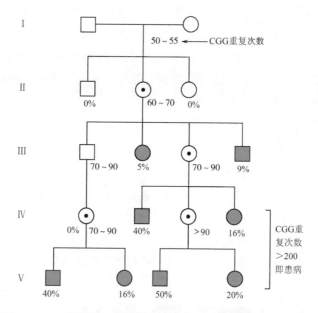

图 5-37　一个脆性 X 综合征大家系中 CGG 重复数与发病风险

（引自 Lynn B. Jorde 等，2016）

百分比表示发病率，数字表示 CGG 拷贝数

（一）倒位携带者

倒位携带者指发生了染色体倒位但遗传物质数量无增减、临床无异常表型的个体。倒位携带者可以产生的配子理论上有 4 种，1 种为正常结构染色体，1 种为倒位携带者，其他 2 种为染色体部分缺失和重复。

（二）易位携带者

如前所述，易位是指 2 条或 2 条以上染色体相互交换染色体片段，包括单向易位、相互易位、复杂易位以及罗伯逊易位等类型，其中，以相互易位和罗伯逊易位较为常见。易位携带者的主要临床症状是易发生习惯性流产、死产及不育等现象。

总而言之，染色体异常携带者婚后可出现不育现象，在妊娠期间可引发流产、死产、死胎、新生儿死亡、生育严重畸形和智力低下患儿等情况。某些类型的染色体异常携带者生育染色体异常患儿的可能性甚至高达 100%。相关的资料统计表明，我国染色体异常携带者的发生率为 0.47%，在不育及流产夫妇中为 3%~6%，在新生儿中出现染色体异常携带者的频率约为 0.7%。目前，在染色体显带检查的基础上，综合应用荧光原位杂交、基因芯片及全基因组测序等检测技术对胎儿进行产前诊断，可有效防止这类染色体病患儿的出生。

四、染色体微缺失/微重复综合征

染色体微缺失/微重复综合征是指由于染色体发生了微小的且经传统细胞遗传学分析难以发现的染色体畸变所引起的具有一系列复杂临床表现的遗传病。此类疾病通常是由基因组上染色体片段发生了缺失或重复（可能涉及多个基因）导致，最常见的畸变类型是小于 5 Mb 的缺失、重复或倒位，所以被称为染色体微缺失/微重复综合征。目前，至少发现 60 余种此类疾病，发病率为 1/50000 ~ 1/4000。常见的疾病有 22q11.2 微缺失综合征、1p36 微缺失综合征、猫叫综合征、Prader-Willi 综合征及 Williams 综合征等。此类疾病临床表现多样化，主要症状为生长发育异常、智力发育迟缓、内脏器官畸形、特殊面容、内分泌异常和精神行为改变等。

（一）22q11.2 微缺失综合征

22q11.2 微缺失综合征（22q11.2 micro-deletion syndrome）是人类最常见的一种微缺失综合征，在新生儿中的发病率约为1/4000。该病是由于染色体 22q11.21 – 22q11.23 区域杂合性缺失或关键基因突变而引起的一类临床症候群。其典型的临床特征为先天性心脏病（心室流出道畸形）、胸腺发育不良、甲状旁腺发育不良，常伴有低钙血症和腭裂等。图 5 – 38 为 22q11.2 微缺失综合征患者，可看到其鼻翼狭窄、高鼻根、高鼻翼、人中比较浅。

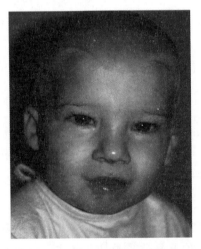

图 5 – 38　22q11.2 微缺失综合征患者

（引自 Lynn B. Jorde 等，2016）

本病 85% ~ 95% 为新发病例，仅 5% ~ 10% 的患者由其父母遗传，遗传方式通常为常染色体显性遗传。因此，患者父母有 50% 的可能生育患儿，而且子女的临床症状通常比父母严重。对本病最有效的防控办法是产前筛查和产前诊断。

（二）1p36 微缺失综合征

1p36 微缺失综合征（1p36 deletion syndrome）是由 1 号染色体短臂末端，即 1p36.13 – p36.33 区域杂合性缺失引起的一类临床症候群。新生儿的发生率为 1/10000 ~ 1/5000。本病的特征性表现为严重智力低下、小头畸形和特殊面容，典型面容表现为 "一" 字眉、眼和面中部凹陷、宽鼻梁、长人中、尖下巴和外耳异常。图 5 – 39 为 1q36 微缺失综合征患者的面部，注意患病男孩有水平的眉毛、深陷的眼睛、宽阔的鼻根和尖下巴。

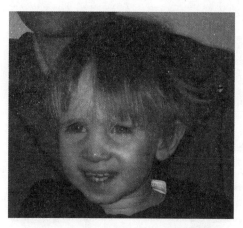

图 5 – 39　1p36 微缺失综合征患者

（引自 Lynn B. Jorde 等，2016）

患儿通常有四肢的张力过低、吞咽困难，常见语言发育障碍，可有脾气暴躁、自残和其他行为异常。大部分患儿有大脑结构性异常，超过半数的患儿会发生癫痫。其他表现包括视力、听力障碍，以及骨骼、心脏、肾脏或泌尿生殖系统异常。大多数患者是由生殖细胞形成或胚胎发育早期发生了染色体不等交换导致，约 20% 的患者是由父母之一发生平衡染色体重排导致。产前诊断是预防本病唯一有效的途径。

（三）猫叫综合征

猫叫综合征（cri-du-chat syndrome）（OMIM#123450）又称 5p 部分单体综合征，因患儿特殊的猫叫样哭声得名，是由 5 号染色体短臂发生部分缺失所致。该病新生儿中发病率为 1/50000，女性患儿多于男性患儿。

1. 临床特点　患儿哭声尖而弱，与猫叫声相似，这是此病最典型的症状。随患儿年龄的增长，猫叫样哭声可逐渐消失。另外，患儿小头、满月脸、耳位低、眼距较正常人宽、外眼角下斜、牙错位，约 50% 的患者伴有先天性心脏病。大部分患者可活到儿童期，少数可活至成年，但有严重智力低下和重度语言障碍。图 5 – 40 为 3 个不同猫叫综合征患儿，即使没有血缘关系的患儿也有满月脸、眼间距宽、内眦赘皮及缩颌等相似的特征。

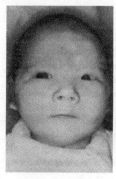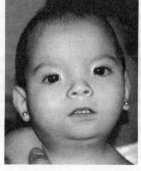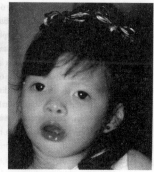

图 5 – 40　3 个不同的猫叫综合征患者

（引自 Robert L. Nussbaum 等，2016）

2. 遗传机制　80% 的猫叫综合征患者的核型为 46,XX（XY）,del（5）（p15），也可简写为 46,XX（XY）,5p⁻。患者 5 号染色体从 5p15.2 缺失，甚至到整个短臂的缺失是引起该综合征的关键因素。约 80% 的病例是新发生的散发病例。仅 10%～15% 的患者是携带者的后代。图 5-41 为 5 号染色体短臂缺失的表型-核型图，由图上可看出缺失片段与患者临床症状的关系。

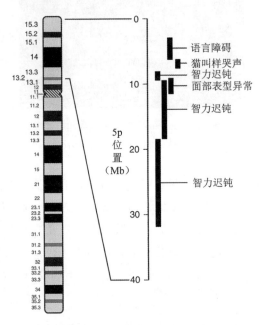

图 5-41　5 号染色体短臂缺失的表型-核型图

（引自 Robert L. Nussbaum 等，2016）

3. 治疗和预防　主要为对症治疗，无特殊的治疗方法。死亡率较低，很多患者可存活至成年，但他们的身高及体重低于正常人。可采集高危孕妇羊水或绒毛通过染色体检查完成产前诊断，以避免患儿出生。

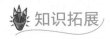 知识拓展

染色体微缺失/微重复检测方法

染色体微缺失/微重复检测方法有 FISH 检测、微阵列技术及高通量测序技术等。

针对临床诊断明确的染色体微缺失/微重复综合征，可采用 FISH 检测，在目的区域内选取相应探针，荧光标记探针后与目的染色体进行杂交，通过观测荧光测试信号的数量，可做出缺失/重复的判定；或采用定量 PCR（qPCR）对目标区域进行定量检测。对于临床诊断不明确的疑似染色体微缺失/微重复综合征患者，目前首选微阵列技术进行检测。微阵列技术能一次性对所有染色体的拷贝数进行检测，可对目标区域进行检测，也可发现其他染色体异常，既可达到诊断目的，也可做出鉴别诊断；高通量测序技术同样可以一次性完成全部基因组拷贝数变异的检测，而且随着测序技术成本

的下降，该技术在临床的应用将会更加广泛。

五、两性畸形

两性畸形是指患者的性腺，内、外生殖系统和第二性征等方面具有不同程度的两性特征。根据患者体内性腺的组成情况，两性畸形可被分为真两性畸形和假两性畸形。

（一）真两性畸形

患者体内同时具有睾丸和卵巢2种性腺，内、外生殖器也具有两性特征或只表现男性或女性特征。真两性畸形是一种较为罕见的性别畸形。患者体内的2种性腺在不同个体有较大差异，其中一侧睾丸，另一侧卵巢的占40%，一侧卵巢或睾丸，另一侧卵睾的占40%，另有20%两侧同为卵睾的情况。真两性畸形的核型有多种类型，如46,XX，46,XY，46,XX/46,XY等。

1.46,XX真两性畸形　约占真两性畸形患者的50%以上。患者外表可为女性或男性，外表为男性的患者在青春期后逐渐出现女性性征。患者体内具有男性性腺和女性性腺，一侧为卵巢、输卵管及发育良好的子宫，另一侧为睾丸或卵巢，但输精管发育不良。外生殖器为阴茎但无阴囊，并伴有尿道下裂。对此种情况的患者一般应进行激素和手术治疗。

2.46,XY真两性畸形　患者外表为男性，但第二性征似女性。体内一侧为睾丸，另一侧为卵睾，有输精管、输卵管及子宫，但发育均不良。外生殖器为阴茎，阴囊中空，尿道下裂，阴毛呈女性化分布。对该类型患者可进行激素和手术治疗。

3.46,XX/46,XY真两性畸形　患者为嵌合体，因此，患者因为异常细胞比例不同而表现出不同的外表性别，可为男性，也可为女性。其体内一侧为卵巢，另一侧为睾丸，输精管、输卵管均可发育良好。因为不同核型细胞的比例不同，患者外阴部可有不同分化，如果外阴为阴茎，则有尿道下裂，如果外阴为阴道，则阴唇皮下有包块。对该类型患者进行手术矫正时，一般原则上应向女性矫正，同时切除睾丸以防发生癌变。

4.46,XX/47,XXY真两性畸形　此类型一般以46,XX型细胞占优势，患者一侧有发育良好的卵巢、输卵管和子宫，可形成成熟的卵泡并排卵。另一侧为发育不良的小睾丸和输精管，不能产生精子。外阴多为阴茎，且伴尿道下裂，阴囊中空，阴毛呈女性分布，第二性征为女性，可有周期性血尿或鼻出血。对此类型患者的治疗一般为向女性矫正。

5.46,XY/45,X真两性畸形　此种类型患者体内的细胞以46,XY占优势，患者一侧可有发育良好的睾丸和输精管，另一侧为发育不良的卵巢和输卵管。外生殖器多为阴茎，伴有尿道下裂及隐睾。如果为女性生殖器，则表现为阴道短浅，阴蒂肥大，阴唇下可见包块。对此类患者可进行手术矫正和激素治疗，而对隐睾患者可在适当时摘除睾丸，以防止发生癌变。

（二）假两性畸形

患者体内的性腺只有 1 种，但外生殖器和第二性征具有两性特征，或倾向于相反的性别。根据患者体内性腺为睾丸或卵巢可将其分为男性假两性畸形和女性假两性畸形。

1. 男性假两性畸形　又称男性女性化，患者核型为 46,XY，性腺为睾丸，外生殖器介于男性与女性之间，第二性征异常。例如，睾丸女性化综合征患者的性腺为睾丸，但其表型为女性，有似女性的乳房发育，阴毛稀少，具有阴唇和阴道，但阴道短浅止于盲端，无子宫和卵巢。

2. 女性假两性畸形　又称女性男性化，患者核型为 46,XX，性腺为卵巢。外生殖器具有两性特征，第二性征为男性。本症类型较多，其中先天性肾上腺皮质增生最为常见，患者有卵巢，外生殖器中阴蒂肥大最为常见，也可有经两侧阴唇愈合形成尿道下裂的各种程度的畸形，有阴囊者多中空，原发性闭经，第二性征多呈男性。

两性畸形的治疗，原则上应首先考虑患者的社会性别及表型特征，所以在治疗中一般不主张改变其社会性别。当性别选择确定后，可采用手术矫正、修补及切除等方法，再辅以激素替代治疗等手段，尽可能地让患者得以恢复，并能较为正常地生活。另外，对于有恶变倾向的性腺应尽早切除。

六、染色体病再发风险的估计

染色体病一般为散发性，其畸变主要发生在生殖细胞的形成过程中，而生殖细胞的发生过程变化较大，且影响因素较多，因此，染色体病再发风险的估计比较困难。但在已知特定核型的情况下可做出推算。

（1）夫妇双方核型正常，生出染色体病患儿的风险就是群体发病率。而大多数三体综合征的发生与母亲年龄呈正相关，如果母亲年龄在 35 岁以上，则子女的再发风险随年龄增大明显增高，这是由于母亲年龄越大，卵细胞形成过程中越容易发生染色体不分离。

（2）如果夫妇之一为同源罗伯逊易位携带者，则不能生育正常后代。

（3）如果夫妇之一为非同源的罗伯逊易位携带者，其后代中有 1/6 为正常，1/6 为与亲代类似的携带者，1/6 为易位型三体患者，其余为流产或死产胚胎。

（4）如果夫妇之一为相互易位携带者，则后代中 1/12 正常，1/12 为易位携带者，其余均由部分三体和部分单体导致流产、死胎或畸形儿。

（5）如果夫妇之一为倒位携带者，则后代中 1/4 正常，1/4 为携带者，其余均由于染色体部分重复和缺失导致早期流产、死胎或畸形儿，另外有些倒位携带者会出现婚后不育。

 思考题

1. 何谓染色体结构畸变？其包括哪些类型？其发生机制如何？

2. 21 三体综合征的核型和主要临床表现有哪些？

3. 什么是嵌合体？它的发生机制是什么？

4. 多倍体产生的机制是什么？

5. 先天性睾丸发育不全征的核型及主要临床表现有哪些？

6. 倒位染色体携带者为什么会出现习惯性流产？

第六章
遗传与肿瘤的发生

肿瘤（tumor）是泛指一群生长分裂失去正常调控的细胞形成的新生物引发的一类疾病的总称。在不同人种、不同民族中，各种肿瘤的发病率可有显著差异。如欧美国家乳腺癌的发病率很高；日本和波罗的海沿岸国家胃癌的发生率显著高于其他国家；肝癌是非洲和东南亚地区最常见的肿瘤之一，而欧美却少见。有些学者从地理病理学角度对移民及生活习惯等的调查研究后认为：其中起主要作用的并非遗传因素，而是环境因素。如迁居至美国的日本移民胃癌的发病率下降，而乳腺癌和大肠癌的发病率却增高。但是另一些研究发现我国广东人鼻咽癌的发病率较高，当广东人迁居国外后，鼻咽癌的发病率并未明显下降，甚至他们的后裔，鼻咽癌的发病率也高于当地居民。由此可见，遗传因素在肿瘤的发病中也起了重要作用，因此，肿瘤也被称为遗传性疾病或体细胞遗传病。肿瘤的发生有一定的遗传基础，也与环境因素密切相关。暴露于相似环境中的人并不都罹患肿瘤，这说明个体间存在肿瘤易感性差异。肿瘤的遗传易感性是指在一定的内、外环境因素影响下，由遗传基础决定的个体易患某种肿瘤的倾向。尽管易感性在某些情况下受环境因素影响，但机体状况对环境致癌物的代谢转化能力、DNA 修复酶的功能、染色体结构的稳定性、免疫监护系统的完善与否等均由遗传因素所决定。因此，肿瘤是复杂性疾病，复杂的多基因基础和环境因子的共同作用在决定肿瘤易感性上起着重要的作用，不同遗传背景的个体发生肿瘤的风险有很大不同。

总而言之，肿瘤的发生是致癌因素（如物理、化学、生物等外源性因素和遗传基础、个体免疫状态等内源性因素）作用下由多个基因突变导致的一个逐渐演化的复杂过程。

第一节 肿瘤的遗传现象

一、肿瘤发生的家族聚集现象

肿瘤的发生存在着家族聚集现象，表现为癌家族、家族性癌。

（一）癌家族

一个家族的几代中有较多的成员发生相同器官或不同器官的肿瘤，这样的家族被称为癌家族（cancer family）。其特点是恶性肿瘤的发病率高（约20%），发病年龄较早，通常按常染色体显性遗传方式遗传。

最著名的癌家族是由密歇根大学Warthin偶尔发现的G家族。Warthin从1895年开始调查G家族，并于1913年进行了首次报道。此后经过几代研究者的跟踪调查，直到1976年，共历经80余年，这一家族共有10个支系，有些支系已传至第七代，在842名后裔中共发现95名癌患者，其中多数患结肠腺癌（48人）和子宫内膜腺癌（18人）。这95人中有13人的肿瘤为多发性，19人的癌发生于40岁前，95名患者中72人有双亲之一患癌，其中男性与女性各47与48人，接近1:1，符合常染色体显性遗传的特点。图6-1为G家族的部分系谱图。

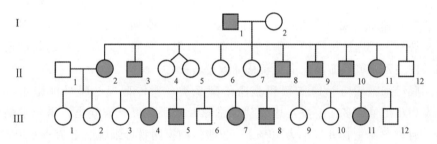

图6-1 G家族的部分系谱图

（二）家族性癌

家族性癌（family carcinoma）是指一个家族中多个成员罹患同一类型的肿瘤。许多常见肿瘤（如乳腺癌、肠癌、胃癌等）通常是散发的，但患者一级亲属的发病率却高于一般人群3~5倍，且发病较早。Muller等报道了600例乳腺癌患者的一级亲属（包括父母、兄弟姊妹和子女）共3727人，其中发生乳腺癌者高达113例。这些发现充分表明肿瘤的发生确实有一定的家族聚集性。此外，12%~25%的结肠癌患者有结肠癌家族史。图6-2是一个家族性结直肠癌的系谱，图中个体符号内的数字是没有发病的个体数，在系谱中没有体现。另外，需要说明的是，"家族性癌"不一定都是遗传性的，而且一般不符合孟德尔遗传定律，其遗传方式目前尚不明确。

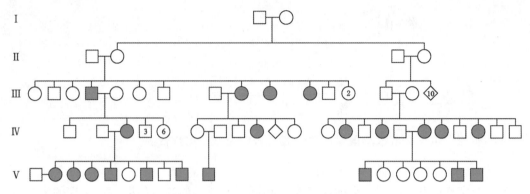

图 6 – 2   一个家族性结直肠癌的系谱

（引自 Lynn B. Jorde 等，2016）

二、遗传性肿瘤

一些肿瘤由单个基因突变引起，它们通常以孟德尔遗传方式遗传，这类肿瘤被称为遗传性肿瘤。如神经纤维瘤、遗传性腺癌、神经母细胞瘤及肾母细胞瘤等。

1. 视网膜母细胞瘤（retinoblastoma，RB）   是一种眼球视网膜恶性肿瘤，多见于幼儿，约 85 % 的病例为 1～5 岁儿童。本病大多数为单侧性，少数为双侧性。发病率约为 1/20000。本病早期的临床表现为眼底有灰白色肿块，多无自觉症状，肿块常可长入玻璃体，致瞳孔内出现黄白色反光，称为白瞳，俗称"猫眼症"（彩图 4）。以后眼球向内或向外偏斜，视力丧失。患儿有眼痛、头痛。晚期肿瘤可向眼外蔓延，并向前突出于睑裂外，或通过视神经向后长入眼眶，引起青光眼，眼球突出，肿瘤还可沿视神经向颅内蔓延，或经血液向全身转移而致患者死亡。

视网膜母细胞瘤分为遗传型和非遗传型 2 类。遗传型视网膜母细胞瘤占 20% ～ 25% ，发病年龄早，多在 1 岁半内发病，常累及双眼，可有家族史，属于常染色体显性遗传（且外显不全，外显率为 90%）；非遗传型视网膜母细胞瘤占 75% ～80% ，发病年龄晚，多在 2 岁后发病，常为单侧发病，无家族史。视网膜母细胞瘤是由 *Rb* 基因缺失或突变导致视网膜母细胞增生而引起的肿瘤。

病例：

患儿，女，92 天，头孕头产（G1P1），孕 37 周 + 1，顺产，出生体重 3.40 kg，现体重 6.0 kg，出生后未进行正规的新生儿保健筛查，此次因"发现左眼发白光 33 天"收住入院。全身一般情况良好，无哭闹不安。眼部检查：双眼球不突出，无眼位偏斜，视力无法配合，右眼角膜清，前房深清，瞳药物性散大，晶体透明，行常规眼底检查时不合作，左眼角膜云翳，雾样水肿，前房浅，笔灯侧照下见眼内灰白色隆起。辅助检查：CT 结果提示左眼球内占位，建议做进一步检查。Retcam Ⅱ 检查提示右眼视盘上方及颞下方视网膜可见 2 处灰色异常改变，表面新生血管爬行，左眼无法窥入。家族史：父 23 岁，母 18 岁，既往体健，否认近亲结婚，否认有相关遗传病史等。

问题：

1. 根据上述门诊资料，患者最可能的诊断是什么？

2. 本病的发病机制是什么？

3. 如何对本病患者进行治疗？

解析：

1. 患儿此前未行正规的儿童保健筛查，因发现白瞳征，CT 检查结果提示为 RB，常规行左眼眼底检查发现有灰白色病灶，行 Retcam Ⅱ检查发现右眼眼底见 2 处灰色病灶，结合患儿年龄是 RB 高发年龄，故明确诊断为双眼 RB。

2. 正常情况下，*Rb* 基因控制着视网膜母细胞的正常发育和分化。当 *RbRb* 基因型个体的生殖细胞发生一次突变，使一个 *Rb* 变成 *rb* 时，其后代的基因型变成 *Rbrb*，因 *rb* 是隐性的，所以 *Rbrb* 个体不发病。*Rbrb* 个体出生后如果发生 1 次基因突变或染色体丢失，使视网膜母细胞中另一个等位基因 *Rb* 突变成 *rb* 或丢失，形成 *rbrb* 纯合子或 *rb* 半合子，就会导致 *RB* 发生。

3. 目前临床治疗 RB 的方法有手术治疗、外部放射治疗、冷凝术治疗和药物治疗等。选择治疗方法以保留和挽救患者生命为首要原则。根据 RB 患者的不同状况，选择和实施个体化的临床治疗方案。根据肿瘤发展的不同阶段、临床病期，进一步考虑保留部分视力、保留患眼，以提高患者的生活质量。同时，定期检查患者的双眼及全身情况，并对父母进行优生优育的指导，开展遗传咨询，制订随访观察计划。

2. 肾母细胞瘤（nephroblastoma） 是一种常见的婴幼儿肾脏恶性胚胎性肿瘤。1899 年 Wilms 对该病做了详细的病理描述，因此，该病又被称为 Wilms 瘤（Wilms tumor，WT）。本病好发于儿童，发病率为 1/10000，发病率仅次于白血病和神经母细胞瘤。75% 的肾母细胞瘤发生于 4 岁以前，90% 的肾母细胞瘤在 20 岁以内发生。最常见的症状是腹部有巨大肿块，若肿块压迫邻近器官可引起腹痛和肠梗阻。WT 可分为遗传型和非遗传型两类。遗传型多为双侧性，发病年龄较早，呈常染色体显性遗传，约占 38%。非遗传型多为单侧性，发病年龄较晚，约占 62%。近年来已确认，基因 *WT1* 与 *WT2* 突变或丢失与部分肾母细胞瘤的发生密切相关。

3. 神经母细胞瘤（neuroblastoma，NB） 是一种儿童常见的恶性胚胎性肿瘤，起源于神经嵴，发病率为 1/10000。该病的临床表现为贫血、疲乏、兴奋，或不定型发热，当肿瘤压迫或者侵入周围器官时使器官出现受损症状，如转移至颅骨、皮肤及肝脏等部位则出现转移瘤症状。部分神经母细胞瘤还同时合并其他来源于神经嵴的肿瘤，如多发性神经纤维瘤、节神经瘤以及嗜铬细胞瘤等。临床上将 NB 分为遗传型和非遗传型两类。遗传型约占 80%，发病早，常多发；非遗传型发病年龄较晚，常单发。导致 NB 发生的致病基因定位于 1p36。该基因的第一次突变可能只干扰神经嵴的正常发育，第二次突变才导致恶性肿瘤的发生。

一般来讲，单基因遗传的肿瘤比较少见，多数肿瘤为多基因遗传，是多个基因和环境因素共同作用的结果，如乳腺癌、胃癌、肺癌、前列腺癌和子宫颈癌等，患者一级亲属的患病率都显著高于群体患病率。

三、遗传性癌前病变

一些单基因遗传的疾病和综合征往往有不同程度的患恶性肿瘤的倾向，这被称为遗传性癌前病变（precancerous lesion）。其遗传方式大部分为常染色体显性遗传，小部分为常染色体隐性遗传和 X 连锁遗传。

（一）家族性腺瘤样息肉

该疾病曾被命名为家族性结肠息肉，后发现该病的发病部位并非局限于结肠，故将其命名为家族性腺瘤样息肉（familial adenomatous polyposis, FAP）。这是一种常染色体显性遗传病，临床上以结肠和直肠多发腺瘤样息肉为主要特征，息肉偶尔可发生于上消化道等部位，是一种严重的癌前病变（图 6 - 3）。典型的家族性腺瘤样息肉患者发生癌变的平均年龄为 39 岁，而一些患者为变异型，其息肉生长较慢，发生癌变的平均年龄为 55 岁，也称为衰减型。患者发生癌变后的表现为血性腹泻、肠梗阻、营养不良、恶病质等，肿瘤可转移至脑、肝脏、甲状腺等器官。

目前认为定位于染色体 5q21 - q22 的 *APC* 基因是该病的主要致病基因。*APC* 基因突变后引起细胞过度生长，

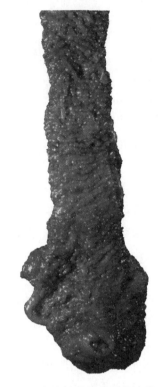

图 6 - 3　家族性腺瘤性息肉病变结肠
（引自 Robert L. Nussbaum 等，2016 年）

从而导致息肉发生，最后发生癌变。*APC* 基因的突变部位不同，会影响患者的息肉数量和成癌时间。

Gardener 综合征是结肠息肉的另一种类型，具有明显的肠道外症状，如骨瘤、视网膜显著损伤等，也是由 *APC* 基因突变引起的另一种 FAP 表型。现在发现，大多数 FAP 患者都有肠道外症状。该综合征也是 *APC* 基因突变引起的家族性腺瘤样息肉的一种表现。

病例：

患者，女，28 岁。9 年前开始出现便血，6 个月前出现腹胀，便血加重且呈黯红色。纤维结肠镜检查显示：患者结肠、直肠弥漫分布有 0.4 ~ 1.0 cm 大小的广基息肉，表面光滑，部分颜色发红。询问家族史得知：患者母亲 40 岁时死于结肠癌；其哥哥

32 岁时因"结肠多发性息肉伴结肠癌"行手术治疗，34 岁因结直肠癌复发，癌变发生转移死亡。临床诊断：家族性腺瘤样息肉病。对其家族无症状者做结直肠镜检查发现，患者外甥女（18 岁）的结直肠密布大小不等的息肉。

问题：

1. 对该患者拟诊为 FAP 的依据是什么？

2. FAP 的病因是什么？

3. 如何进行 FAP 的基因诊断？

解析：

1. 患者在青少年期开始出现便血现象，并伴有腹部不适症状。结肠镜检查发现患者结肠密布大小不等的广基息肉。询问患者家族史得知，其家族 3 代以内亲属中均有临床诊断的多发性结肠息肉、结肠癌患者。其中患者母亲、哥哥结肠癌的诊断均在 40 岁之前。

2. FAP 是一种常染色体显性遗传病，发病原因是患者经遗传获得 APC 基因的胚系突变，携带该突变基因的个体的外显率近 100%。APC 基因定位于 5q21 - q22，含有 18 个外显子。APC 基因通过抑制细胞周期蛋白的表达调控细胞增殖。APC 基因突变后引起细胞过度生长，从而导致息肉发生，最后癌变。部分变异型 FAP 患者呈常染色体隐性遗传，其发病原因为 MUTYH 基因的纯合突变，而非 APC 基因的突变。

3. FAP 的基因诊断首先针对先证者进行，或针对家族首诊临床疑似病例进行。检查方法为抽取患者外周血，提取 DNA，分析 APC 基因的胚系突变。最常见的基因诊断技术是 APC 基因全外显子及内含子测序。APC 基因的病理突变绝大多数为无义突变和移码突变，较少表现为 DNA 大片段缺失。对未检出 APC 基因胚系突变的腺瘤样息肉患者，应进行 MUTYH 基因突变的筛查。

（二）神经纤维瘤

神经纤维瘤（neurofibroma，NF）是由于基因缺陷使神经嵴细胞发育异常，进而导致多系统损害而引起的疾病，属于常染色体显性遗传病。根据临床表现和基因定位可将该病分为神经纤维瘤Ⅰ型（NF1）和神经纤维瘤Ⅱ型（NF2）。NF1 患者临床表现的主要特征是沿躯干外周神经有多发性神经纤维瘤，皮肤上可见多个浅棕色的"牛奶咖啡斑"，90% 以上 NF1 成年患者有虹膜的 Lisch 结节（彩图 5），腋窝有广泛的雀斑，如有 6 个以上直径超过 1.5 cm 的牛奶咖啡斑即可诊断为该病。3%~15% 的 NF1 可发生癌变。NF1 基因定位于 17q11.2，其突变是神经纤维瘤Ⅰ型的主要致病原因。NF2 又称为中枢神经纤维瘤或者双侧听神经瘤，表现为听神经瘤，伴神经纤维瘤、脑脊膜瘤、胶质瘤和 Schwann 细胞瘤。NF2 基因定位于 22q12.2。

（三）基底细胞痣综合征

基底细胞痣综合征（basal cell nevus syndrome，BCNS）属于常染色体显性遗传病，外显率可达 90%，患者表现为多发性皮肤基底细胞痣，可累及面部、手臂和躯干等多个部位，青春期增多并可能发生癌变，其中 90% 的患者在 40 岁左右恶变为基底细胞癌并有颌骨囊肿。*BCNS* 基因定位于 9q22.3 - q31。

四、染色体不稳定综合征

染色体不稳定综合征（chromosome instability syndrome）是以人类体细胞染色体断裂为主要表现的一类综合征，多具有常染色体隐性、显性或 X 连锁隐性遗传的特性，多数患者具有易患肿瘤的倾向。

（一）Bloom 综合征

Bloom 综合征（Bloom syndrome，BS）又称 Bloom-Torre-Mackacek 综合征，是一种罕见的常染色体隐性遗传病，1954 年由皮肤科医师 David Bloom 博士首次发现。临床上患者以日光敏感性面部红斑（呈蝴蝶状）为主要特征，表现为身材矮小、慢性感染、免疫功能缺陷，对日光敏感，面部常有微血管扩张性红斑和轻度颜面部畸形，多在 30 岁前发生各种肿瘤和白血病。

Bloom 综合征患者细胞遗传学的显著特征是染色体不稳定性或基因组不稳定性。患者外周血培养细胞有各种类型的染色体畸变，包括许多对称的四射体，姐妹染色单体交换率比正常人高 10 倍。染色体断裂的主要原因是 DNA 修复酶系统缺陷导致 DNA 复制过程中出现异常结构。Bloom 综合征发病具有明显的种族特异性，多见于东欧的犹太人后裔。

（二）Fanconi 贫血

Fanconi 贫血（Fanconi anemia，FA）是一种儿童时期发生的骨髓疾病，呈常染色体隐性遗传，临床上相当罕见，群体发病率约为 1/350000。其临床特点为进行性骨髓衰竭，各类起源于骨髓干细胞的血细胞发育受阻，全血细胞减少。患者有贫血、易疲乏、易出血和易感染等症状，多见皮肤色素沉着或片状红褐色斑，体格、智力发育可能落后，同时伴有多发性先天畸形，常见骨骼畸形，如大拇指缺如或畸形、第一掌骨发育不全、尺骨畸形、脚趾畸形、小头畸形等，也可有肾、眼、耳、生殖器等畸形和先天性心脏病等。儿童时期癌症发生的危险性增高，多数患者易患白血病及实体瘤，如阴道癌、食管癌及头颈部肿瘤。

在培养的 FA 细胞中普遍存在染色体不稳定性，表现为染色体自发断裂率明显增高，多为单体断裂、裂隙、双着丝粒等染色单体畸变，断片、核内复制也较为常见。分子遗传学研究发现，可能 FA 细胞的 DNA 修复系统中出现核酸外切酶或者 DNA 连接酶活性降低，使得 FA 细胞对 DNA 损伤敏感，最终导致患者对白血病等恶性肿瘤易感性增强。目前发现有 13 个已知基因（*FANCA*，*FANCAB*，*FANCAC*，*FANCAD1*，*FANCAD2*，*FANCAE*，*FANCAF*，*FANCAG*，*FANCAI*，*FANCAJ*，*FANCAL*，*FANCAM*，*FANCAN*）的突变会导致 FA。这些基因除 *FANCAB* 致病基因定位于 X 染色体上外，其余均位于常染色体上。

由于 FA 细胞对丝裂霉素 C、双环氧丁烷和顺铂反应敏感，由此导致 FA 细胞 1 个

DNA 单链内或者 2 条互补链之间发生交联，进而导致 FA 细胞停止生长并死亡，所以检测培养细胞对丝裂霉素 C 的敏感性是诊断 Fanconi 贫血的有效方法。

（三）共济失调毛细血管扩张

共济失调毛细血管扩张（ataxia telangiectasia，AT）是一种罕见的常染色体隐性遗传病，发病率为 1/100000 ~ 1/40000。1995 年，Savitsky 报道 AT 患者都有一个相同的基因发生突变，说明该基因为 AT 的致病基因，而且 AT 为单基因遗传病。AT 多发于儿童期，1 岁左右即可发病，表现为小脑性共济失调；6 岁后眼、面、颈等部位出现瘤样小血管扩张。患者常因免疫缺陷死于感染性疾病。

AT 患者有较多的染色体断裂。染色体畸变常见的有 14/14 易位，或涉及 14 号染色体的改变。此外，B、D 及 G 组的染色体重排也比较常见。AT 患者易患各种肿瘤，如淋巴细胞白血病、淋巴瘤、网织细胞肉瘤等。

（四）着色性干皮病

着色性干皮病（xeroderma pigmentosum，XP）是一种罕见的、致死性的常染色体隐性遗传皮肤病，发病率为 1/250000。XP 的临床特点为早发的皮肤癌，也易患黑色素瘤、角化棘皮瘤、肉瘤和腺癌，并伴有生长发育迟缓、性发育不良、智力障碍、小头和神经性耳聋等表现。

XP 的发生机制是由于患者核酸酶切除修复途径缺陷，不能切除紫外线辐射产生的嘧啶二聚体，造成细胞对紫外线辐射高度敏感。目前发现着色性干皮病有 8 种亚型。例如，亚型 XPC 是由 *XPC* 基因突变所致，XPC 蛋白能识别紫外线造成的损伤，并募集与切除修复相关的蛋白或酶，启动切除修复。但是当 *XPC* 基因突变后，无法对紫外线造成的嘧啶二聚体进行修复，所以患者对紫外线高度敏感，在皮肤受到阳光照射的部位发生色素沉着、红斑、水泡和结疤等，最后可发展为基底细胞癌或鳞状上皮细胞癌而致死，患者很少能活过 20 岁（彩图 6）。

第二节　染色体异常与肿瘤

研究发现，大多数人类恶性肿瘤伴有染色体数目或结构的异常，染色体畸变是肿瘤细胞的重要特征。

一、肿瘤的染色体数目异常

肿瘤细胞中常见染色体数目的改变，大多数恶性肿瘤细胞的染色体存在非整倍性改变（图 6-4），包括超二倍体、亚二倍体、亚三倍体、亚四倍体等，常可见 8 号、9 号、12 号和 21 号染色体的增多和 7 号、22 号、Y 染色体的减少。大多数肿瘤的染色体数目在二倍体数上下，或在三倍体和四倍体数之间，实体瘤染色体数目多在三倍体数上下，而胸腹腔积液中的癌细胞染色体数目变化更大，可以是六倍体、八倍体。

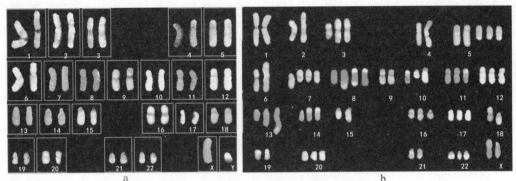

图 6 - 4　肿瘤细胞染色体的非整倍性改变

a. 正常人体细胞核型；b. 肿瘤细胞核型

二、肿瘤的染色体结构异常

在肿瘤的发生、发展过程中，由于肿瘤细胞增殖失控等原因，导致细胞有丝分裂异常并产生部分染色体断裂与重接，从而形成一些结构特殊的染色体。肿瘤细胞中结构异常的染色体称为标记染色体（marker chromosome）。标记染色体可分为非特异性标记染色体和特异性标记染色体两类。非特异性标记染色体是指可以出现在多种肿瘤中的标记染色体，但并不为某一肿瘤所特有，常见的有双微体、巨大近端标记染色体等。而特异性标记染色体经常出现在某一类肿瘤细胞内，能够在肿瘤细胞中稳定遗传。这些特异性标记染色体与某类肿瘤的恶性程度及转移能力密切相关，不是随机事件，常见的特异性标记染色体有 Ph^1 染色体、$14q^+$ 染色体等。

（一）Ph^1 染色体

1960 年，Nowell 和 Hungerford 在慢性粒细胞白血病（chronic myelocytic leukemia，CML）患者的外周血细胞内发现了一条比 22 号染色体还小的 G 组染色体，因在美国费城（Philadelphia）发现而被命名为 Ph^1 染色体（Philadelphia chromosome）。染色体显带技术检测结果证明，Ph^1 染色体是 22 号和 9 号染色体发生易位后形成的 1 条衍生染色体 t（9；22）（9qter→9q34::22q11→22pter），断裂点分别为 9q34 和 22q11（图 6 - 5）。大约 95% 的慢性粒细胞白血病患者都是 Ph^1 染色体阳性，因此，Ph^1 染色体可作为诊断慢性粒细胞白血病的依据，也可用于区别临床上相似的其他血液病（如骨髓纤维化病患者的 Ph^1 染色体为阴性等）。

（二）$14q^+$ 染色体

在 90% 的 Burkitt 淋巴瘤病例中，可以看到 1 个长臂增长的 14 号染色体（$14q^+$），这条染色体 $14q^+$ 是 8 号与 14 号染色体易位的结果，是 Burkitt 淋巴瘤的特异性标记染色体，即 t（8；14）（q24；q32）（图 6 - 6）。

除了以上 2 个高度特异性的标记染色体外，还发现一些其他的特异性标记染色体，如视网膜母细胞瘤的 $13q14^-$，脑膜瘤的 $22q^-$ 或 - 22，Wilms 瘤的 11 号染色体短臂缺失（11p13→11p14）等（表 6 - 1）。

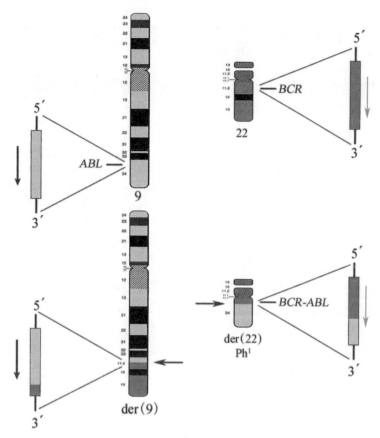

图 6-5　Ph¹染色体的形成

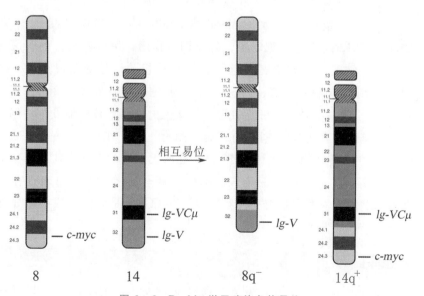

图 6-6　Burkitt 淋巴瘤染色体易位

表 6 - 1 在白血病和实体瘤中观察到的特殊细胞遗传学改变

肿瘤类型	遗传学改变
白血病	
慢性粒细胞白血病	t（9;22）（q34;q11）
急性粒细胞白血病	t（8;21）（q22;q22）
急性早幼粒细胞白血病	t（15;17）（q22;q11 - 12）
急性淋巴细胞白血病	t（12;21）（p13;q22）
实体瘤	
Burkitt 淋巴瘤	t（8;14）（q24;q32）
Ewing 肉瘤	t（11;22）（q24;q12）
脑膜瘤	22 号染色体单体
视网膜母细胞瘤	del（13）（q14）
肾母细胞瘤	del（11）（p13）
神经母细胞瘤	*N - MYC* 表达增强
乳腺癌	*HER2/NEU* 表达增强

第三节 基因异常与肿瘤

细胞增殖受到许多周期蛋白因子和相应周期蛋白依赖性激酶等的严格调控。如图 6 - 7 所示，一些周期蛋白因子如 CyclinA，CyclinB 和 CyclinD 及相应激酶 CDK1，CDK2，CDK4 和 CDK6 等促进细胞增殖，起正调控作用，用黑色字符表示这些正调控因子。此外，一些细胞周期的检测点组成成员及其相关信号通路成员如 APC，p53，p21 或 ATM 等抑制细胞增殖，起负调控作用，用蓝色字符表示这些负调控因子。如果这些正/负调控因子的基因异常，可能引起细胞增殖失控而导致肿瘤发生。例如，在正常细胞中，*APC* 基因的表达产物 APC 对细胞增殖有正调控作用；*p53* 基因的表达产物 p53 对细胞增殖则起抑制作用（负调控作用）。这两类基因的表达产物所产生的效应相互拮抗，维持平衡，对正常细胞的生长、增殖、衰老、死亡进行精确调控。但是当 *APC* 基因和（或）*p53* 基因发生突变并且突变不断积累，最终会造成细胞异常增生和增殖失控，导致结肠癌发生。

一、癌基因

癌基因（oncogene）是指正常人体和动物细胞内及致瘤病毒体内所固有的能引起细胞恶性转化的核酸片段，它们一旦异常活化能促使人或动物的正常细胞发生癌变。

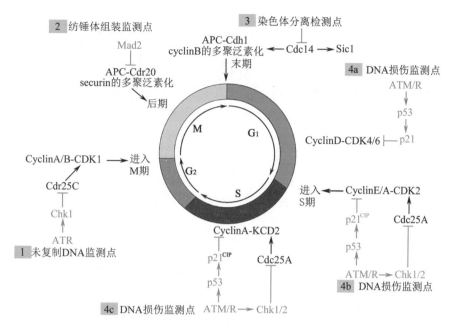

图 6 - 7　细胞增殖相关的正负调控因子

黑色表示促进细胞分裂蛋白；蓝色表示抑制细胞分裂蛋白

（一）癌基因的分类

癌基因包括病毒癌基因（v-oncogene）和细胞癌基因（c-oncogene）两类。病毒癌基因是存在于病毒基因组中的核苷酸片段，能引起宿主细胞恶性转化。细胞癌基因存在于正常细胞的基因组中，是细胞本身遗传物质的组成部分，是一类对维持细胞正常功能具有重要作用的基因，又称原癌基因（proto oncogene）。在正常细胞中，原癌基因处于静止或低表达的非激活状态，在各种物理、化学及生物因素的作用下，可使其结构发生改变，从而被激活成为癌基因。通常认为原癌基因致癌属显性致癌方式。

目前已知的原癌基因有近 100 种，这些基因编码的产物是维持生命活动不可缺少的多种蛋白质。例如，原癌基因编码生长因子、生长因子受体和蛋白激酶，在生长信号传递和细胞分裂中发挥作用，或者编码 DNA 结合蛋白，参与基因表达或复制调控等。当原癌基因发生异常转变为癌基因后，其产物可引起细胞恶性转化，导致肿瘤发生。按原癌基因的产物和功能可将其分为生长因子类、生长因子受体类、信号传导因子类、转录因子类、细胞凋亡调控因子类 5 种类型（表 6 - 2）。

（二）原癌基因的激活

正常情况下，细胞癌基因处于静止状态，对机体并不构成威胁。相反，它们还具有重要的生理功能，特别是在胚胎发育时期或组织再生的情况下。然而，当病毒、化学致癌物或辐射等致畸因子作用于细胞时，有可能激活原癌基因，导致细胞周期加快、发生癌变。原癌基因被激活的方式可分为以下五类（图 6 - 8）。

表 6-2 一些原癌基因的功能及相关肿瘤

原癌基因	功能	相关肿瘤
生长因子		
HST	成纤维细胞生长因子	胃癌
SIS	血小板源生长因子 β 亚基	神经胶质瘤（脑瘤）
KS3	成纤维细胞生长因子	Kaposi 肉瘤
生长因子受体		
RET	受体酪氨酸激酶	多发性内分泌肿瘤、甲状腺肿瘤
ERBB	表皮生长因子受体	胶质母细胞瘤（脑瘤）、乳腺癌
ERBA	甲状腺激素受体	急性早幼粒细胞白血病
NEU（ERBB2）	受体酪氨酸激酶	神经母细胞瘤、乳腺癌
MET	受体酪氨酸激酶	遗传性乳头状肾癌、肝癌
信号传导因子		
HRAS	GTP 酶	结肠癌、肺癌、胰腺癌
KRAS	GTP 酶	黑色素瘤、甲状腺癌、急性单核细胞白血病、结直肠癌
NRAS	GTP 酶	黑色素瘤
BRAP	丝氨酸-苏氨酸激酶	恶性黑色素瘤
ABL	蛋白激酶	慢性粒细胞白血病、急性淋巴细胞白血病
CDK4	细胞周期蛋白依赖性激酶	恶性黑色素瘤
转录因子		
NMTC	DNA 结合蛋白	神经母细胞瘤、肺癌
MYB	DNA 结合蛋白	恶性黑色素瘤、淋巴瘤、白血病
细胞凋亡调控因子		
BCL2	抗凋亡蛋白	B 细胞淋巴瘤
MDM2	p53 调控蛋白	肉瘤

1. 点突变　是原癌基因中单个碱基突变，蛋白质的氨基酸组成改变，造成蛋白质结构变异和功能改变，最终导致细胞恶性转化。例如，正常的 RAS 蛋白为膜表面信号转导蛋白，在细胞外因子作用下产生刺激细胞生长的信号。ras 基因突变是一个原癌基因发生突变而激活的典型例子。研究发现膀胱癌细胞系的原癌基因 ras 第 12 位密码子 GGC 突变为 GTC，其编码的甘氨酸改变为缬氨酸，导致 RAS 蛋白质异常。由于异常的 RAS 蛋白质始终处于被激活状态，导致细胞持续增殖。

2. 易位　是指染色体断裂后的易位重接，是造血系恶性肿瘤及实体瘤中常见的现象。染色体重排导致原癌基因在染色体上的位置发生改变，造成 2 种结果。一种是原来无活性的原癌基因转移到一个强大启动子或增强子附近而被激活，表达增强，最终导致细胞癌变。例如，Burkitt 淋巴瘤 8 号染色体断裂位点 8q24 处有 *c-myc* 癌基因，其与 14 号、2 号、22 号染色体易位常发生在免疫球蛋白基因所在的位点。由于免疫球蛋白表达较为活跃，癌基因会被激活。另一种是由于易位改变了基因的结构，使其与其他高表达的基因形成融合基因，于是编码产生了具有转化活性的融合蛋白。例如，慢性粒细胞白血病的 Ph[1] 染色体，由于 9 号、22 号染色体易位使得位于 9q34 的 *ABL* 基因转移到 22 号染色体上，形成 *BCR-ABL* 融合基因，使其表达增高而致病。

3. 基因扩增　在正常基因组中原癌基因一般只有单个拷贝，不会使细胞癌变。在受到某些因素影响后，原癌基因的 DNA 不断复制可使其拷贝数大量增加（即基因扩增），进而导致肿瘤产生。例如，人视网膜母细胞瘤中 *N-myc* 扩增了 10~200 倍，相应的 mRNA 和蛋白质产物大量增加；肾上腺皮质瘤细胞株中 *c-ras* 基因比正常细胞高 50 倍。

4. 获得外源启动子（外源启动子插入）　一个强大的外源启动子插入细胞原癌基因的上游或下游，成为该原癌基因的强启动子，使原癌基因表达增强，出现强烈的致癌活性。例如，逆转录病毒基因组中含有较强的启动子和增强子，当体内细胞被感染时，启动子可插入细胞原癌基因附近，导致原癌基因表达或者过度表达，造成细胞癌变。

5. 基因异常甲基化　能引起染色质结构、DNA 构象、DNA 稳定性及 DNA 与蛋白质相互作用方式的改变，从而控制基因表达。研究表明肿瘤细胞中启动子区 CpG 岛常被甲基化，导致其相关基因的表达关闭，同时关键的肿瘤抑制子和生长调节基因的部分启动子高度甲基化，致使癌基因表达异常，从而参与肿瘤的发生与发展。

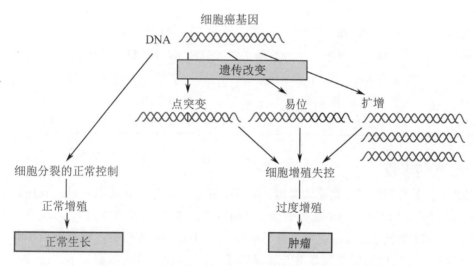

图 6-8　原癌基因的激活方式（点突变、易位、扩增）

二、抑癌基因

抑癌基因（tumor suppressor gene）又称肿瘤抑制基因，是指正常细胞中存在的一类抑制细胞过度生长与增殖，从而遏制肿瘤发生的负调节基因。正是由于细胞中的抑癌基因和调控生长的原癌基因协调表达,才能更好地维持细胞正常的生长、增殖和分化。当抑癌基因发生突变、缺失或失活时,可引起细胞恶性转化而导致肿瘤发生。抑癌基因的表达产物主要是转录调节因子、负调控转录因子、周期蛋白依赖性激酶抑制因子(CKI)、信号通路抑制因子、DNA修复因子及发育和干细胞增殖相关信号途径成员等。目前已被鉴定的抑癌基因、候选抑癌基因有数10种,公认的有10余种(表6-3)。通常认为抑癌基因以隐性方式致癌。

表6-3 一些常见抑癌基因的功能及相关肿瘤

抑癌基因	功能	相关肿瘤
肿瘤抑制基因		
RB	细胞周期阻滞,结合E2F转录因子	视网膜母细胞瘤、骨肉瘤
APC	结合β-catenin介导Wnt信号通路	家族性腺瘤样息肉
SMAD4	传导TGF-β信号	幼年性息肉病
NF1	下调RAS蛋白	Ⅰ型神经纤维瘤
NF2	调节细胞骨架蛋白	Ⅱ型神经纤维瘤
p53	转录因子,诱导细胞周期阻滞或细胞凋亡	Li Fraumeni综合征
WT1	锌指结构转录因子,结合表皮生长因子	肾母细胞瘤
CDKN2A	CDK4抑制剂	家族性黑色素瘤
PTEN	磷酸酶,调节PI3K信号通路	Cowden综合征(乳腺和甲状腺癌症)
CDH1	钙粘连蛋白,调节细胞连接	胃癌
DNA修复基因		
BRCA1	修复DNA损伤	家族性乳腺癌及卵巢癌
BRCA2	修复DNA损伤	家族性乳腺癌及卵巢癌
ATM	蛋白激酶使BRCA1磷酸化修复DNA损伤	共济失调毛细血管扩张
XPA	核苷酸切除修复	着色性干皮病
MLH1	DNA错配修复	遗传性非息肉病性结直肠癌

(一)RB基因

RB基因又称视网膜母细胞瘤基因,是在研究视网膜母细胞瘤家系时发现的,它也是最早发现的抑癌基因。RB基因定位于13q14.2,共有24个外显子,其编码的产物Rb蛋白由928个氨基酸残基组成,分子量为110 kDa。Rb蛋白是一种细胞周期调控因子,在Rb去磷酸化或低磷酸化时与转录因子E2F结合,阻止细胞从G_1期进入S期,抑制细胞增殖。RB基因发生突变后,其产物Rb蛋白失活,导致细胞增殖不受控制,进而诱发细胞癌变。2个RB等位基因必须都丧失功能(失活)才会导致视网膜母细胞瘤,在遗传性高危家族中已有1个RB基因丢失,当另外1个RB基因发生丢失或突变时导致视网膜母细胞瘤发生的概率,远远高于2个RB基因都正常的普通人群。除视网膜母细胞瘤外,骨肉瘤、乳腺癌、肺癌、膀胱癌、软组织肉瘤、肝癌等许多肿瘤都发

现有 *RB* 基因的失活和缺失,这也说明 *RB* 基因处于细胞增殖调控的核心位置。

(二) *p53* 基因

p53 基因定位于 17p13.1,有 11 个外显子,编码由 393 个氨基酸组成的、分子量为 53 kDa的 p53 蛋白。野生型 p53 蛋白是一种核内磷酸化蛋白质,作为转录因子可与特异的 DNA 序列结合,使细胞停滞在损伤修复前期,不能进入 S 期复制 DNA 而促使细胞凋亡,最终抑制肿瘤细胞生长。如果 *p53* 基因突变或缺失,可导致肺癌、肝癌、脑瘤、结肠癌、淋巴癌、神经纤维肉瘤等多种肿瘤的发生。最著名的如 Li Fraumeni 综合征 (图 6-9),该家系中被证实在 *p53* 基因第 245 位密码子有 GGC→GAC 突变的个体易患胃癌、乳腺癌、肺癌及白血病等各类癌症。这说明 *p53* 基因处于细胞增殖调控的核心位置。

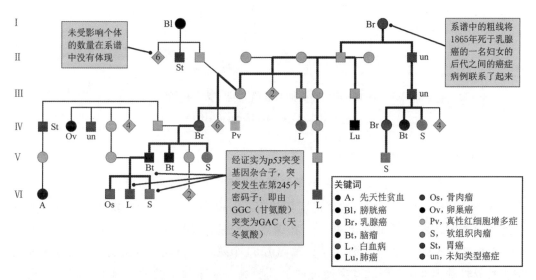

图 6-9 一个 Li Fraumeni 综合征家族的系谱

(引自 Daniel L. Hart 等,2018)

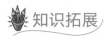知识拓展

肿瘤抑制基因 *Rb*,*p53* 与细胞周期

细胞增殖通过一系列的细胞周期促进因子和细胞周期抑制因子相互作用完成,Rb 蛋白作为主要"刹车"是通过与 E2F 转录因子结合将细胞周期阻止在 S 期开始之前。周期蛋白D-CDK2复合体通过使 Rb 磷酸化而使之失活,这样就释放出 E2F 复合体,让细胞进入并通过 S 期。CDK 抑制因子如 p16,p21 使 CDKs 失活,作为另一个"刹车"抑制细胞周期。而 p53 通过 p21 阻止周期运行或者诱导细胞凋亡应对 DNA 损伤 (图 6-10)。

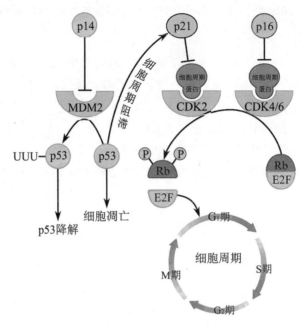

图 6 – 10 肿瘤抑制基因 *Rb* 和 *p53* 的作用

（引自 Lynn B. Jorde 等，2016）

（三）*BRCA1* 和 *BRCA2* 基因

家族史一直是乳腺癌发病的一个重要风险因素。在乳腺癌的发生中，一级亲属中有多人患乳腺癌的个体发病风险最高。1990 年，Hall 等在对 23 个早发性乳腺癌家族进行连锁分析时，发现了世界上第一个乳腺癌易感基因 *BRCA1*。该基因定位于 17q21，mRNA 长度 7.8 kb，含 22 个外显子，编码 1863 个氨基酸组成的蛋白质，是乳腺和卵巢组织特异性肿瘤抑制基因。其突变可增加乳腺癌和卵巢肿瘤的发生风险。*BRCA1* 突变造成的乳腺癌符合 Knudson 的 "二次突变假说"，在家族性乳腺癌中，该基因在生殖细胞中发生了一次突变（又称种系突变），当乳腺组织再次发生突变时，即可发生肿瘤。40%～50%的乳腺癌家系中存在 *BRCA1* 种系突变，这是乳腺癌易感性的主要原因。另外一部分家系中，存在另一易感基因 *BRCA2*，该基因位于 19q12 – q13，mRNA 长 11 kb，编码 3418 个氨基酸组成的蛋白质。大约 80%的乳腺癌是由 *BRCA1*，*BRCA2* 突变造成的，但卵巢癌中 10%与 *BRCA1* 有关，40%～50%与 *BRCA2* 有关。另外，*BRCA2* 能够提高男性乳腺癌的患病风险，而 *BRCA1* 对男性乳腺癌没有影响（图 6 –11）。

三、肿瘤转移相关基因

肿瘤转移与两类基因密切相关，一类是肿瘤转移基因，另一类是肿瘤转移抑制基因。肿瘤转移是这两类基因综合作用的结果。

（一）肿瘤转移基因

在细胞基因组中，具有促进肿瘤细胞浸润和（或）转移潜能的基因称为肿瘤转移

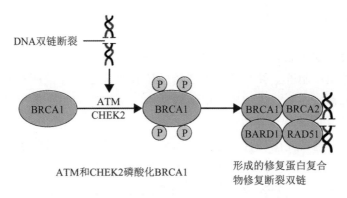

图 6-11 *BRCA1* 和 *BRCA2* 基因在 DNA 损伤修复中的作用

（引自 Lynn B. Jorde 等，2016）

基因（tumor metastatic gene）。肿瘤细胞浸润和转移的每一步都有多种基因参与，涉及一些相关因子、酶类和蛋白质等的共同作用及调节。这些基因编码的产物主要涉及各种黏附因子、细胞外基质蛋白水解酶、细胞运动因子、血管生成因子等。例如，整合素是一类细胞表面黏着蛋白，能够识别细胞基质中的相关蛋白，起到固定细胞、抑制其迁移的作用。这些基因对肿瘤细胞转移有促进作用。

（二）肿瘤转移抑制基因

肿瘤转移抑制基因（tumor metastasis suppressor gene）是一类能够抑制肿瘤转移但不影响肿瘤发生的基因。

这些基因在非转移性肿瘤中呈高度表达，而在转移性肿瘤中呈低度表达，因其与肿瘤转移作用相关而得名。在细胞基因组中除存在原癌基因与抑癌基因外，同时还存在肿瘤转移和抑制转移两大正负调节的基因系统。但两大系统是否也存在像原癌基因与抑癌基因那种激活与被灭活的关系及其具体的调节机制尚不清楚。一些基因编码的蛋白酶能够直接或间接抑制具有转移能力的蛋白，例如，金属蛋白酶组织抑制基因编码产物能与胶原酶结合，抑制其活性，保护基底膜免受胶原酶的降解，而基底膜是阻止肿瘤转移的重要屏障。

目前已知的肿瘤转移抑制基因仅有 10 余种，主要包括：参与细胞重要生理活动调节的基因，如 *nm23*；基质蛋白水解酶抑制因子基因，如 *TIMP*，*PAI* 等；增加癌细胞免疫源性的基因，如 *MHC* 等。

第四节　肿瘤发生的遗传学理论

迄今为止，在肿瘤遗传学研究中相继发现了多种肿瘤相关基因及信号通路，提出了肿瘤发生的单克隆起源假说、二次突变假说和多步骤遗传损伤假说等若干种理论。

一、肿瘤发生的单克隆起源假说

肿瘤的单克隆起源假说认为，肿瘤是由单一突变细胞增殖而来的，即肿瘤是突变细胞的单克隆增殖细胞群。肿瘤的细胞遗传学研究也证实，几乎所有的肿瘤都是单克隆起源的，都起源于一个前体细胞，即最初是由一个细胞的一个关键基因突变或一系列相关事件导致其向肿瘤细胞转化，随后产生不可控制的细胞增殖，最终形成肿瘤。许多证据证明了肿瘤的克隆特性。如对白血病和淋巴瘤的分子分析表明，所有的淋巴瘤细胞都有相同的免疫球蛋白基因或 T 细胞受体基因重排，提示它们来源于单一起源的 B 细胞或 T 细胞。在一些对女性肿瘤的研究中发现，恶性肿瘤的所有癌细胞都含有相同失活的 X 染色体，表明它们起源于单一细胞。肿瘤细胞学研究发现，肿瘤的所有细胞一般都具有相同的标记染色体，这是支持肿瘤发生的单克隆起源假说的强有力证据。目前，通过荧光原位杂交方法直接检测癌组织中突变的癌基因或肿瘤抑制基因，也证实了肿瘤的单克隆起源特性。

二、肿瘤发生的二次突变假说

1971 年，Alfred Knudson 在研究视网膜母细胞瘤的发病机制时提出了二次突变假说，并用此解释了遗传型视网膜母细胞瘤发生的机制。该假说认为，一些细胞的恶性转化需要 2 次或 2 次以上的突变。第一次突变可能发生在生殖细胞或由父母遗传得来，为合子前突变，也可能发生在体细胞；第二次突变则均发生在体细胞。二次突变假说对一些遗传性肿瘤，如视网膜母细胞瘤的发生做出了合理的解释：遗传型视网膜母细胞瘤发病早，并多为双侧或多发，这是因为患儿出生时全身所有细胞已经有一次基因突变，只需要在出生后任何一个视网膜母细胞再发生一次突变（第二次突变），就会转变成肿瘤细胞［图 6 – 12（a）］。这种事件较易发生，因此这种肿瘤发生具有家族性、多发性、双侧性和早发性的特点。非遗传型视网膜母细胞瘤的发生则需要同一个体细胞（或其克隆群）在出生后积累 2 次突变［图 6 – 12（b）］。换言之，需要在出生后的同一个体细胞（或其克隆群）内连续发生 2 次突变。这种事件发生的概率很小，因此非遗传性肿瘤发病迟，并具有散发性、单发性和单侧性等特点。

三、肿瘤发生的多步骤遗传损伤假说

1983 年，美国麻省理工学院的 Land 等人通过研究发现，细胞的癌变至少需要 2 种致癌基因的联合作用，每一个基因的改变只完成其中的一个步骤，还需要另一些基因的变异才能最终完成癌变过程。这一观点在一些肿瘤（如大肠癌）的发生、发展中得到了进一步的证实（彩图 7），并以大肠癌为模型逐渐发展形成了多步骤致癌（multistep carcinogenesis）假说，也称多步骤遗传损伤假说。

图 6 – 13 显示大肠癌的多步骤遗传损伤模型：在大肠癌的发生、发展过程中涉及 5q，12q，18q 和 17q 等染色体改变，APC，KRAS 和 SMAD4 等基因突变及 DNA 甲基化改变等多个改变。

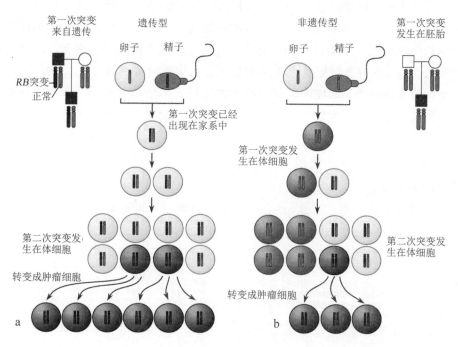

图 6 – 12　以视网膜母细胞瘤为模型的二次突变学说

（引自 Lynn B. Jorde 等，2016）

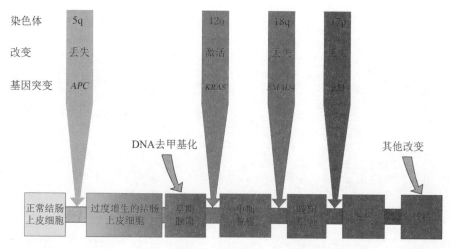

图 6 – 13　以大肠癌为模型的多步骤遗传损伤模型

（引自 Lynn B. Jorde 等，2016）

在此模型基础上初步完善和发展起来的多步骤遗传损伤假说认为，细胞癌变往往需要多个肿瘤相关基因的协同作用，要经过多阶段的演变，其中不同阶段涉及不同的肿瘤相关基因的激活与失活。这些基因的激活与失活在时间上有先后顺序，在空间位置上也有一定的配合，所以肿瘤细胞表型的最终形成是这些被激活与失活的相关基因共同作用的结果。例如，在恶性肿瘤的起始阶段，原癌基因激活的方式主要表现为逆转录病毒的插入或原癌基因点突变，而演进阶段则以染色体重排、基因重组和基因扩增等激活方式为主。总之，目前的研究证明肿瘤的发生是多步骤的，涉及多种相关基因（包括原癌基因和抑癌基因）的变异。一种肿瘤会有多种基因的变化，而同一种基因的改变也会在不同种类肿瘤的发生中起作用，大多数肿瘤的发生与原癌基因的活化和抑癌基因的失活有关。环境因素只有改变遗传物质的结构和功能，才能使正常细胞恶变为癌细胞。肿瘤的发生是一个多因素（多基因）、多阶段、累积渐进的复杂过程。

思考题

1. 癌家族和家族性癌有何异同？
2. 简述癌基因和抑癌基因在细胞生长、增殖调控过程中的生物学功能。
3. 什么是肿瘤的标记染色体？它与肿瘤的关系如何？
4. 肿瘤多步骤遗传损伤假说的基本观点有哪些？

第七章 线粒体遗传病

线粒体是细胞物质氧化的场所和能量供给中心，被称为细胞的"动力工厂"。1963年，Nass等首次发现线粒体中存在DNA，同年Schatz分离出完整的线粒体DNA（mitochondrial DNA，mtDNA）。1988年Wallace等通过对线粒体DNA突变和Leber遗传性视神经病之间关系的研究后，明确提出线粒体DNA突变可使人类患病。

第一节 线粒体基因组

人类细胞核基因组指的是细胞核中的24条染色体。线粒体基因组（mitochondrial genome）指的是细胞质中线粒体所含有的基因组，线粒体基因组又称人类的25号染色体或M染色体。每个人体细胞中都含有数以百计的线粒体，1个线粒体内通常有2～10个拷贝的mtDNA。从DNA含量来看，mtDNA约占细胞DNA总量的1%。

一、线粒体基因组的结构特点

1981年，剑桥大学Anderson等完成人类mtDNA序列测定，mtDNA全长16569个碱基对（bp），双链闭合环状分子，根据其转录产物在氯化铯密度梯度离心中浮力的不同，双链又分为重链（H链）和轻链（L链）。外环为重链，富含鸟嘌呤；内环为轻链，富含胞嘧啶（图7-1）。

mtDNA分为编码区和非编码区，编码区为保守序列，在不同种系间具有同源性。编码区含有37个基因，其中2个基因编码线粒体核糖体rRNA（16S，12S），22个基因编码线粒体tRNA，13个基因编码与线粒体氧化磷酸化有关的蛋白质。mtDNA各基因之间排列极为紧凑，部分区域还出现重叠，即前一个基因的最后一段碱基与下一个基因的第一段碱基相衔接，利用率极高。无启动子和内含子，缺少终止密码子，仅以U或UA结尾。基因间隔区只有87 bp，占mtDNA总长度的0.5%。mtDNA任何区域的突变

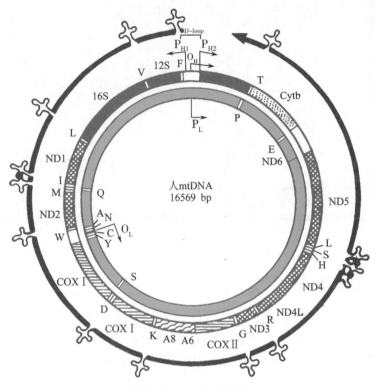

图 7 - 1　线粒体基因组

都可能导致线粒体氧化磷酸化功能的病理性改变。

　　mtDNA 有 2 个非编码区：一是控制区（CR），也叫 D 环区（D-loop），由 1122 个碱基组成，与 mtDNA 复制及转录有关，包含 H 链复制起始点（O_H）、H 链与 L 链转录启动子（P_{H1}，P_{H2}，P_L）及 4 个保守序列；另一个非编码区是 L 链复制起始区（O_L）。

二、线粒体基因组的遗传特征

（一）mtDNA 具有半自主性

　　mtDNA 能够独立自主地复制、转录和翻译出 13 种蛋白质，因而表现出一定的自主性。但是，维持线粒体结构和功能所需的大部分蛋白质，以及氧化磷酸化所需复合物的大多数蛋白质亚基，都是由细胞核基因编码的。2017 年，据澳大利亚研究委员会（ARC）官方网站公布的数据显示：人类参与线粒体功能的蛋白质亚基为 1441 种，线粒体内所有蛋白质亚基，由线粒体基因组编码的仅约 1%。因此，线粒体基因组在遗传控制上具有半自主性。

（二）mtDNA 突变率高

　　mtDNA 突变率比 nDNA 高 10 ~ 20 倍，高突变率造成个体及群体中 mtDNA 序列有极大差异，任何两个个体的 mtDNA，平均每 1000 个碱基对中就有 4 个不同，不同个体mtDNA 的差异率最高可达 3%，而 nDNA 差异率仅为 0.1%。人群中存在多种中度到重度有害的 mtDNA 突变，且高度有害的 mtDNA 突变不断增多。有害突变会通过选择而消除，因此线粒体遗传病并不多见。

（三）mtDNA 以母系遗传方式传递

人类精子的结构分为头部和尾部两部分。尾部又分为中段、主段和末段三部分。线粒体一般位于精子的尾中段，在受精过程中不能进入卵细胞，精子只提供细胞核，因此受精卵中的细胞质几乎全部来自卵子。由于人类受精方式的限制，线粒体遗传病的传递模式与经典的孟德尔遗传模式完全不同。线粒体遗传是母系遗传（maternal inheritance）。母系遗传是指母本性状决定子代性状的遗传现象，即母亲将她的 mtDNA 传给她的所有子女，但只有她的女儿能将其 mtDNA 传递给女儿的下一代，而她的儿子不能将其 mtDNA 传递给儿子的下一代（图 7 - 2）。

通过对子代 mtDNA 序列进行分析发现，只有 1/10000 的 mtDNA 来自父亲，其余的均来自母亲。目前尚未发现父源 mtDNA 导致线粒体遗传病的案例。分析系谱时，如果发现某些成员具有相同的临床特征，而且是从受累的女性传递而来，就应考虑可能为 mtDNA 异常造成的，通过 mtDNA 序列分析可确诊。

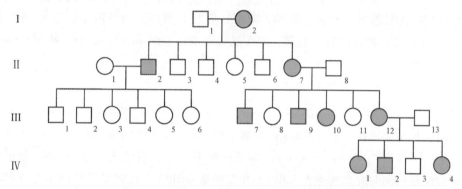

图 7 - 2　呈母系遗传的典型线粒体病系谱

（四）mtDNA 遗传密码的特殊性

线粒体基因组的遗传密码与核基因组的遗传密码不完全一致（表 7 - 1）。例如，UGA 在核基因组中编码异亮氨酸，在哺乳动物线粒体中编码蛋氨酸；UGA 在核基因组中编码终止密码，在哺乳动物线粒体中编码色氨酸；AGA，AGG 在核基因组中编码精氨酸，在哺乳动物线粒体中编码终止密码。因此，哺乳动物线粒体中有 4 个终止密码，即 UAA，UGA，AGA 和 AGG。此外，线粒体基因组中 RNA 的兼并性也较强，仅用 22 个 tRNA 来识别 48 种密码子。

（五）遗传瓶颈

人类的每个卵细胞中大约有 10 万个线粒体，但是在卵母细胞成熟时，绝大多数线粒体会丧失，数目可能会随机减少到 100 个以下，甚至不到 10 个，只有随机的极少数的线粒体会进入成熟卵细胞传给子代。这种卵母细胞形成过程中线粒体数量急剧减少的现象称遗传瓶颈（genetic bottleneck）。这使得只有随机的少数线粒体真正传给后代，所以子代线粒体差异很大。因此，通过遗传瓶颈保留的一个线粒体携带的一种突变，就会在个体中占有一定的数量。

表 7 - 1 哺乳动物线粒体遗传密码与"通用"遗传密码的差异

密码子	线粒体遗传密码编码	"通用"遗传密码编码
UGA	色氨酸	终止密码
AUA	蛋氨酸	异亮氨酸
AGA，AGG	终止密码	精氨酸

（六）阈值效应

突变 mtDNA 的比例需达到一定程度才足以引起某种组织或器官的功能异常，这称为阈值效应（threshold effect）。不同的组织器官对能量的依赖程度不同，其阈值效应也表现出相应的差异。对能量依赖程度较高的组织比其他组织更易受到氧化磷酸化系统缺陷的影响，这类细胞在较低的突变型 mtDNA 水平就会引起临床症状。例如，中枢神经系统对 ATP 的依赖程度最高，对氧化磷酸化系统缺陷敏感，易受阈值效应影响而受累，其他依次为骨骼肌、心脏、胰腺、肾脏、肝脏。例如，当肝脏中突变 mtDNA 的比例达 80% 时，尚不表现出病理症状，但在肌组织或脑组织中突变 mtDNA 达 80% 的比例时就表现出疾病。

（七）mtDNA 的同质性与异质性

每个细胞中都有数千个 mtDNA 分子。如果同一组织或细胞中所有的 mtDNA 分子都完全相同，称为同质性（homoplasmy）。如果同一组织或细胞中的 mtDNA 分子有 2 种及以上，则称为异质性（heteroplasmy）。异质性的发生机制可能是由于 mtDNA 发生突变导致一个细胞内同时存在野生型 mtDNA 和突变型 mtDNA，或者是受精卵中存在的异质性 mtDNA 在卵裂过程中被随机分配于子细胞中。在异质性的细胞中，通常将能在自然人群中观察到的最高频率的 mtDNA 分子称为野生型，而将其他类型的 mtDNA 分子称为突变型。野生型一般是经历千万年进化而保留下来的比较适应环境的分子，而突变型一般是在野生型的基础上通过基因突变而来。大多数人类细胞中的 mtDNA 都具有异质性。

（八）复制分离

mtDNA 在有丝分裂和减数分裂期间都要经过复制分离，即细胞分裂时，突变型和野生型 mtDNA 发生分离，随机地分配到子细胞中，使子细胞拥有不同比例的突变型 mtDNA 分子（图 7 - 3）。这种随机分配导致 mtDNA 异质性变化的过程称为复制分离（replicative segregation）。在连续的分裂过程中，异质性细胞中突变型 mtDNA 和野生型mtDNA的比例会发生漂变，向同质性的方向发展。这是因为分裂旺盛的细胞（如血细胞）往往有排斥突变 mtDNA 的趋势，经无数次分裂后，细胞逐渐成为只有野生型 mtDNA 的同质性细胞。突变 mtDNA 具有复制优势，在分裂不旺盛的细胞（如肌细胞）中逐渐积累，形成只有突变型 mtDNA 的同质性细胞。经过这样的漂变，表型也随之发生改变。

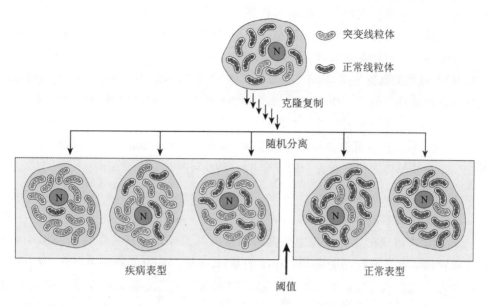

图 7-3　异质性 mtDNA 的复制分离和阈值效应

（引自 Robert L. Nussbaum 等，2016）

第二节　线粒体基因突变与疾病

自 1988 年发现第一个 mtDNA 突变以来，现已确认 mtDNA 至少有 621 种碱基置换和 151 种缺失、插入和重排与线粒体遗传病有关。线粒体基因突变可影响氧化磷酸化功能，使 ATP 合成减少。一旦线粒体不能提供足够的能量，则引起细胞功能发生蜕变甚至坏死，导致细胞的一些功能减退，出现相应的临床症状。mtDNA 突变在许多疾病中存在，这些疾病包括具有母系遗传特征的疾病、一些中老年发生的退行性疾病，甚至衰老过程等。

一、线粒体基因突变的类型

（一）碱基置换

1. mRNA 基因碱基置换　mtDNA 的 mRNA 基因的碱基置换多为错义突变，又称为氨基酸替换突变，即某一密码子突变前编码一种氨基酸，突变后编码另一种氨基酸。这种突变会影响氧化磷酸化相关酶的结构和活性，使细胞氧化磷酸化功能下降，主要与脑脊髓性疾病及神经性疾病有关，如 Leber 遗传性视神经病通常是由 mtDNA 的 G11778A 突变导致原来编码的精氨酸变为组氨酸。

2. tRNA 基因的碱基置换　tRNA 是蛋白质合成时运输氨基酸的工具，tRNA 碱基置换会导致 tRNA 携带氨基酸的功能改变，使全部多肽链的翻译过程受到影响，导致呼吸链中多种酶合成障碍。目前，mtDNA 中 tRNA 基因的碱基置换与线粒体遗传病的发生机制尚未明了。这类突变所导致的疾病较错义突变所导致的疾病更具系统性的临床特征，常与线粒体肌病有关。典型疾病包括肌阵挛性癫痫伴碎红纤维病、线粒体脑肌病伴乳酸酸中毒及中风样发作综合征、母系遗传的肌病及心肌病等。

3. rRNA 基因的碱置替换　mtDNA 有 2 个 rRNA 基因，分别编码 12SrRNA，16SrRNA，他们是线粒体核糖体的重要组成部分。*12SrRNA* 基因发生碱基置换A1555G，有这种碱基置换的个体，使用氨基糖苷类抗生素时可导致耳聋。

4. 调控序列的碱基置换　最近研究发现，mtRNA 的 D-loop 区域的调控序列发生碱基置换，也与线粒体遗传病有关，如突变 T16189C 可导致 2 型糖尿病。

(二) 缺失、插入突变

mtDNA 缺失突变较为多见，插入突变较为少见。mtDNA 缺失突变的发生往往是由 mtDNA 的异常重组或在复制过程中异常滑动所致。大片段的缺失往往涉及多个基因，可导致线粒体氧化磷酸化功能下降，产生的 ATP 减少，从而影响组织器官的功能。如慢性进行性眼外肌麻痹（KSS）是由 mtDNA 8469 至 13477 之间 5 kb 的缺失引起。1992 年 Ballinger 发现一个符合母系遗传的糖尿病伴耳聋的患者是由 4398 至 14822 之间 5 kb 的 mtDNA 缺失引起。

(三) mtDNA 拷贝数目突变

mtDNA 拷贝数目突变指 mtDNA 拷贝数大大低于正常，可表现为常染色体显性遗传或隐性遗传。这提示拷贝数目突变是由核基因缺陷所致的线粒体功能障碍。这类突变较少，仅见于一些致死性婴儿呼吸障碍、乳酸酸中毒或肝衰竭、肾衰竭的病例。

线粒体疾病的常见碱基置换和缺失突变位置见图 7-4。

二、常见的线粒体疾病

广义的线粒体疾病（mitochondrial disease）指以线粒体功能异常为主要病因的一大类疾病。其遗传缺陷包括线粒体基因组与核基因组的遗传缺陷以及两者之间的通讯缺陷。通常所指的线粒体疾病为狭义的概念，即 mtDNA 突变导致线粒体功能异常所引起的疾病。

线粒体遗传病一般是多系统联合发病，因中枢神经系统和骨骼肌对能量的依赖最强，故临床症状以中枢神经系统和骨骼肌病变为主要特征，可累及脑、心肌、骨骼肌、肾脏及内分泌腺等多种组织和器官，在临床诊断时，当患者同时出现多个器官、多个组织症状而又无法解释其病因时，应考虑线粒体遗传病。

(一) Leber 遗传性视神经病

Leber 遗传性视神经病（Leber hereditary optic neuropathy，LHON）由德国眼科医师 Leber 于 1871 年首次报道，是人类母系遗传的典型病例，至今尚未发现一例男性患者将此病传给后代。LHON 患者常见于青年人，典型临床特征为：双侧视神经严重萎缩引起的急性或亚急性双侧中心视力消失，即患者看不到视野的中心部分；眼底检查通常发现有外周乳头状毛细血管扩张、微血管病、视盘假性水肿和血管扭曲；可伴有神经、

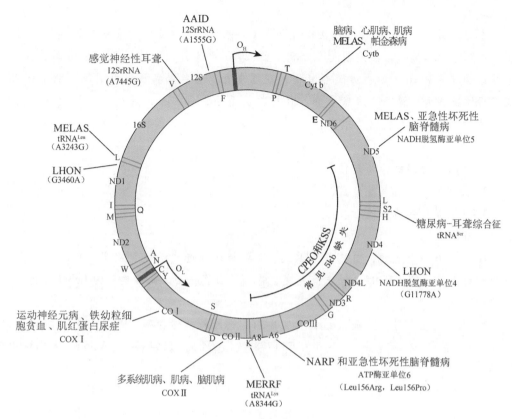

图 7-4 线粒体病的常见碱基置换和缺失突变位置

（引自 Robert L. Nussbaum 等，2016）

心血管及骨骼肌等异常，如头痛、癫痫及心律失常等症状。

现已发现许多 mtDNA 突变与 LHON 有关，诱发 LHON 的 mtDNA 突变均为点突变。1988 年 Wallace 等首先发现该病患者的 mtDNA 的第 11778 位点发生碱基 G 置换为 A（G11778A），使 NADH 脱氢酶的 ND4 亚单位第 340 位上一个高度保守的精氨酸被组氨酸取代，造成 NADH 脱氢酶活性降低和线粒体产能效率下降，减少了视神经的 ATP 供给，导致视神经细胞退行性病变死亡。近年来，已相继报道了更多的 mtDNA 点突变与 LHON 相关，可引起基因产物的氨基酸置换，突变命名中，MT 表示线粒体，ND 表示 NADH 脱氢酶，如 MTND6 * LHON14459A，MTND1 * LHON3460A，MTND6 * LHON14484C 及 G15257A 等 4 个位点突变。这些点突变虽然都能导致 LHON，但临床的严重程度有较大差异，其中以 G14459A 引起的症状最为严重，而 T14484C 与 G15257A 引起的症状较轻。

利用 LHON 患者的特异性 mtDNA 突变可进行该病的基因诊断。例如，mtDNA 的第 11778 位 G→A 突变是 LHON 患者最常见的突变类型，该突变可导致原有的限制性内切酶 sfaN I 切点消失，正常人 mtDNA 经 sfaN I 酶切后产生 915 bp 与 679 bp 2 个片段，而 LHON 患者经酶切后只产生 1590 bp 1 个片段，根据酶切片段大小即可完成基因诊断。

病例：

患者，男，7岁，双眼进行性视力下降1年来诊。患者1年前无明显诱因出现双眼视物模糊，无疼痛、眼红及畏光等不适，于2013年3月到医院就诊。患者既往健康，但其母述其舅舅16岁时视力突然减退，现已全盲。患者现双眼视力下降，低于0.05，戴镜后矫正视力无提高。眼底检查：环视乳头毛细血管扩张，视盘周围神经纤维层肿胀，视盘苍白，视网膜血管扭曲。

问题：

1. 患者最可能的诊断是什么？

2. 该病的发生机制是什么？

3. 该病是如何传递的？

解析：

1. 患者6岁时发病，首感视力减退，1年来病程进展迅速至双眼。辅助检查发现双眼视力下降，低于0.05，眼底检查视盘苍白伴血管扭曲，高度提示为Leber遗传性视神经病。

2. 本病是由氨基酸置换（错义突变）引起的线粒体遗传病。90%的患者的mtDNA存在以下3个点突变中的1个：G11778A（*ND4*），T14484C（*ND6*）及G3460A（*ND1*）。

3. 该病的遗传方式为母系遗传，致病基因从母亲传给子女，患者母系亲属为致病基因携带者或可能发病者。男性即便是致病基因携带者或患者，也不会将致病基因传给子女。

（二）肌阵挛性癫痫伴碎红纤维病

肌阵挛性癫痫伴碎红纤维病（myoclonic epilepsy with ragged red muscle fibers，MER-RF）是一种罕见的异质性母系遗传病。患者在骨骼肌病理检查中，常出现肌纤维紊乱与粗糙，线粒体形态异常并在骨骼肌细胞中积累，用Gomori Trichrome染色显示为红色，称破碎红纤维（彩图8）。除具有破碎的肌红纤维和形态异常的线粒体外，还具有多系统紊乱的症状，包括肌阵挛性癫痫、共济失调、肌病、轻度痴呆、耳聋及脊神经退化等。

80%~90%的MERRF患者是由mtDNA上*tRNA^{LYS}*基因点突变A8344G引起，该突变的正式名称为MTTK * MERRF 8344G。MTTK中的MT表示线粒体，第二个T表示*tRNA*基因，K表示赖氨酸（LYS）。小部分患者同一基因存在T8356C突变。*tRNA^{LYS}*突变会使tRNA结构发生改变，引起蛋白质合成受阻，从而使呼吸链酶复合体产生多种缺陷。

（三）线粒体脑肌病伴乳酸酸中毒及中风样发作综合征

线粒体脑肌病伴乳酸酸中毒及中风样发作综合征（mitochondrial encephalopathy with lactic acidosis and stroke-like episodes，MELAS）是一种常见的母系遗传病。患者常在40岁以前出现症状，其主要的临床特征为突发性呕吐、乳酸酸中毒、肌肉组织病变及有碎红纤维等。少数患者伴有痴呆、耳聋、偏头痛、眼外肌无力或麻痹、身材矮小等。本病的特征性病理变化是在脑和肌肉的小动脉和毛细血管壁中有大量形态异常的线粒体。乳酸酸中毒的原因是异常线粒体不能代谢丙酮酸，大量丙酮酸生成乳酸，引起乳酸在血液和体液中累积，导致血液 pH 值下降和缓冲能力降低，造成乳酸酸中毒。

约 80% 的患者的 mtDNA 中 $tRNA^{Leu(UUR)}$ 基因第 3243 位点存在 A 突变为 G，该突变使 $tRNA^{Leu}$ 的结构发生改变。另外，有 3 种少见的突变出现在 3271，3291 和 3252 位点上，并且均位于 $tRNA^{Leu(UUR)}$ 基因内。这些突变使得 mtRNA 转录活性降低并影响线粒体功能（图 7 - 5）。

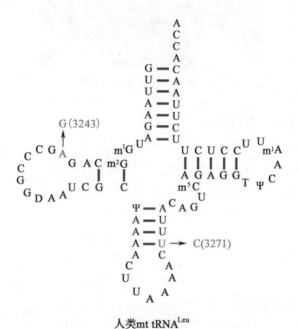

人类mt tRNA^{Leu}

图 7 - 5 mtDNA 中 $tRNA^{Leu(UUR)}$ 基因突变的位点

MELAS 中同一位点的突变可导致不同的临床症状，而不同位点的突变也可导致相同症状。例如，A3243G 突变表现为杂质性，当突变的 mtRNA 达 40%～50% 时，可出现眼外肌麻痹、肌病和耳聋；当突变的 mtRNA 大于 90% 时，可导致复发性休克、痴呆、癫痫及共济失调等。

（四）慢性进行性眼外肌麻痹

慢性进行性眼外肌麻痹（Keams-Sayre syndrome，KSS）又称 Keams-Sayre 综合征。患者以眼外肌麻痹为主要症状，伴眼睑下垂与四肢无力（图 7 - 6）；患者除进行性眼外肌麻痹外，还具有色素视网膜炎、心脏传导功能障碍、听力丧失、共济失调及痴呆等症状。通常 20 岁前发病，病程进展较快，大多数患者在确诊后几年内死亡。

目前，已发现 100 多种 mtDNA 缺失可导致 KSS，多数情况下 mtDNA 缺失是由体细胞突变引起，仅有 5% 由母系遗传所致。缺失的类型多种多样，一般缺失长度为 0.5～8 kb，最常见的类型是 8469 至 13477 之间的 5 kb 片段缺失，约 1/3 患者由该缺失引起。KSS 的病情严重程度取决于缺失型 mtDNA 的异质性水平和组织分布。当肌细胞中有缺失的线粒体基因组大于 85% 时，可发生 KSS 所有的临床症状。当异质性程度低时，仅表现为眼外肌麻痹。

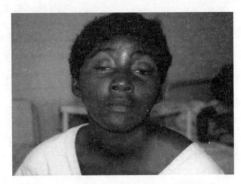

图 7-6　慢性进行性眼外肌麻痹患者

（五）氨基糖苷类抗生素致聋

中国的氨基糖苷类抗生素致聋（aminoglycoside antibiotic induced deafness，AAID）的发生率为 0.035%，并有逐年上升趋势，已成为我国聋病的主要原因。1993 年，Prezant 等通过 3 个母系遗传的氨基糖苷类抗生素诱导耳聋家系的研究，首次报道了 mtDNA 的 *12SrRNA* 基因 A1555AG 突变与此耳聋有关。这一位点在正常人群的突变频率小于 1/200。氨基糖苷类抗生素（如链霉素、庆大霉素及卡那霉素等）可导致耳聋，其分子机制一直不清。氨基糖苷类抗生素的"天然靶标"是进化上相关的细菌核糖体，人类线粒体核糖体与细菌核糖体结构相近。12SrRNA 结构改变可能导致耳蜗细胞的线粒体核糖体容易受到氨基糖苷类抗生素的攻击，从而导致耳聋。

病例：

患儿，男，7 岁，因"感冒后应用氨基糖苷类抗生素药物后双耳听力下降 2 年"到医院就诊。初步病史采集如下：患儿 2 年前因上呼吸道感染应用氨基糖苷类抗生素异帕米星治疗，用药后出现耳聋和高调耳鸣。患儿家中有多名耳聋患者。查体：双耳廓正常，双耳外耳道清洁，双耳鼓膜完整，标志清楚。纯音测试：双耳对称性高频听力下降；声导抗测试双耳 A 型，双耳声道反射未引出。

问题：

1. 该病例的特点及遗传方式是什么？

2. 如何明确遗传病的分子诊断？

3. 此类耳聋如何预防？

解析：

1. 患者出现上呼吸道感染时应用氨基糖苷类抗生素药物后出现双耳听力下降，伴有高调耳鸣；查体未见双耳及外耳道异常，中耳压力及声反射阈值正常，家族中有多名耳聋患者，有明显的家族史，根据系谱分析，遗传方式为母系遗传，符合线粒体遗传的方式。

2. 根据其病史和系谱分析，所患疾病属线粒体遗传病，应进行线粒体基因突变分析。根据中国耳聋人群最常见位点首先检测 *12SrRNA* 的 A1555G 和 C1494T 位点。若以上位点未存在突变，可进行线粒体全序列测序分析。

3. 此类耳聋是可以预防的。中国耳聋人群中有 4.4% 的患者带有 mtDNA A1555G 或 C1494T 突变，这些个体在接触氨基糖苷类抗生素后发生耳聋。在耳聋基因筛查或检测过程中，每发现 1 个 mtDNA A1555G 或 C1494T 突变患者，在其家族内平均可发现 10 个听力正常且携带同样突变的母系成员。通过对发现的母系成员进行随访和用药指导可以有效预防药物性耳聋的发生。

（六）线粒体心肌病

线粒体心肌病（mitochondrial cardiomyopathy）可累及心脏和骨骼肌，患者常有严重的心力衰竭，表现为劳力性呼吸困难，心动过速，全身肌肉无力伴全身严重水肿、心脏增大、肝大等症状。mtDNA 突变与某些心肌病有关，例如：mtDNA 基因 A3260G 突变可引起母系遗传的线粒体肌病和心肌病；4977 位点缺失多见于缺血性心肌病、冠心病；7436 位点缺失常见于扩张型心肌病和肥厚型心肌病等。

（七）帕金森病

帕金森病（Parkinson disease，PD）又称震颤性麻痹，是一种老年发病的神经系统退行性变性疾病，患者表现为运动失调、四肢震颤、动作迟缓且常常错误等症状，少数患者有痴呆症状。神经病理学特征包括黑质致密区多巴胺能神经元发生退行性变，部分存活的神经元内出现 Lewy 体。

帕金森病患者的脑组织特别是黑质中的 mtDNA 存在 4977 bp 的 DNA 缺失，缺失区域从基因 *ATPase8* 延续到基因 *ND5*，导致多种组织细胞内的线粒体复合体Ⅰ，Ⅱ，Ⅲ甚至Ⅳ都存在功能缺陷，进而引起神经元能量代谢障碍。大多数观点认为单纯的基因或环境毒物很少能直接引起 PD，大部分病例是基因和环境甚至更多因素共同作用的结果。

（八）其他线粒体病

1. 衰老　是一种复杂的病理生理现象，主要表现为机体各种功能的下降。大量研究结果表明，衰老的发展过程与线粒体功能异常有密切关系。

与增龄有关的突变类型主要是缺失，并且与氧化损伤有关。1992 年，Corral Debrinski 等人研究了 7 例 24~94 岁个体的大脑，发现 mtDNA 大片段缺失与年龄呈正相关，尤其是 80 岁以上的个体。这说明缺失的 mtDNA 积累到一定程度时，线粒体发生生物学变化，线粒体氧化磷酸化组分缺损或数量减少，当生成的能量低于维持正常细胞功能的阈值时，使细胞死亡，引起衰老和多种老年退行性疾病。

线粒体是体内活性氧的源泉，机体 95% 以上的活性氧来自线粒体呼吸链。在正常情况下，线粒体的锰超氧化物歧化酶（Mn^{2+}-SOD）可把活性氧清除掉。当机体衰老或患退行性疾病时，Mn^{2+}-SOD 活性降低，活性氧增多导致 mtDNA 损伤；另一方面，mtDNA 损伤使线粒体功能下降、活性氧渗漏增加、酶活性降低，形成恶性循环，加速机体衰老。

2. 肿瘤　肿瘤细胞具有异常快速的分裂增殖能力，能量需求很高。各种肿瘤和肿瘤细胞系都发现体细胞 mtDNA 突变，这些突变导致细胞能量生成改变、线粒体氧化压力增加和（或）调节凋亡，最终导致肿瘤发生。

一些因素（如细胞内线粒体受损伤崩解）可使 mtDNA 游离出线粒体膜外，而细胞内核酸降解酶活性下降，不能有效地清除游离于细胞质中的 mtDNA 分子，mtDNA 有可能像致瘤病毒那样通过核膜随机整合到 nDNA 中，激活原癌基因或抑制抑癌基因，使细胞增殖分化失控，导致癌变。

3. 糖尿病　部分患者糖尿病的发生与线粒体基因突变有关，mtDNA 点突变或缺失可选择性地破坏 β 细胞。1997 年美国糖尿病学会进行新的糖尿病病因学分类，将其归为特殊类型糖尿病的 β 细胞遗传性缺陷疾病。与线粒体糖尿病有关的 mtDNA 突变类型较多，如 *tRNA^{Lys}* 的 A8296G，*12SrRNA* 的 G1438A，T1310C 等点突变，8 kb 重复突变和 10.4 kb，7.7 kb 及 7.6 kb 缺失突变等。*tRNA$^{Leu(UUR)}$* 基因 3230～3304 是热点突变区域，包括 *tRNA$^{Leu(UUR)}$* 的 A3243G，C3256T，T3264C，G3316A 突变，其中 A3243G 突变最为常见。

mtDNA 突变可通过以下机制诱导糖尿病：①胰脏 β 细胞能感受血糖值，以葡萄糖为底物产生 ATP，影响 K^+ 通道，进一步借助电压门控 Ca^{2+} 通道使其分泌胰岛素。但是 mtDNA 突变使 β 细胞变得不能感受血糖值，呼吸链复合体酶活性下降，ATP 合成不足，胰岛素分泌降低；②β 细胞不稳定性增高，诱发自身免疫介导的 β 细胞损坏；③增加糖原异生；④脂肪细胞对胰岛素的反应减弱，糖耐量减退，出现高血糖。

4. 冠心病　线粒体氧化磷酸化过程中产生大量的氧自由基，引起 mtDNA 损伤而发生突变，使线粒体呼吸链的电子传递受阻，电子直接泄露于线粒体基质内，使超氧阴离子产生增多，导致线粒体内的氧化应激水平提高。氧化应激能力提高大大增加线粒体的损伤程度，结果又使氧化磷酸化障碍加重而形成恶性循环。

在冠脉狭窄、心肌细胞缺血和反复出现低血氧时，可使 mtDNA 出现不可逆损伤，产生永久性心肌细胞氧化功能障碍。因此，心肌缺血与 mtDNA 突变互为因果关系。

在冠心病患者的 mtDNA 中 5.0 kb 片段的缺失是正常人的 7～220 倍，此外，7.4 kb 片段和 1.0 kb 片段的缺失率也比正常人高。

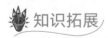 知识拓展

mtDNA 与法医鉴定

mtDNA 遗传标记检测在法医鉴定实践中有着重要的应用价值。在法医学上对微量和无核检材（如指甲、粪便、腐败物等）用核 DNA 分型方法常常不能得到满意的结论，通过对 mtDNA 序列分析可以达到满意的效果。

1996 年 9 月 3 日，在美国田纳西州的查塔努加城，一名 27 岁的男子被认定犯有杀害一名 4 岁女孩的罪行，依据是对他的唾液 mtDNA 和在受害女孩身上发现的毛发 mtDNA 比对相吻合。这是世界上第一宗以 mtDNA 为证据定罪的案例。

1991 年，在俄罗斯发现了末代沙皇尼古拉二世的遗骸，科学家通过将其 mtDNA 与其亲属的 mtDNA 进行比较分析从而确认了其身份。

思考题

1. 为什么线粒体遗传表现为母系遗传？
2. 线粒体病通常影响哪些组织器官？表现出哪些临床特征？
3. 试分析线粒体遗传病随年龄增加渐进性加重的原因。
4. 简述 LHON 的主要症状和遗传基础。
5. 这是一个 Leber 遗传性视神经病家族的系谱（图 7-7），请分析为何上两代都没有患病直系亲属的 IV$_7$ 会患病（先证者）？

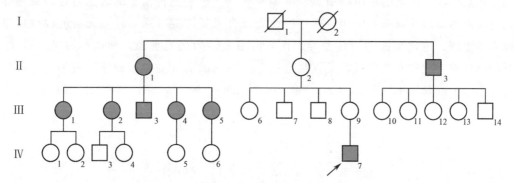

图 7-7　一个 Leber 遗传性视神经病家族的系谱

第八章 遗传性代谢缺陷和分子病

在某些诱变因素的作用所引发的基因突变，会影响遗传信息的表达过程，最终导致其编码的蛋白质或酶发生相应的结构改变或合成量改变。通常轻微无害的改变仅造成人体生理、生化特征的遗传差异，在人群中表现为多态现象。然而，如果蛋白质、酶的结构或合成量发生严重改变，则会引起一系列的病理变化，最终表现为遗传性代谢缺陷（genetic metabolism errors）或分子病（molecular disease）。目前已报道的上述遗传病达 6000 余种。

第一节 遗传性代谢缺陷

遗传性代谢缺陷也称先天性代谢缺陷（inborn error of metabolism）或遗传性酶病。1902 年，Archibald Garrod 在皇家伦敦医学院公布了他对人类 4 种罕见疾病——尿黑酸尿症、戊糖尿症、胱氨酸尿症及白化病的研究结果，率先提出了先天性代谢缺陷病的概念。由于编码酶蛋白的基因突变使合成的酶蛋白结构异常或酶蛋白数量异常，导致代谢紊乱而引起机体的功能障碍。据估计人类的酶有 10000 种左右，但是目前弄清楚的遗传性酶病仅 300 多种，其中大多数为常染色体隐性遗传，少数为 X 连锁隐性遗传。

一、遗传性代谢缺陷的发病机制

从分子水平理解，遗传性代谢缺陷的发病机制可能有 2 种：一种是由于编码的酶蛋白的结构基因发生突变，引起酶蛋白缺失或其他结构异常；另一种是由于基因的调控系统异常，导致合成的酶量过少或过多，从而引起代谢紊乱。

人体代谢是由许多代谢反应相互交织形成的复杂平衡体系，每步反应都需要特定的酶参与调节。如果编码某特定酶的基因发生突变，则会引起相应的酶缺乏或活性异常，进而影响相应的生化过程，导致一系列代谢反应的异常，最终造成代谢紊乱而致病。其具体机制包括代谢终产物缺乏、代谢中间产物积累、代谢底物积累、代谢副产物积累、代谢产物增加和反馈抑制减弱。

二、常见的遗传性代谢缺陷

根据酶的缺陷对机体相应代谢反应的影响，可将遗传性代谢缺陷分为糖代谢缺陷、脂类代谢缺陷、氨基酸代谢缺陷及核酸代谢缺陷等。以下是一些较常见的、典型的遗传性代谢缺陷。

（一）糖代谢缺陷

参与糖代谢的酶发生遗传性缺陷，导致体内的糖代谢异常而产生糖代谢缺陷。临床上常见的糖代谢缺陷主要有半乳糖血症、糖原贮积症、G-6-PD 缺乏症及黏多糖贮积症等。

1. 半乳糖血症（galactosemia）　是由于酶缺陷导致半乳糖转变成葡萄糖的代谢途径发生障碍，最终由于底物半乳糖和中间产物累积而引起的疾病。本病为常染色体隐性遗传病，根据缺乏的酶的不同可将其分为Ⅰ型（经典型）、Ⅱ型和Ⅲ型3种亚型（表8－1）。

表8－1　半乳糖血症3种亚型的临床症状

症状	半乳糖血症Ⅰ型	半乳糖血症Ⅱ型	半乳糖血症Ⅲ型
半乳糖尿	有	有	无明显临床症状或类似经典型半乳糖血症
白内障	有	有	
黄疸	有	不常有	
肝大	有	不常有	
智力障碍	有	不常有	
蛋白尿	有	无	
氨基酸尿	有	无	
其他	拒食、呕吐、倦怠、腹泻、生长障碍及肌张力低	假性脑瘤	

（1）半乳糖血症Ⅰ型：又称经典型半乳糖血症，是最常见且病情最重的一类半乳糖血症。这类半乳糖血症属于常染色体隐性遗传。患者的临床表现为生长停滞，喂奶后呕吐和腹泻，继而出现黄疸、溶血、肝大、腹水及白内障，如不及时控制乳汁摄入，几个月后患儿会出现智力障碍，最终因肝衰竭致死。经典型半乳糖血症是由于半乳糖－1－磷酸尿苷转移酶基因 *GPUT*（定位于 9p13）缺陷引起该酶缺乏，导致半乳糖与半乳糖－1－磷酸在体内堆积而致病（图8－1）。半乳糖－1－磷酸对细胞有毒害，主要侵犯肝、肾、脑及晶状体。经典型半乳糖血症患儿的主要临床表现为患儿对乳糖不耐受，婴儿哺乳后呕吐、腹泻，进而出现白内障、黄疸、肝硬化、腹腔积液及智力发育不全等症状。患者的发病率约为 1/50000。生化检测发现经典型半乳糖血症患儿的血清半乳

糖水平明显升高，尿液中半乳糖含量增高，并且红细胞中缺乏半乳糖－1－磷酸尿苷酰转移酶。

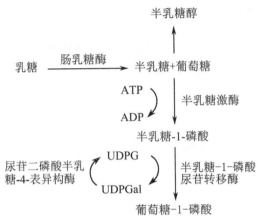

图 8－1　半乳糖的体内代谢途径

（2）半乳糖血症Ⅱ型：该类患儿较罕见，是由半乳糖激酶缺乏所致。半乳糖激酶基因 *GALK* 定位于 17q21－q22，属于常染色体隐性遗传。新生儿期患儿不表现症状，往往发生白内障后才被确诊。这是由于半乳糖激酶缺乏使半乳糖醇贮积于晶状体，致使大量的水进入晶状体，造成晶状体肿胀和混浊，引起白内障。

（3）半乳糖血症Ⅲ型：该类患儿罕见，由尿苷二磷酸半乳糖－4－表异构酶缺乏所致。尿苷二磷酸半乳糖－4－表异构酶基因定位于 1p35－p36。

其临床症状较轻或无症状，属于常染色体隐性遗传，临床上可通过新生儿筛查发现半乳糖血症患者。一旦发现，及早采取预防措施并严格控制半乳糖的摄入，可使患者的症状得到较好控制。

2. 糖原贮积症（glycogen storage disease，GSD）　是一类由糖原合成或分解代谢的酶缺陷导致的先天性遗传病。群体发病率为 1/200000。糖原广泛存在于各种组织细胞内，尤以肝脏、肌肉及心脏中的含量最多，因此，肝脏是糖原贮积症的主要受累器官，其次是心脏和肌肉。糖原贮积症可分为多种类型，各型患者的临床表现、预后及治疗均不同。

根据所缺乏酶的不同，可将糖原贮积症分为 13 种类型（表 8－2）。其中Ⅰ型最为常见（OMIM#232200）。糖原贮积症Ⅰ型由 Gierke 在 1929 年首次报道。由于患者的肝、肾和肠组织完全缺乏 G-6-PD 而致病，其致病基因定位于 17q21，属于常染色体隐性遗传，其主要的临床表现为低血糖及肝、肾肿大等，严重时会发生乳酸性酸中毒。患者喂养困难，生长发育迟缓，伴高脂血症、高乳酸血症、酮尿症和高尿酸血症。

（二）脂类代谢缺陷

脂类代谢缺陷是由于脂类分解代谢过程的特异性酶缺陷，导致脂类的底物或中间产物在血管、内脏及脑部积累而引起的一类疾病，总称为脂类累积症。由于脂类结构复杂，种类多，因此，特异性酶缺乏所致脂类累积症有许多种。以下列出以神经鞘脂累积症为代表的几种脂类代谢疾病。

表 8 – 2　一些糖原贮积症的类型

类型	OMIM#	缺陷的酶	基因定位	遗传方式	受累器官	主要临床表现
GSD Ⅰ	232200	G-6-PD	17q21	AR	肝、肾	低血糖、肝大、肾肿大
GSD Ⅱ	232300	α – 1，4 – 葡萄糖苷酶	17q25.2 – q25.3	AR	肾、心脏、肌肉等	2 岁前心力衰竭、呼吸衰竭致死
GSD Ⅲ	232400	脱枝酶	1p21.2	AR	肌肉、肝	类似 GSD Ⅰ 型，但病情较轻
GSD Ⅳ	232500	分枝酶	3p12	AR	肝、脾	进行性肝硬化，常在 2 岁前因肝衰竭死亡
GSD Ⅴ	232600	肌磷酸化酶	11q13	AR	肌肉、肾	肌无力、肌痉挛
GSD Ⅵ	232700	肝磷酸化酶	14q21 – q22	AR	肝脏	类似 GSD Ⅰ 型，但病情较轻
GSD Ⅶ	232800	肌磷酸果糖激酶	12q13.3	AR	肌肉	类似 GSD Ⅴ 型
GSD Ⅷ	—	肝磷酸化酶激酶	—	XR	肝脏	肝大、白内障
GSD Ⅸ	306000	磷酸化酶激酶	Xp22.1 – p22.2	XR	肝、肌肉	肝大、肌无力、饥饿性低血糖
GSD Ⅹ	261670	肌磷酸甘油酸变位酶	7p13	AR	肌肉	肌无力、运动不耐受、肌肉痛性痉挛
GSD Ⅺ	612933	乳酸脱氢酶 A	11p15.1	AR	肌肉	肌无力、肌红蛋白尿、肌肉痛性痉挛、红斑鳞屑
GSD Ⅻ	611881	醛缩酶 A	16p11.2	AR	肝	智障、溶血性贫血、肝大
GSD ⅩⅢ	612932	β 烯醇酶	17p13.2	AR	肌肉、软组织	运动不耐受、肌肉疼痛

1. 戈谢病（Gaucher disease）　又称葡萄糖脑苷脂沉积症，这是一种常染色体隐性遗传的溶酶体贮积症，由 Gaucher 于 1882 年首先报道。β – 葡萄糖脑苷脂酶基因定位于 1q22（OMIM＊606463）戈谢病患者因缺乏 β – 葡萄糖脑苷脂酶，不能将葡萄糖脑苷脂分解为葡萄糖和神经酰胺，使葡萄糖脑苷在肝、脾、骨骼和中枢神经系统的单核巨噬

细胞中积累而致病。患者的临床表现为食欲减退，腹部膨胀，肝、脾大，运动协调功能失灵，四肢瘦小，骨骼变形并且容易骨折。

根据戈谢病发病急缓、内脏受累程度及有无神经系统症状，可将其分为以下3种类型。①慢性型（Ⅰ型、非神经或成人型）：是最常见的一类，自童年起发病，但病程发展缓慢。②急性型（Ⅱ型、神经型或婴儿型）：起病早，伴肝、脾大，脑神经受累，常在2岁前死亡，但这一类型较罕见。③亚急性型（Ⅲ型、神经型或少年型）：这一类型患者的症状可累及内脏器官、骨骼及中枢神经，但神经病变出现较晚且较轻，呈亚急性发病。同时根据亚急性型的临床表现又分为Ⅲa，Ⅲb及Ⅲc亚型。由于葡萄糖脑苷脂酶缺乏程度不同，患者的临床表现会有较大差异。主要表现为：生长发育落后于同龄人，甚至倒退；肝、脾进行性肿大，尤以脾大更明显，出现脾功能亢进、门静脉高压；骨骼和关节受累，可见病理性骨折；皮肤表现为鱼鳞样皮肤改变，暴露部位皮肤可见棕黄色斑；中枢神经系统受侵犯导致出现意识改变、语言障碍、行走困难及惊厥发作等；肺部受累引起咳嗽、呼吸困难及肺动脉高压；眼部受累表现为眼球运动失调、水平注视困难及斜视等。目前已报道的 βGBA 基因突变至少有375种。

2. Tay-Sachs病　又称家族性黑矇性痴呆（OMIM#272800）或神经节苷脂贮积症，这是一种与神经鞘脂代谢相关的常染色体隐性遗传病。患者因为缺乏氨基己糖苷酶A，导致患者体内的神经节苷脂 GM_2 不能被分解，因而在患者的皮质和小脑的神经细胞及神经轴索内和内脏器官的溶酶体中储积沉淀而致病。其致病基因 *HEXA* 定位于15q23 - q24，目前已报道的基因突变至少有134种。

家族性黑矇性痴呆患者的主要临床表现为生长发育迟缓，在出生后6个月内逐渐出现易激惹、强直性痉挛、惊厥、痴呆及失明，并在3岁左右死亡，还可有严重的智力及精神运动发育紊乱。该病在 Ashkenazi 犹太人发病率最高。临床检查可见由于视网膜神经纤维变性导致黄斑区血管脉络暴露，眼底镜检查可见有诊断意义的桃红色斑点（彩图9）；中枢神经系统病理检查可见气球状神经细胞。该病目前尚无有效的治疗方法，但采用基因诊断和产前诊断可使发病率有所下降，同时，经细胞培养和羊水细胞培养后进行酶学检查也可作为辅助诊断的方法。目前对本病的主要预防措施仍是产前诊断。

3. Fabry病　又称神经酰胺三己糖苷贮积症（OMIM#301500），是由于 α - 半乳糖苷酶缺乏导致患者体内脂代谢产物糖脂贮积而引起的一种罕见的 X 连锁隐性遗传病。α - 半乳糖苷酶基因定位于 Xq22，全长 12 kb。由于该基因突变导致患者的溶酶体中 α - 半乳糖苷酶部分或全部缺乏，使神经酰胺三己糖苷在全身各组织广泛蓄积，最终引起多系统的临床表现。患者多为男性，在儿童期或青春期发病，多表现为血管角质瘤、肢体阵痛、视物模糊与头痛等，患者常因肾衰竭、心脏病、卒中或高血压引起各种心脑并发症甚至死亡。女性患者多为杂合子，无症状或有轻微症状。对 Fabry 病可经绒毛取样或羊膜穿刺术进行产前诊断。

（三）氨基酸代谢缺陷

氨基酸代谢缺陷是由氨基酸分解代谢过程中遗传性酶缺乏引起的氨基酸代谢病。临床上常见的氨基酸代谢缺陷有白化病、苯丙酮尿症及尿黑酸尿症等。

1. 白化病（albinism） 是由黑色素缺乏导致的一种常染色体隐性遗传病，病变部位包括眼睛、皮肤及其附属器官等。该病的主要表现为皮肤黑色素减少，对紫外线辐射敏感，易患皮肤癌。依据患者的临床表现不同，可将该病分为综合征白化病和非综合征白化病 2 种类型。其中非综合征白化病包括眼皮肤白化病和眼白化病。该病在人群中的发病率为 1/20000 ~ 1/10000，可发生于各个种族，且无性别差异。

眼皮肤白化病（oculocutaneous albinism，OCA）是由眼睛、皮肤等部位的黑色素缺乏导致的非综合征性遗传病，呈常染色体隐性遗传。该病的基因座呈遗传异质性，已发现的 OCA 类型有 OCA Ⅰ，OCA Ⅱ，OCA Ⅲ 及 OCAⅣ 等。各型 OCA 的群体发病率均不高，约 1/20000，但发病率在不同地区或不同人种之间存在一定的差异。

（1）OCA Ⅰ型：主要是由于酪氨酸酶基因（*TYR*）突变而致病，*TYR* 基因定位于 11q14 - q21。OCA Ⅰ型的临床特点：患者出生时具有明显的色素减退，皮肤呈现乳白色，伴有白毛和蓝眼；虹膜呈浅蓝色，皮肤终身保持白色，随着年龄增长可有些颜色；患者对日光照射敏感，日晒后出现红斑，很少发生雀斑样痣等色素性皮损。

（2）OCA Ⅱ型：主要是由于致病基因 *P* 突变而致病，*P* 基因定位于 15q11.2 - q12。该基因突变可使酪氨酸酶合成受阻，酶活性明显降低。OCA Ⅱ型的临床特点：患者皮肤色素从无到有，且随年龄增长而变化，视觉敏感度同样可明显改观，同时伴有色素痣及雀斑等。

（3）OCA Ⅲ型：主要是由于编码酪氨酸相关蛋白 1 基因（*TYRP1*）突变而致病，该基因定位于 9p23。该型常见于黑种人群。OCA Ⅲ型的临床特点：患者有浅褐色毛发及皮肤，蓝色或褐色虹膜，伴有眼球震颤和视力减退，体内合成的色素为褐色。

（4）OCAⅣ型：主要是由于 *TMAP* 基因突变致病，*TMAP* 基因定位于 5p13.2，编码 530 个氨基酸残基的膜相关转运蛋白。

病例：

患儿，男，3 岁，近 1 年内视力下降明显，其父母为近亲结婚。患儿全身皮肤呈现粉白色，头发、睫毛和眉毛均呈现灰白色，日光暴露后皮肤可见雀斑样色素沉着斑，左眼视力 4.0，右眼视力 4.0，不能矫正，双眼球水平震颤，运动不受限。双上眼睑下垂，虹膜发育不良，呈现出浅灰白色，瞳孔区呈红色反光。眼底检测显示视盘界欠清，视网膜和脉络膜广泛性色素缺乏，脉络膜血管可见，后极部可见水肿，未见黄斑及中心凹。

问题：

1. 患者最可能的诊断是什么？

2. 如何对先证者同胞、后代进行风险评估？

3. 该病有无有效的治疗方法？

解析：

1. 考虑到先证者父母为近亲结婚，结合患者皮肤表现、眼科检查的异常表现、视网膜和脉络膜造影检查结果，对该患者初步诊断为眼皮肤白化病。

2. 眼皮肤白化病为常染色体隐性遗传病，先证者父母均为致病基因携带者，因此，先证者同胞是正常基因纯合子的可能性为 25%，是杂合子携带者的可能性为 50%，而患病风险为 25%，并且男女发病概率均等。先证者与正常人（正常基因纯合子）婚配，其子女均为携带者，不会患病。如果先证者与外表正常的携带者婚配，其子女 50% 可能为携带者，50% 可能为患者。

3. 目前对本病尚无有效的治疗手段。具体治疗方法：避免强光照射，在暴露部位涂抹遮光剂，防止皮肤老化及晒后可能导致的病变；加强保护眼睛；定期体检，防止恶性皮肤肿瘤的发生。

2. 苯丙酮尿症　苯丙氨酸被用于制造黑色素、甲状腺素和肾上腺素等，该氨基酸代谢的每一步反应所需要的酶缺乏都会导致相关疾病。

氨基酸代谢缺陷中最常见的是苯丙氨酸代谢异常引起的疾病。苯丙氨酸是一种人体的必需氨基酸。人体蛋白质可分解为苯丙氨酸，苯丙氨酸可进一步代谢。苯丙氨酸在苯丙氨酸羟化酶的作用下生成酪氨酸，随后在酪氨酸酶的进一步作用下最终形成黑色素。此外，酪氨酸还能经代谢生成尿黑酸，并在尿黑酸氧化酶的作用下生成乙酰乙酸，最终分解为 CO_2 和 H_2O。如果这些代谢过程中的一些酶发生改变，就会导致相应的疾病，如白化病、苯丙酮尿症和尿黑酸尿症等（图 8-2）。

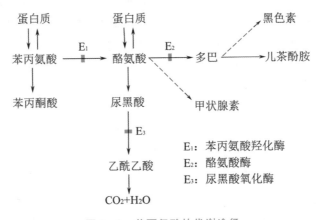

E₁：苯丙氨酸羟化酶
E₂：酪氨酸酶
E₃：尿黑酸氧化酶

图 8-2　苯丙氨酸的代谢途径

苯丙酮尿症（phenylketonuria，PKU）是由苯丙氨酸羟化酶遗传性缺陷所引起的一种常染色体隐性遗传病。因患者尿中排泄大量的苯丙酮酸而得名。临床上表现为皮肤、毛发及尿液有特殊的"鼠尿味"，伴有皮肤、毛发和虹膜色素减退，智力发育障碍。最常见的 PKU 为经典型苯丙酮尿症（OMIM#261600），其致病基因 *PAH* 定位于 12q24.1，cDNA 全长约 90 kb，编码 451 个氨基酸的苯丙氨酸羟化酶（phenlalanine hydroxylase，PAH）。PAH 主要在肝脏中表达。大多数 *PAH* 基因突变为核苷酸缺失和替换，该基因突变导致体内 PAH 缺陷或活性消失而致病；此外，还有一种 PKU 为恶性 PKU，占 1%～5%。恶性 PKU 是由于二氢生物蝶呤还原酶（dihydropteridine reductase，DHPR）辅助因子缺乏导致，其致病基因 *DHPR*（OMIM＊612676）定位于 4p15.31。在正常情况下，体内的苯丙氨酸在苯丙氨酸羟化酶作用下羟化成酪氨酸。但是 PAH 缺乏导致苯丙氨酸经旁路代谢转变为苯丙酮酸。苯丙酮酸进一步代谢为苯乙酸与苯乳酸，从尿中排出。最终因为过量的苯丙酮酸、苯乳酸及苯乙酸等积聚在尿液、血液和汗液中而导致苯丙酮尿症。此外，过量的苯丙氨酸会抑制酪氨酸脱羧酶的活性，影响去甲肾上腺素和肾上腺素合成，而且苯丙酮酸堆积对中枢神经系统有毒性，会影响智力发育。通过控制患者饮食中的苯丙氨酸含量，可减少苯丙酮酸对患者中枢神经系统的伤害。

经典型 PKU 和恶性 PKU 患者均有高苯丙氨酸血症，但有高苯丙氨酸血症者不一定会引起 PKU，因此，需要注意鉴别 PKU 与其他高苯丙氨酸血症。目前防控 PKU 的方法包括：避免近亲结婚；开展新生儿疾病筛查，以便早期发现，及早治疗；对有本病家族史的孕妇，必须采用 DNA 分析或检测羊水中四氢生物蝶呤等方法，对其胎儿进行产前诊断，避免患儿出生。

（四）核酸代谢缺陷

核酸代谢缺陷是由核酸代谢有关酶的遗传性缺陷引起核酸代谢紊乱而致病。常见的核酸代谢病有自毁容貌综合征、着色性干皮病和痛风等。

自毁容貌综合征（OMIM#300322）又称次黄嘌呤 - 鸟嘌呤磷酸核糖转移酶缺陷症或 Lesch-Nyhan 综合征，主要临床表现为高尿酸血症、尿酸尿和尿道结石、痛风和痛风性关节炎，伴智力障碍、舞蹈样动作和强迫性自残行为。在正常人体内次黄嘌呤 - 鸟嘌呤磷酸核糖转移酶（hypoxanthine guanine phosphoribosyl transferase，HGPRT）能催化 5 - 磷酸核糖焦磷酸（5-phosphoribosyl pyrophosphate，PRPP）上的磷酸核糖基转移到鸟嘌呤和次黄嘌呤上，形成鸟嘌呤核苷酸和次黄嘌呤核苷酸（肌苷酸），这 2 种核苷酸均可反馈抑制嘌呤前体 5 - 磷酸核糖胺的生成。但是由于自毁容貌综合征患者先天性缺乏 HGPRT，造成次黄嘌呤及鸟嘌呤向相应的核苷酸转化受阻，导致底物在患者体内堆积，反馈抑制减弱，于是嘌呤合成加快，尿酸增高，最终由于代谢紊乱而致病。该病呈 X 连锁隐性遗传，患者均为男性。如果 HGPRT 完全缺乏，患者从 2～3 岁就开始出现磨牙和咬口唇，以后逐渐发展为不可克制的咬舌、咬手指、咬人或咬物，并可造成严重伤残。患者寿命一般在 20 岁左右，多死于肾衰竭和感染。如果 HGPRT 只是部分缺乏，则患者只表现为痛风。*HGPRT* 基因定位于 Xq26.2 - q27.2，mRNA 长 1.6 kb，编码含 217 个氨基酸的 HGPRT。自毁容貌综合征在人群中的发病率为 1/38 000。可通过产前诊断防控本病。

第二节　分子病

分子病是一类由基因突变导致蛋白质分子结构或合成量异常而直接引起机体功能障碍的疾病。目前已发现的分子病有血红蛋白病、血浆蛋白病、结构蛋白病、胶原蛋白病、免疫球蛋白病、受体蛋白病、膜转运载体蛋白病及蛋白质构象病等，其中血红蛋白病是人类研究最早并且认识最清楚的一种运输性蛋白病。

一、血红蛋白病

(一) 人类珠蛋白基因

人类珠蛋白基因可分为两类：一是控制 α 珠蛋白链合成的类 α 珠蛋白基因簇；二是控制非 α 链合成的类 β 珠蛋白基因簇。类 α 珠蛋白基因簇位于 16 号染色体短臂 16pter – p13.3（OMIM ∗ 141800），基因排列顺序为 $5'-\zeta-\psi\zeta-\psi\alpha-\alpha_2-\alpha_1-3'$，总长度为 30 kb。每个基因有 3 个外显子和 2 个内含子。其中 ζ_2 基因在胚胎期表达，α_1 和 α_2 基因分别在胎儿期和成人期表达，θ 基因也是成年型基因，但表达量很低，功能不明。α_1 和 α_2 基因编码同一种 α 链。类 β 珠蛋白基因簇位于 11 号染色体短臂 11p15.5（OMIM ∗ 141900），基因排列顺序为 $5'-\varepsilon-{}^G\gamma-{}^A\gamma-\psi\beta-\delta-\beta-3'$，总长度为 70 kb，每个基因有 3 个外显子和 2 个内含子。ε 基因在胚胎期表达，${}^G\gamma$ 和 ${}^A\gamma$ 基因在胎儿期表达，δ 和 β 基因在成人期表达。

在个体发育过程中上述基因的表达顺序与其在染色体上的排列顺序一致，不同珠蛋白肽链组成不同类型的血红蛋白（hemoglobin），从胚胎发育到成人先后一共出现 6 种血红蛋白（表 8 – 3）。

表 8 – 3　不同发育阶段正常人体血红蛋白的组成

发育阶段	主要造血器官	血红蛋白类型	肽链组成
胚胎	卵黄囊	Hb Gower I	$\zeta_2\varepsilon_2$
胚胎	肝	Hb Gower II	$A_2\varepsilon_2$
胚胎	脾	Hb Portland	$\zeta_2{}^A\gamma_2$、$\zeta_2{}^G\gamma_2$
胎儿	肝	HbF	$A_2{}^G\gamma_2$
胎儿	脾	HbF	$A_2{}^A\gamma_2$
成人	骨髓	HbA	$A_2\beta_2$
成人	骨髓	HbA（97%）	$A_2\beta_2$
成人	脊髓	HbA_2（2%）	$A_2\delta_2$

珠蛋白基因的表达表现出典型的组织特异性和时间差异性。一般认为，在发育最早期表达的基因位于基因簇 5′端，而在发育晚期表达的基因位于 3′端。不同血红蛋白在不同发育时期由不同的造血器官合成，而且组成成分也不相同（表 8 – 3）。例如，在卵黄囊期，位于类 α 珠蛋白基因簇 5′端的 ζ_2 基因开启表达，同时 3′端的 α 基因表达也开启，但是水平较低。ζ_2 基因的表达水平随胚胎发育逐渐降低，至第 6 周造血功能从卵黄囊转移到胎肝，ζ_2 基因的表达基本关闭，而 α 基因开始活跃表达，这时 ζ_2 基因还存在低水平的渗漏表达，所以在成人期仍可检测到 ζ_2 基因的痕量表达。α_1 和 α_2 基因编码的氨基酸序列完全相同，在胚胎早期，α_1 mRNA 和 α_2 mRNA 的比例接近 1:1，随着胚胎发育，α_2 基因的表达逐渐占优势，到胚胎第 10 周后，α_1 mRNA 和 α_2 mRNA 的比例达到

1∶2.6（图8–3）。

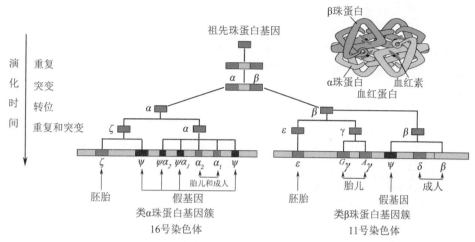

图8–3　类α及β珠蛋白基因簇的进化及基因表达时间的特异性

实际上珠蛋白基因簇中的基因来源于祖先珠蛋白基因，这些基因在重复、突变及进化过程中，经过不断的自然选择后已经能更好地适应个体发育过程中内、外环境的急剧变化。例如，成人血红蛋白包括2个α亚基、2个β亚基和1个血红素辅基，携带氧的能力更强，更适应出生后的高氧分压环境。

（二）血红蛋白病

血红蛋白病（hemoglobinopathy）是由珠蛋白结构异常或合成量异常导致的疾病。该病曾经被世界卫生组织（WHO）列为严重危害人类健康的疾病之一，在我国南方多见，目前全球约有2亿多人携带血红蛋白病致病基因。血红蛋白病分为异常血红蛋白病和地中海贫血两类。

1. 异常血红蛋白病（abnormal hemoglobinopathy）　又称异常血红蛋白综合征，是由于珠蛋白基因突变导致珠蛋白结构与功能异常的一类分子病。目前全世界已发现异常的血红蛋白近680种，其中近一半异常血红蛋白可造成人体不同程度的功能障碍，导致异常血红蛋白病。目前在我国已发现67种异常血红蛋白，其中20种是世界首次报道的新类型。

常见的异常血红蛋白病有镰状细胞贫血症、不稳定血红蛋白病及氧亲和力异常的血红蛋白病等。

镰状细胞贫血症（sickle cell anemia，OMIM#603903）是第一个在分子水平上得以成功解释的人类疾病。该病在非洲和北美黑人中发病率高达1/500。1949年，Pauling首次提出了镰状细胞贫血症的病因。他发现镰状细胞贫血症是由β珠蛋白基因缺陷所引起的一种疾病，为常染色体隐性遗传。

患者β珠蛋白基因的第6位密码子由GAG突变成GTG（A→T），使其编码的β珠蛋白肽链N端第6位氨基酸由谷氨酸（Glu）变成缬氨酸（Val），因而形成异常血红蛋白HbS，在缺氧情况下（如氧分压低的毛细血管中），HbS会聚合形成长棒状聚合物，使红细胞镰变。镰变红细胞又引起血液黏度增高，导致红细胞堆积，堵塞微循环，引起局部缺血、缺氧甚至坏死，产生剧痛。由于血管堵塞部位的不同导致器官（肺、肾、脑及心等）损伤与病变不同。例如，肌肉、骨骼和腹部易出现一过性剧痛，而急性大面积组织损伤或心肌梗死可致死。此外，镰变红细胞的变形性降低，容易在脾和肝滞留而被破坏，所以患者会出现溶血性贫血症状（图8-4）。

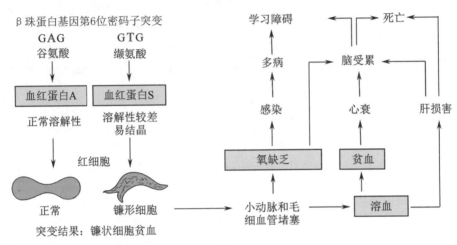

图8-4 镰状细胞贫血症发病机制

正常β珠蛋白（HbA）的基因（β^A）序列为 CCTGAGGAG。镰状细胞贫血症患者的异常β珠蛋白（HbS）基因（β^s）序列为 CCTGTGGAG。HbS 基因纯合子（$\beta^s\beta^s$）为镰状红细胞贫血，症状严重。杂合子（$\beta^A\beta^s$）一般不表现出临床症状，仅表现为镰形细胞性状（图8-5），但也偶有表现为轻度慢性贫血，而且这种杂合子患者的红细胞有抵抗疟疾的优势。通常采用 Mst II 限制性核酸内切酶酶切正常人的β珠蛋白（HbA）基因或镰状细胞贫血症患者的β珠蛋白（HbS）基因的 CCTNAGG 序列，然后根据酶切产物的电泳结果可完成对镰状细胞贫血症的基因诊断（图8-6）。

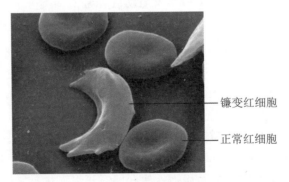

图8-5 镰变红细胞和正常红细胞

2. 地中海贫血（thalassemia） 又称珠蛋白生成障碍性贫血，是由于某种珠蛋白基因突变或缺失，使相应的珠蛋白链合成障碍，造成类α链和类β链合成不平衡，结果导致相对"过剩"的珠蛋白链自身聚集。异常聚集的珠蛋白不但影响正常的携氧功

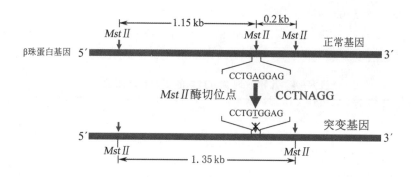

图 8-6　镰状细胞贫血症基因诊断示意图

能，而且会沉降在红细胞膜上，使红细胞膜的变形能力降低且脆性增加。当这些红细胞通过狭窄的毛细血管时，易挤压破裂而引发溶血性贫血。地中海贫血分为 α 地中海贫血和 β 地中海贫血两类。地中海贫血在地中海、非洲及东南亚部分地区常见。

（1）α 地中海贫血：人类 16p13.33-pter 上有 2 个连锁的有功能的 α 珠蛋白基因 α_1 和 α_2，其表达产物相同。如果这 2 个串联重复的 α 基因在减数分裂时发生非同源配对并导致不等交换，就会使 α 珠蛋白基因发生长度不等的缺失突变，最终导致 α 链不同程度地减少。如果同一条 16 号染色体上 2 个 α 基因均突变或缺失，称为 α^0 地中海贫血或 α_1 地中海贫血；如果同一条 16 号染色体上只有 1 个 α 基因突变或缺失，称为 α^+ 地中海贫血或 α_2 地中海贫血。不同的 α 地中海贫血患者缺失的 α 珠蛋白基因数目不同，通常缺失的 α 珠蛋白基因越多，病情越严重。

临床上根据缺失 α 基因的数目把 α 地中海贫血分为以下四类（表 8-4）。①静止型 α 地中海贫血：1 个 α 基因缺失，基本无临床症状。患者 16 号染色体上缺少 1 个 α 基因，这类个体临床上完全无症状，称为"静止携带者"，也称为杂合性 α_2 地中海贫血，基因型为 αα/α-。②标准型 α 地中海贫血：患者 16 号染色体上缺少 2 个 α 基因，这类患者表现为轻度 α 链生成障碍性贫血，基因型为 αα/-- 或 α-/α-。黄种人通常为 αα/--，黑种人通常为 α-/α-。③血红蛋白 H 病：患者 2 条 16 号染色体上缺失 3 个 α 基因，基因型为 α-/--。患者由于 α 链严重短缺，β 链相对过剩并自身聚合形成 β 四聚体（HbH）。HbH 极不稳定，易被氧化而解体，形成游离的单链沉淀积聚包涵体附着于红细胞膜上，使红细胞膜受损，失去柔韧性，导致中度或较严重的溶血性贫血，并伴有黄疸和肝、脾大。④Bart's 胎儿水肿综合征：患者 2 条 16 号染色体上 4 个 α 基因均缺失，基因型为 --/--，完全不能合成 α 链。过剩的 γ 链自身聚合成 γ 四聚体（γ_4），即 Hb Bart。Hb Bart 对氧的亲和力非常高，因此，释放到组织的氧减少，造成组织严重缺氧，胎儿全身水肿，引起胎儿宫内死亡或早期新生儿死亡。Bart's 胎儿水肿综合征是 α 地中海贫血中病情最严重的一类。如果胎儿父母均为 α_1 地中海贫血杂合子（--/αα），所生子女有 1/4 可能为 Bart's 胎儿水肿综合征患儿。

此外，α 珠蛋白基因发生点突变也会引起 α 地中海贫血。我国有 2 种常见的点突变类型：一种是 Hb Constant Spring，该病是由于 α_2 基因终止密码 UAA 突变为 CAA，使肽链延长了 31 个氨基酸残基，导致 α 链合成减少，其纯合子为重型 α 地中海贫血；另一种是 Hb Quong Sce，该病是由于 α_2 基因的第 125 密码了由 CUG 突变为 CCG，使 α 链第 125 位由亮氨酸变为脯氨酸，阻碍了二聚体的形成，导致 α 地中海贫血。

表 8-4　几种 α 地中海贫血的表型和基因型

类型	表型	基因型
正常	—	$\alpha\alpha / \alpha\alpha$
静止型 α 地中海贫血（杂合 α_2 地中海贫血）	—	$\alpha - / \alpha\alpha$
标准型 α 地中海贫血	黄种人通常为 α_1 地中海贫血杂合子	$\alpha\alpha / - -$
	黑种人通常为 α_2 地中海贫血纯合子	$\alpha - / \alpha -$
血红蛋白 H 病	—	$\alpha - / - -$
Hb Bart's 胎儿水肿综合征	—	$- - / - -$

（2）β 地中海贫血（β-thalassemia，OMIM#141900）：是以 β 珠蛋白链合成减少或缺失为特征的遗传性血液病，属于常染色体不完全显性遗传。其中完全不能合成 β 链的称 β^0 地中海贫血，能部分合成 β 链的称 β^+ 地中海贫血。临床上根据患者溶血性贫血的严重程度，将 β 地中海贫血分为以下四类。

1）重型 β 地中海贫血：是最严重的一种 β 地中海贫血，患者完全不能合成 β 链或合成量很少，导致 α 链过剩而沉积于红细胞膜上，结果改变了膜的通透性而引起溶血性贫血。同时，α 链可与代偿性表达的 γ 链组合成 HbF（$\alpha_2\gamma_2$）。HbF 与氧亲和力高，在组织中不易释放氧，可使组织缺氧，促使红细胞生成素大量分泌，红骨髓大量增生，骨质受侵蚀导致骨质疏松，出现头大、颧突、塌鼻梁、眼距宽与眼睑浮肿等特征性的"地中海贫血面容"，最终引发严重的溶血现象。患儿出生后几个月便出现贫血症状，同时伴有肝、脾大，腹部凸起和骨质疏松（图 8-7）。该类患者的基因型多数是 β^+ 地中海贫血、β^0 地中海贫血或 $\delta\beta^0$ 地中海贫血的纯合子（如 β^+/β^+ 与 β^0/β^0 等），或双重杂合子（如 β^0/β^+）。

2）轻型 β 地中海贫血：主要包括 β^+/β^A，β^0/β^A 或 $\beta^0/\delta\beta^A$ 等杂合子，这类个体由于含有 1 个正常的 β^A 基因，可以合成一定量的 β 链，因此，症状较轻，无贫血或轻度贫血，但伴有 HbA_2（$\alpha_2\delta_2$）和 HbF（$\alpha_2\gamma_2$）代偿性增高。

3）中间型 β 地中海贫血：患者通常是 β 地中海贫血变异型的纯合子或 2 种不同变异型地中海贫血的双重杂合子，基因型分别为 β^+/β^+ 或 $\beta^+/\delta\beta^+$，患者的症状介于轻型和重型之间。

4）遗传性胎儿 Hb 持续增多症：是由于类 β 珠蛋白基因簇内某些 DNA 片段缺失或点突变，导致 δ 和 β 链合成受抑制，而 γ 链合成明显增多，导致成人红细胞内 HbF 持续处于高水平（超过总量的 1%）。

研究表明，引起 β 地中海贫血的主要分子机制是点突变（90% 的类 β 基因簇点突变与 β 地中海贫血相关），以及碱基增加或缺失。例如，β 珠蛋白基因第 17 位密码子

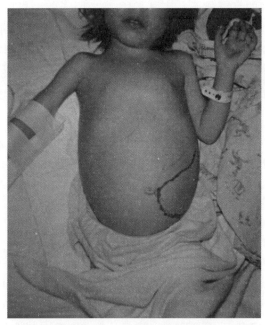

图 8 - 7　β 地中海贫血患者

（引自 Lynn B. Jorde 等，2016）

患儿有严重的脾大

由 AAG 突变为 UAG，使翻译提前终止，不能合成正常的 β 链；此外，β 珠蛋白基因 5′ 启动子区发生突变会影响转录效率，进而影响 β 链合成。这 2 种突变都会导致 β 地中海贫血。

二、血浆蛋白病

血浆蛋白是存在于血液中的多种功能蛋白的总称。血浆蛋白在体内起着凝血、止血、免疫防御和物质运输等重要作用。人类血浆蛋白基因突变会导致相应的血浆蛋白病（plasma protein disease）。例如，血友病（hemophilia）是一组血浆蛋白（即凝血因子）缺乏导致的疾病，表现为遗传性凝血障碍。根据发病原因与临床症状可将血友病分为 3 型，即血友病 A、血友病 B 与血友病 C。

（一）血友病 A

血友病 A（hemophilia A，OMIM#306700）是临床上较常见的类型，约占血友病的80%，曾在欧洲某些皇族中遗传，又称"皇室病"。该病在我国的发病率约为 2.73/100000。该病以凝血障碍为特征，表现为特殊的出血倾向（彩图 10）：轻微创伤后流血不止或反复自发性的缓慢持续出血，出血部位广泛，涉及皮肤、肌肉及关节腔等组织器官，可形成血肿。常见关节腔内出血，频繁出血会导致关节变形并引起严重的功能障碍。出血可发生在其他器官，出血发生在脑部会导致患者死亡。

该病是由凝血因子Ⅷ缺乏引起的一种 X 连锁隐性遗传病。凝血因子Ⅷ是由抗血友病球蛋白（antihemophilic globulin，AHG）、Ⅷ因子相关抗原（ⅧAg）和促血小板黏附血管因子 3 种成分组成的复合分子。其中 AHG 为Ⅷ因子的凝血成分，Ⅷ因子相关抗原是Ⅷ因子凝血活性的载体蛋白，促血小板黏附因子促进血小板黏附于血管壁。

血友病 A 是由编码抗血友病球蛋白的基因 *F8*（OMIM＊300841）遗传性缺陷所致。*F8* 基因定位于 Xq28，由 26 个外显子和 25 个内含子组成，全长 186 kb，占 X 染色体的 0.1%，其 mRNA 长约 9 kb，编码 2351 个氨基酸。目前，发现该基因的突变有 2635 种，涉及分子重排、缺失、点突变、插入和移码突变。

目前，对本病的预防主要是通过产前诊断，减少患儿出生；对本病的治疗主要是输入凝血因子Ⅷ，但长期凝血因子Ⅷ替代治疗可产生同种异体抗体，会影响治疗的效果。

（二）血友病 B

血友病 B（OMIM#306900）又称乙型血友病，是凝血因子Ⅸ缺乏所致的遗传性出血性疾病，其临床症状与血友病 A 相似，也属于 X 连锁隐性遗传，其发病率是血友病 A 的 1/10。凝血因子Ⅸ又称血浆凝血活酶成分（plasma thromboplastin component，PTC）。该病是由编码凝血因子Ⅸ的基因 *F9*（OMIM＊300746）突变使血浆中凝血因子Ⅸ缺乏所致。*F9* 基因定位于 Xq27.1 - q27.2，与 *F8* 基因相距约 10 cM。*F9* 基因长 35 kb，由 8 个外显子组成，编码 461 个氨基酸。目前已报道的 *F9* 基因突变有 1155 种。

目前，临床上可对血友病 B 进行基因诊断、产前基因诊断和植入前基因诊断。对本病的治疗主要采用替代疗法，即定期给患者输注凝血因子Ⅸ或浓缩血浆制剂，将凝血因子Ⅸ的活性提高到 25% 以上即有疗效。另外，对本病的治疗也可采用基因疗法。

（三）血友病 C

血友病 C（OMIM#612416）又称丙型血友病，是由凝血因子Ⅺ缺乏导致的遗传性出血性疾病，发病率为 1/20000 ~ 1/10000。其临床症状比血友病 A 和血友病 B 轻，自发出血非常少见，关节腔出血罕见。该病的遗传方式为常染色体隐性遗传。凝血因子Ⅺ又称血浆凝血活酶前质（plasma thromboplastin antecedent，PTA）。该病是编码凝血因子Ⅺ的基因 *F11*（OMIM＊264900）出现遗传缺陷所致。*F11* 基因定位于 4q35.2，长 23 kb，由 15 个外显子组成，编码 625 个氨基酸。

本病的预防：通过建立遗传咨询，严格进行婚前检查，加强产前诊断，最终可减少患儿的出生。

三、受体蛋白病

受体是存在于细胞膜、细胞质或细胞核里的一类能接受和传递外界信息的特殊蛋白质。信号分子与相应的受体结合后，会引起一系列的细胞反应，影响机体组织的生理过程。受体蛋白基因突变引起受体蛋白结构或数量异常导致受体蛋白病。

例如，家族性高胆固醇血症（family hypercholesterolemia，FH）是由于低密度脂蛋白受体（low density lipoprotein receptor，LDLR）基因突变，导致脂类代谢失调的一种常见的遗传性受体蛋白病。本病的临床表现为血清胆固醇水平显著升高，出现胆固醇沉积的黄瘤、早发性动脉粥样硬化、冠心病及心肌梗死。

正常情况下，血浆中的低密度脂蛋白（low density lipoprotein，LDL）颗粒可与细胞膜上的 LDLR 结合，经胞吞作用进入细胞内，被溶酶体降解释放出游离胆固醇。一方面，游离胆固醇在内质网胆固醇脂酰转移酶催化下合成胆固醇酯储存起来；另一方面，游离胆固醇反馈抑制细胞内胆固醇的合成，从而维持胆固醇平衡。但是 FH 患者由于 LDLR 缺陷，血浆中的 LDL 不能进入细胞，导致胆固醇在血中堆积，因而进入细胞的胆固醇减少，反馈抑制减弱，细胞中胆固醇合成加速，导致大量的胆固醇进入血浆，致使血浆中胆固醇增高，在某些组织中沉积形成黄瘤。随年龄增长黄瘤日益严重，尤其是手伸肌腱黄瘤（彩图 11）。此外，黄瘤在角膜上沉积会较早地形成角膜弓（老年环），并且患者会过早地出现冠心病。

1985 年，Michael Brown 和 Joseph Goldstein 因为出色地研究了 FH 的遗传机制，证实了医学与遗传学之间的相互渗透关系而获诺贝尔生理学或医学奖。FH 呈常染色体不完全显性遗传，患者多为杂合子。FH 在人群中的发病率为 1/500，并且 FH 患者的所有一级亲属均有 1/2 可能患病。因此，确诊出 1 名 FH 患者，就可鉴别一群高胆固醇血症和早发动脉粥样硬化性心脏病的高危人群

LDLR 基因定位于 19p13.1 - p13.3 上，长约 45 kb，编码 839 个氨基酸残基的受体蛋白。该基因突变引起 LDLR 缺乏、不足或功能降低，导致血浆中的 LDL 不能正常进入细胞。目前科研工作者在分子水平上鉴定了 150 种不同的 *LDLR* 突变。*LDLR* 突变主要有缺失、错义突变、无义突变及插入等 4 种类型。

目前可从 DNA 水平对 FH 高危个体进行筛查和产前诊断。对于存在单个突变的个体，可以直接检测突变；对于存在多种 *LDLR* 突变的人群，如果找到受累家系的成员，可用 DNA 多态连锁分析进行分子诊断。纯合子患者病情重且发病早，可在儿童期发生冠心病，一般 5 ~ 30 岁出现心绞痛和心肌梗死症状，可能发生猝死。杂合子发病较晚，而且病情较轻。杂合子男性患者平均在 43 岁发生冠心病，而女性患者平均在 53 岁发生冠心病。对本病应早期诊断，并给予低胆固醇饮食和选用降胆固醇药物进行治疗。

四、膜转运蛋白病

细胞膜转运糖及氨基酸等物质必须借助膜转运蛋白协助，通过易化扩散、主动运输及膜泡运输等方式才能将糖及氨基酸等运进或运出细胞膜。膜转运蛋白包括载体蛋白、通道蛋白和离子泵等。如果基因缺陷突变导致转运蛋白的结构或合成量发生异常，就会影响某种或某些物质的转运，继而发生相应的膜转运蛋白病。目前已知膜转运蛋白病有 10 多种，常见的有肝豆状核变性、胱氨酸尿症、囊性纤维化及半乳糖吸收不良症等。

肝豆状核变性（hepatolenticular degeneration，HLD）是一类由铜代谢障碍导致的疾病，1912 年由 Wilson 最先描述，又称为 Wilson 病。本病的群体发病率为 3/1000000 ~ 3/100000。临床上表现为进行性肝硬化、豆状核变性、肢体震颤、肌强直、精神改变及角膜色素环（又称 K - F 环）等（彩图 12）。本病的主要发病原因是细胞膜上与铜离子转运相关的膜转运载体 ATP7B 缺陷，导致患者不能合成血浆铜蓝蛋白，铜离子不能

及时地从细胞内清除，由于铜离子在组织中过量沉积产生毒性作用而致病，尤其在肝、肾、脑及角膜等处的铜沉积特别明显。本病呈常染色体隐性遗传，其致病基因 *ATP7B* 定位于 13q14.3。

五、胶原蛋白病

胶原蛋白病（inherited disorders of collagen）也称结缔组织遗传病，是一组胶原蛋白遗传性改变引起的疾病，目前已发现 28 个胶原蛋白基因。这些编码胶原蛋白的基因突变或缺失就会导致胶原蛋白缺陷或合成异常，从而引起胶原蛋白病。如成骨不全、Alport 综合征（遗传性肾炎）和 Marfan 综合征等。

成骨不全（osteogenesis imperfecta，OI）是一种由于先天性遗传缺陷所引起的胶原纤维病变，表现为骨质薄脆，像玻璃一样经不起碰撞，患者打喷嚏或翻身等均可能引起骨折，无法正常运动，全身肌肉多半萎缩，成人仅有幼儿般的身高，患者像是玻璃做的小矮人，因此，俗称"玻璃娃娃"或"瓷娃娃"。该病的发病率为 1/15 000。成骨不全症一般可分为 4 种类型，其中Ⅰ型和Ⅱ型最常见。

Ⅰ型成骨不全症患者的主要表现为骨质疏松，以及骨骼脆性增加导致的反复骨折。此外，患者出生时有明显的蓝色巩膜。由于患者 α_1 链胶原基因 *COL1A1* 突变，致使 α_1 链胶原 178 位由甘氨酸变为半胱氨酸，导致患者只能合成 50% 的胶原蛋白。*COL1A1* 基因定位于 17q21.3 - q22，呈常染色体隐性遗传。Ⅱ型成骨不全症是致死的，Ⅱ型患者出生时全身就有数不清的骨折，常在出生几周或几个月内死亡。Ⅱ型成骨不全症的发病机制比Ⅰ型复杂，既涉及 α_1 链胶原基因 *COL1A1* 突变，又涉及 α_2 链胶原基因 *COL1A2* 上甘氨酸密码突变。

六、蛋白质构象病

1997 年，Carrell 首次提出了"构象病"的概念，并以此解释了一些疾病的发病机制。蛋白质构象病（protein conformational disease，PCD）是由于组织中的特定蛋白质发生了构象变化，聚集并产生沉淀，导致其生物学功能丧失，最终造成组织、器官的病理性改变的一类疾病。构象病可在分子水平上解释疾病的发病机制，为人们对这些复杂疾病的研究和治疗提供了广阔前景。1982 年，美国加州大学的神经生物学家 Prusiner 在研究叙利亚仓鼠时，发现羊瘙痒病的病原体是一种蛋白质，并将其命名为朊病毒（prion）。Prusiner 据此提出了"朊病毒假说"，并因该假说获 1997 年的诺贝尔生理学或医学奖。

哺乳动物的正常细胞朊蛋白（cellular prion protein，PrP^C）存在于神经元、神经胶质细胞及其他细胞中，属于糖磷脂酰肌醇锚定蛋白，集中在质膜的脂筏中，对蛋白酶和高温敏感，可能与细胞信号转导有关。朊病毒是朊蛋白的异常形式，是一种结构变异的蛋白质，对高温和蛋白酶均具有较强的抵抗力，它能使细胞内正常的 PrP^C 结构变异成为具有致病作用的 PrP^{SC}（scrapie-associated prion protein）。PrP^{SC} 是 PrP^C 的构象异构体，两者的一级结构相似，N 端序列完全相同，并有类似的糖基化模式，均由 253 ~

254 个氨基酸残基组成。当 PrP^C 的 α 螺旋减少而 β 片层结构增加时，导致其因为生物化学性质改变而形成 PrP^{SC}。

生物物理学研究发现 PrP^C 包含 40% 的 α 螺旋，很少或没有 β 片层，而 PrP^{SC} 包含 50% 的 β 片层，只有 20% 的 α 螺旋。

动物或人体被朊病毒感染后，病原体通过血液进入大脑，PrP^{SC} 蛋白会堆积在脑组织中，形成不溶的淀粉样蛋白沉淀，无法被蛋白酶分解，进而引起神经细胞凋亡。

"朊病毒假说"认为，PrP^{SC} 能在大脑内自我复制，数量不断增加，直至形成纤维，破坏神经细胞，并最终导致个体死亡。PrP^{SC} 和大脑中的 PrP^C 具有相同的氨基酸序列，但它们的三维构象不同。PrP^{SC} 能改变遇到的所有 PrP^C 的形状，形成新的 PrP^{SC} 分子，新生的 PrP^{SC} 分子又可改变更多 PrP^C 分子的形状。因此，机体感染朊病毒后会很快传播导致朊病毒病。此外，编码朊蛋白的基因 *Prnp* 发生突变也会导致该疾病。朊蛋白基因 *Prnp* 位于人类第 20 号染色体短臂上。

目前已知人类朊病毒病主要有克雅氏病（Creutzfeldt-Jakob disease，CJD）、库鲁病（Kuru disease）、GSS 综合征（Gerstmann-Straussler-Scheinker）及致死性家族失眠症（Fatal familial insomnia，FFI）等。其中克雅氏病由自身朊蛋白发生变异引起；GSS 综合征是一种遗传性慢性脑病，由 *Prnp* 基因缺陷导致朊蛋白的第 102 位亮氨酸变为脯氨酸或第 117 位缬氨酸变为丙氨酸而致病。致死性家族失眠症也是一种遗传性疾病，也由 *Prnp* 基因变异，即朊蛋白的第 178 位天冬酰胺变为天冬氨酸而致病。患者的主要症状是失眠，并有 CJD 的症状。

迄今为止，有关蛋白质构象病的发病机制仍然不清楚，但随着人们对蛋白质结构和功能的进一步了解，有希望彻底解决蛋白质构象病。目前临床研究主要从 β 片层形成阻断肽和小分子伴侣两个方面寻找治疗蛋白质构象病的方法。

思考题

1. 简述家族性高胆固醇血症发病机制，请谈谈如何防控该病。

2. 请举例说明 PKU 筛查的意义。

3. 请以地中海贫血为例介绍如何对其进行基因诊断，避免患儿出生。

4. 请比较分子病与遗传性代谢病的特点，并说明两者的区别与联系。

5. 镰状细胞贫血症的发病机制是什么？如何采用基因诊断方法检出该病患者及携带者？

第九章 表观遗传与疾病

随着医学遗传学的研究，人们发现，DNA、组蛋白、染色体水平的修饰也会造成个体的基因表达发生可遗传的变化，这种表达的差异可通过细胞的有丝分裂和减数分裂稳定地遗传给下一代。这种 DNA 序列不发生变化，但基因表达模式却发生可遗传的改变的现象，称为表观遗传（epigenetic inheritance）。表观遗传学（epigenetics）就是研究在 DNA 序列不发生改变的情况下，基因的表达和细胞表型发生可遗传的改变的学科，即探索从基因演绎为表型的过程和机制的一门学科。

第一节 表观遗传现象及分子机制

一、表观遗传现象

表观遗传是多细胞真核生物的重要生物学现象。多细胞生物是由单个受精卵逐步发育而来的，从受精卵到完全分化成为千差万别的各种类型的组织和细胞，虽然都具有完全相同的基因型，但基因表达相差悬殊。构成生物体的各种相同基因如何表达出如此多样而不同的细胞、组织？这一复杂、有序的表达调控过程是通过表观遗传的甲基化、组蛋白修饰、染色体重塑和非编码 RNA 等方式来执行的。

表观遗传学发展是建立在对多种不符合孟德尔遗传定律的解释之上。经典遗传学将遗传物质改变置于核心地位，认为遗传的分子基础是核酸，生命的遗传信息储存在 DNA 序列中，不同表型的遗传是 DNA 序列改变导致等位基因差异造成的。而表观遗传变异是在同样的细胞和环境中无 DNA 序列改变的情况下发生的。其中一个重要环节就是等位基因选择性表达的差异造成的。例如，从经典遗传学角度来说，同卵双生子具有完全相同的基因型，在相同的环境下成长，两者应具有完全一样的表型，如体貌特征、性格、气质及疾病易感性，但事实并非如此。同卵双生子个体发育中各种可遗传的变异是由"表观遗传修饰"造成的。各种环境因素都可以通过表观遗传影响基因的表达。

表观遗传学有四层含义，①可遗传的，即这类改变通过有丝分裂或减数分裂，能在细胞或个体世代间遗传；②基因表达的改变，表观遗传的信息可通过控制基因表达时间、空间和方式来调控各种生理反应；③没有 DNA 序列的改变或不能用 DNA 序列改变来解释；④与 DNA 序列改变不同的是，许多表观遗传的改变是可逆的。

二、表观遗传的分子机制

细胞之间表达模式的传递并非依赖细胞内的 DNA 序列，而是基因表达模式的信息标记，这一机制称为表观遗传学修饰。目前已知的表观遗传学修饰机制主要包括 DNA 甲基化、组蛋白修饰、染色质重塑、非编码 RNA 调控等。表观遗传修饰的异常会导致表达模式的改变，使细胞结构功能出现异常，进而引起生物体表型的改变，因此，研究表观遗传修饰的分子机制对于阐明相关疾病的发病机制有着重要意义。

（一）DNA 甲基化

DNA 甲基化（DNA methylation）是最早发现，也是研究最深入的表观遗传学修饰的分子机制。DNA 甲基化主要表现为基因组 DNA 上的胞嘧啶（C）第 5 位碳原子和甲基间的共价结合，胞嘧啶被修饰为 5 - 甲基胞嘧啶（5 - mC）。DNA 甲基化是在 DNA 甲基化转移酶（DNMT）的作用下完成的，S - 腺苷甲硫氨酸为通用甲基的供体。5 - mC 通常存在于富含 CpG 的位点，即所谓的 CpG 岛，是一个稳定的遗传学标志。正常情况下，管家基因的启动子区富含 CpG 岛，并以非甲基化的形式存在。

一般认为 5 - mC 修饰会阻碍转录因子复合物与 DNA 的结合。基因启动子区的 CpG 岛在正常状态下一般是非甲基化的。CpG 岛甲基化通常导致基因沉默，使一些重要基因（如抑癌基因、DNA 修复基因等）丧失功能，从而导致正常细胞的生长、分化调控失常，以及 DNA 损伤不能及时修复，这与多种肿瘤的发生有关。DNA 甲基化与基因转录活性密切相关。在真核细胞中，特别是高等生物体内甲基化与非甲基化基因的转录活性相差 10^6 倍。如果在基因的启动子区的 CpG 岛发生过度甲基化，那么该基因就会失活。

非甲基化与基因的活化相关联；去甲基化与沉默基因的重新激活相关联。为细胞存活所需而一直处于活动状态的管家基因，一直保持低水平的甲基化。广泛的低甲基化会造成基因的不稳定，这与多种肿瘤的发生有关。DNA 的甲基化也可能在异常组蛋白修饰的协同作用下引起某些 T 细胞基因的异常活化，导致自身免疫性疾病的发生。DNA 甲基化及去甲基化直接制约基因的活化状态。因此，DNA 甲基化有其重要的生物学意义。

近年来，随着高通量测序技术以及二代测序技术的发展，可以对人类干细胞、肿瘤细胞等多种细胞进行全基因组甲基化图谱研究，为进一步解释甲基化在干细胞分化和肿瘤发生过程的作用提供帮助。

（二）组蛋白修饰

染色质的基本结构单位是核小体，组蛋白是核小体的重要组成部分。组蛋白富含带有正电荷的碱性氨基酸，能够同 DNA 分子中带有负电荷的磷酸基团相互作用，形成 DNA 组蛋白复合体。只有改变组蛋白的修饰状态，使 DNA 和组蛋白的结合变松，才能使相关基因得到表达，因此，组蛋白是重要的染色体结构维持单位和基因表达调控因子，其修饰状态对其覆盖的基因表达起到非常重要的作用。

通常组蛋白修饰发生在翻译后，目前发现的组蛋白修饰有乙酰化、甲基化、磷酸化、泛素化、瓜氨酸化、ADP 核糖基化、生物素化、糖基化等8种类型，其中前4种最常见。组蛋白上被修饰的氨基酸种类、位置和修饰类型的多样性及其时间、空间组合与相应的生物学功能的关系可作为一种重要的遗传学标记，称为组蛋白密码（histone code）。组蛋白密码决定了基因的表达调控状态，并且可遗传。

1. 组蛋白甲基化　发生在组蛋白 H3 和 H4 的赖氨酸、精氨酸侧链上，由组蛋白甲基转移酶催化完成，是一个可调控的动态修饰过程。通过组蛋白甲基化可吸引那些识别特定甲基化修饰的蛋白质来影响染色质功能。

2. 组蛋白乙酰化和去乙酰化　通常组蛋白在转录活性区域发生乙酰化，组蛋白乙酰化时，染色质呈疏松状态，有利于基因表达。低乙酰化的组蛋白位于非转录活性的的常染色质区域或异染色质区域。组蛋白的乙酰化和去乙酰化分别由组蛋白乙酰基转移酶和去乙酰化转移酶完成。前者可将乙酰辅酶 A 的乙酰基转移至 H3 和 H4 组蛋白 N 端尾部的赖氨酸侧链上。组蛋白去乙酰化则相反。组蛋白乙酰化修饰将减弱组蛋白与 DNA，甚至核小体与核小体之间的相互作用，造成染色质结构松散，便于转录相关的蛋白质与 DNA 结合。此外，发生乙酰化的组蛋白还可以产生新的结合位点，吸引那些与转录激活相关的蛋白质促进转录。去乙酰化则与稳定核小体结构、染色体易位、转录调控、基因沉默、细胞周期、细胞分化和增殖及细胞凋亡有关。

3. 组蛋白的其他修饰　相对而言，组蛋白甲基化的修饰方式是最稳定的，所以最适合作为稳定的表观遗传信息。而乙酰化修饰具有较高的动态。另外，组蛋白还有其他不稳定的修饰方式，如磷酸化、泛素化、腺苷酸化、ADP 核糖基化等。

组蛋白磷酸化是在磷酸激酶作用下，组蛋白 N 端尾区内的丝氨酸、苏氨酸与 ATP 水解后的磷酸基团结合。组蛋白磷酸化是一种瞬时、可诱导的表观遗传学修饰，它与许多动态过程有关，如染色体凝聚、染色体分离、DNA 损伤应答、细胞凋亡等。

泛素（ubiquitin，Ub）是含76个氨基酸的高度保守蛋白质，在真核生物中广泛存在。而类泛素一般含有100个氨基酸，分子量大小和组蛋白相似，泛素和类泛素的羧基末段可以和组蛋白赖氨酸残基共价结合。此外，泛素含有的多个赖氨酸也可以和其他泛素羧基末段的甘氨酸结合。这种修饰的结果是染色质表面积大大增加，与其他蛋白质接触和识别的概率也随之增大。

（三）染色质重塑

核小体结构的存在为染色质包装提供了便利，但是 DNA 与组蛋白八聚体结合却为基因表达设置了障碍，打破这一障碍而获得有转录活性的染色质，可通过染色质重塑来实现。染色质重塑（chromatin remodeling）是指染色质位置和结构的变化，主要包括紧缩的染色质在核小体连接处发生松解造成染色质的解压缩，从而暴露了基因转录启动子区中的顺式作用元件，为反式作用因子（转录因子）与之结合提供了一种可接近性的状态。染色质重塑是指在能量驱动下核小体的组蛋白及相应的 DNA 分子发生一系列重新排列。染色质重塑涉及染色质的浓缩和组装，依赖于 DNA 甲基化、组蛋白翻译后修饰、组蛋白变体的结合、ATP 依赖的染色质重塑以及非编码 RNA 的调节等（图 9 - 1）。

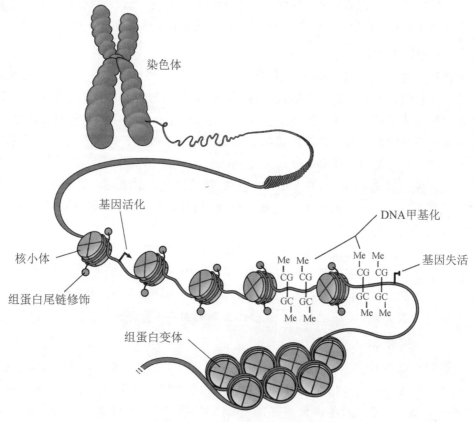

图 9 - 1　染色质与 3 种主要表观遗传学机制示意图

（引自 Robert L. Nussbaum 等，2016）

1. DNA 甲基化　即对 CpG 中的胞嘧啶进行甲基化修饰，与基因抑制（基因失活）有关。DNA 甲基化修饰可以表观遗传的方式标记顺式作用元件，从而调节转录因子与 DNA 的相互作用。也有人说 DNA 甲基化是通过形成不活跃的染色质结构起作用。

2. 组蛋白修饰　突出于核小体之外的组蛋白氨基酸尾巴的修饰可直接影响染色质的浓缩和组装，影响基因转录，或为其他效应蛋白提供结合位点，如其他染色质修饰因子和染色质重塑复合物等，最终影响基因转录。组蛋白修饰包括前面讲到的组蛋白的磷酸化、甲基化、乙酰化、泛素化及相应修饰基团的去除。

3. 组蛋白变体　组蛋白是一种高度保守的蛋白质，编码组蛋白的基因往往成簇排列，仅在细胞周期 S 期表达，但在很多生物体内还可以编码组蛋白的变体。组蛋白变体的基因往往单独存在，可以在整个细胞周期内持续表达。组蛋白变体可以通过替换常规组蛋白来改变核小体的结构，从而影响组蛋白的活性和功能。

4. ATP 依赖的染色质重塑　重构酶（染色质重塑因子）利用水解 ATP 获得的能量，通过移动、移除或重组核小体的方式改变染色质结构。ATP 依赖的染色质重塑可以使核小体结合部位的 DNA 暴露出来，核小体沿着 DNA 滑动并重新分布，在改变单个核小体结构的同时改变染色质的空间结构，这样染色质的结构就趋于疏松，从而增加了 RNA 聚合酶Ⅱ、转录因子等对染色质的可接近性，启动基因的转录。反之，当染色质结构趋于致密时，RNA 聚合酶Ⅱ、转录因子等对染色质的可接近性减弱，从而抑制基因的转录。

（四）基因组印记

基因组印记（genomic imprinting）是指来自父方或母方的等位基因，在形成精子或卵子传给子代时，发生甲基化失活或其他不同的修饰，而引起不同表型的现象。印记基因的修饰常为甲基化修饰，此外还包括组蛋白乙酰化、组蛋白甲基化等。研究表明，基因组印记是由父方或母方的等位基因发生了差异性甲基化，造成一方的等位基因沉默，另一方的等位基因保持单等位基因活性所致。

在生殖细胞形成早期，来自父方和母方的印记将全部被消除，父方的基因在精母细胞形成精子时，产生新的甲基化模式，但在受精时这种甲基化模式还将发生改变。而母方等位基因甲基化模式在卵子发生时形成，因此，在受精前来自父方和母方的等位基因具有不同的甲基化模式（图 9 - 2）。印记基因的异常表达可引发伴有复杂突变和表型缺陷的多种人类疾病。研究发现，许多印记基因对胚胎和胎儿出生后的发育非常重要，对行为和大脑的功能也有很大影响，印记基因的异常也会诱发癌症。

目前已发现 130 多个印记基因，这些印记基因大多成簇存在。

（五）非编码 RNA 调控

在真核生物基因组中存在大量的非编码序列 DNA。这些非编码序列 DNA 虽然不表达蛋白质，但在转录成 RNA 后发挥着重要的生物学功能。这类不参与翻译蛋白质，缺乏 tRNA，rRNA 功能，但在转录、剪接、mRNA 翻译和稳定过程中发挥重要作用的 RNA 称为非编码 RNA（ncRNA）。功能性非编码 RNA 在基因表达中具有重要作用。按照大小可将功能性非编码 RNA 分为长链非编码 RNA（长度超过 200 个核苷酸）和短链非编码 RNA（包括 siRNA，miRNA，piRNA）两类（表 9 - 1）。

表 9 - 1　表观遗传学中起主要调控作用的非编码 RNA

种类	长度（个核苷酸）	来源	主要功能
lncRNA	> 200	多种途径	基因组印记和 X 染色质失活
siRNA	21 ~ 25	长双链 RNA	转录基因沉默
miRNA	21 ~ 25	含发卡结构的 pri-miRNA	转录基因沉默
piRNA	24 ~ 31	长链前体或起始转录产物等多种途径	生殖细胞内转座子的沉默

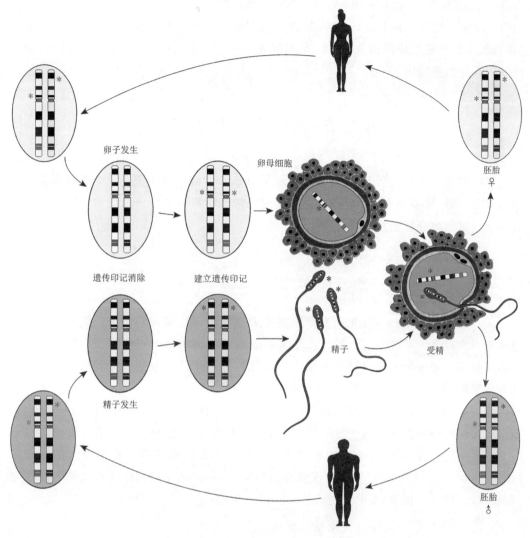

图 9 - 2 父方或母方来源的遗传印记

（引自 Robert L. Nussbaum 等，2016）

1. 长链非编码 RNA（long non-coding RNA，lncRNA） 是指长度大于 200 个核苷酸并且缺乏编码蛋白质功能的 RNA 分子，通常位于细胞核内或细胞质内。lncRNA 与基因组印记和 X 染色质失活有关。X 染色质失活就是长链非编码 RNA 所介导的 DNA 甲基化和组蛋白修饰共同参与的一个复杂过程。首先，X 染色体上的失活基因编码出对应的 RNA，这些 RNA 包裹在合成它的 X 染色质上，当达到某一水平后，在 DNA 甲基化和组蛋白修饰的参与下共同导致并维持 X 染色质的失活。长链非编码 RNA 常在基因组中建立单等位基因表达模式，在核糖核蛋白复合物中充当催化中心，对染色质结构的改变发挥着重要的作用。

2. 短链非编码 RNA 根据短链非编码 RNA 分子的起源、结构及功能上的差异，目前将短链非编码 RNA（又称小分子 RNA）分为小干扰 RNA（small interfering RNA，

siRNA）、微小 RNA（micro RNA，miRNA）和 piRNA（piwi-interacting RNA）。近年来的研究证实，这些短链非编码 RNA 能在基因组水平对基因表达进行调控，可介导 mRNA 降解，诱导染色质结构改变，决定细胞分化命运，还对外源核酸序列有降解作用，以保护本身的基因组。

第二节 表观遗传与疾病

表观遗传学研究包括 DNA 甲基化、组蛋白修饰、染色质重塑、X 染色质失活、非编码 RNA 调控等多个方面，任何一个方面的异常都将影响染色质结构和基因表达，导致癌症、复杂综合征和复杂疾病发生。

一、DNA 甲基化与疾病

（一）DNA 甲基化与肿瘤

DNA 甲基化与肿瘤发生的关系越来越受到重视。现代遗传学认为癌症是由基因缺陷和基因表观遗传学改变引起的。在基因的表观遗传学改变中正常基因的甲基化模式如果被破坏，如抑癌基因启动子区域（CpG 岛）过度甲基化或癌基因的低甲基化，都会导致细胞癌变。基因组 DNA 甲基化水平总体降低，可导致染色体不稳定及 DNA 修复基因、细胞周期调控基因、细胞凋亡基因相应 CpG 岛的甲基化沉默，进而促进肿瘤细胞形成。目前研究发现胃癌、结肠癌、乳腺癌、肺癌等恶性肿瘤中不同程度地存在着一个或多个抑癌基因启动子区域的过度甲基化。例如，在肾癌和视网膜母细胞瘤中 *VHL*（Von-Hippel Landau）基因的沉默和前列腺癌中与 DNA 损伤修复有关的 *GSTPI* 基因的沉默，都可以被 DNA 甲基转移酶的抑制剂 5 - 氮胞苷重新逆转激活。

（二）DNA 甲基化与自身免疫性疾病

DNA 甲基转移酶的活性异常与人类某些疾病有直接关联。ICF 综合征是一种罕见的常染色体隐性遗传疾病，表现为免疫缺陷、着丝粒不稳定和面部异常，其发病原因是 *DNMT3b* 基因的一个点突变。另外，DNA 甲基转移酶活性降低也会导致基因突变率增加。

DNA 甲基化的改变可以影响一些与黏附因子和细胞因子表达相关的基因，导致 T 细胞自身反应性的改变，从而诱发自身免疫性疾病。例如，系统性红斑狼疮的发病机制就是机体 T 细胞异常活化而分泌大量炎症因子，并诱导 B 细胞产生大量的自身抗体。研究显示 T 细胞活化与 DNA 甲基化有关。

（三）DNA 甲基化与心血管疾病

心血管疾病被认为是受甲基化控制的人类重要疾病。研究表明，在动脉粥样硬化中出现了 DNA 甲基化模式紊乱，表现为基因组广泛低甲基化和某些 CpG 岛的异常高甲基化共存。DNA 甲基化的改变及其所引起的基因表达异常可能在高同型半胱氨酸血症和衰老以及动脉粥样硬化发生过程中起重要作用。

（四）DNA甲基化与神经精神类疾病

近年来传统遗传学在研究精神疾病中困难重重，但是表观遗传对此类疾病的研究是一个崭新的思路，尤其是DNA甲基化与精神分裂症之间的关系，引起了研究者的重视。多年临床研究证实，若给予甲基化制剂S-腺苷蛋氨酸（SAM）可促使一些精神分裂症患者的精神病发作。一些研究者在精神分裂症患者死后的尸解中发现其大脑中 reelin蛋白（一种正常神经递质，是记忆和突触可塑性所必需的蛋白）的mRNA降低了50%。而研究证实 reelin 基因的低活性与基因启动子区域的超甲基化有关。超甲基化可以抑制精神疾病患者大脑reelin蛋白的表达。

此外，阿尔兹海默病患者体内淀粉样前蛋白（阿尔兹海默病的致病蛋白）基因启动子区甲基化的程度随着年龄增加而下降，即患者中该基因出现增龄性的低甲基化，造成神经系统紊乱，是导致本病发生的重要因素。另外，学习记忆功能与DNA甲基化也有关系。

二、组蛋白修饰、染色质重塑与疾病

组蛋白乙酰化与基因活化和DNA复制有关。乙酰化酶的突变导致基因不能正常表达而致病。乙酰化转移酶CRE结合蛋白（CBP）是cAMP应答元件结合蛋白的辅激活蛋白，通过组蛋白乙酰化，使与cAMP应答元件作用的启动子开始转录，该酶突变导致Rubinstein Taybi综合征。Rubinstein Taybi综合征患者的表现为智力低下，面部畸形，拇指和踇趾粗大，身材矮小。科研人员在小鼠瘤细胞中确定了基因 CBP 突变，在结肠和乳腺瘤细胞系中确定了 EP300 基因突变，这表明CBP和EP300均可抑制肿瘤的形成。去乙酰化酶的突变或一些和去乙酰化酶相关蛋白的突变使去乙酰化酶错误募集将引发肿瘤等疾病。甲基化CpG结合蛋白-2（methyl cytosine binding protein-2，MeCP2）可募集去乙酰化酶到甲基化的DNA区域，使组蛋白去乙酰化而导致染色质浓缩。基因 MeCP2 突变导致Rett综合征。患者出生即发病，智力发育迟缓，伴孤独症。若阻碍去乙酰化酶的功能，则可抑制癌细胞的增殖和分化，还可用于急性早幼粒细胞白血病、急性淋巴细胞白血病和非霍奇金淋巴瘤的治疗。

基因的活化和转录需要染色质发生一系列变化，如染色质去凝集、核小体变成开放式疏松结构，使转录因子等更易接近核小体DNA，暴露基因转录启动子区顺式作用元件，为反式作用因子结合提供可能。染色质这种结构的变化称为染色质重塑。染色质重塑复合物的突变与转录调控、DNA甲基化、DNA重组、细胞周期、DNA复制和修复异常均有关，这些异常可引起生长发育畸形、智力发育迟缓，甚至导致癌症。染色质重塑异常引发的人类疾病是由于重塑复合物中的关键蛋白发生突变，导致染色质重塑失败（即核小体不能正确定位），并使修复DNA损伤的复合物、基础转录装置等不能接近DNA，从而影响基因的正常表达。如果突变导致抑癌基因或调节细胞周期的蛋白出现异常将导致癌症发生。与染色质重塑有关的疾病包括X连锁α-地中海贫血综合征、Smith-Fineman-Myers综合征、Juberg-Marsidi综合征、Sutherland-Haan综合征、Carpenter-Waziri综合征、Rubinstein Taybi综合征和Rett综合征等。

三、基因组印记与疾病

基因组印记又称遗传印记，其本质仍为 DNA 修饰和蛋白修饰，印记基因表达异常会引起一系列的人类遗传疾病，如神经和精神发育异常的遗传性疾病以及一些儿童和成人肿瘤。印记基因在生长、发育中尤其是胎儿和胎盘的生长、发育中有重要作用，还与细胞增殖有关。

（一）遗传印记与 Huntington 病

Huntington 病为常染色体显性遗传病，调查发现如果患者的基因来自父亲，其子女在 20 岁以前就可能发病，且病情较重，这类患者在群体中约占 10%；如果致病基因来自母亲，子女发病年龄多在 40~50 岁。男性将致病基因传递给后代时表现为早发，病情较重，经女方向后代传递时不再表现为早发且病情较轻。这是因为不同亲代来源的基因被盖上了不同的印记。

（二）遗传印记与肿瘤

印记丢失不仅影响胚胎发育，也可诱发出生后发育异常，从而导致肿瘤的发生。例如，*IGF2* 基因印记丢失将导致多种肿瘤，如 Wilm 瘤。与印记丢失相关的肿瘤还有急性早幼粒细胞白血病、横纹肌肉瘤和散发的骨肉瘤等。

四、X 染色体不对称失活与疾病

通常认为女性 2 条 X 染色体在受精后 16 天开始有一条 X 染色体随机失活。失活是从长臂 X 染色体上 1 个长度为 1 Mb 的区域起始，2 条 X 染色体失活的机会均等，两者在所有体细胞中大致各占 50%（图 9 - 3）。

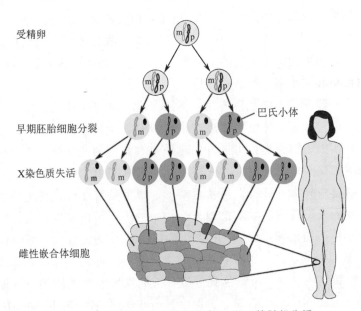

图 9 - 3　女性胚胎发育早期 2 条 X 之一的随机失活

但是近年来发现，由于某种原因导致 2 条 X 染色体中 1 条失活的概率明显大于另外 1 条，这称为 X 染色体不对称失活（又称 X 染色体偏性失活）。与 X 染色体失活相关的疾病大多是由于 X 染色体不对称失活，使携带有突变等位基因的 X 染色体在多数细胞中具有活性所致。如 Wiskott-Aldrich 综合征，表现为免疫缺陷、湿疹，伴血小板缺乏症，该病是由 *WASP* 基因突变所致。由于染色体随机失活导致女性为嵌合体，携带有 50% 的正常基因，通常无症状表现，所以该病患者多为男性。而女性患病的原因在于 X 染色体不对称失活，即携带有正常 *WASP* 基因的 X 染色体过多失活。

此外，女性体内还存在另一种机制，可通过选择性不对称失活，使携带有突变基因的 X 染色体大部分失活。对 Pelizaeus-Merzbacher 病的研究表明这种机制的确存在，它使带有突变 *PLP* 基因的 X 染色体倾向于失活。RETT 综合征也可能和 X 染色体不对称失活有关。

五、非编码 RNA 与疾病

染色体着丝粒附近有大量转座子，转座子可在染色体内部转座导致基因失活而引发多种疾病（包括肿瘤），然而在着丝粒区存在大量有活性的短链 RNA，它们通过抑制转座子的转座而保护基因组的稳定性。非编码 RNA 对防止疾病发生有重要作用。在细胞分裂时，如果短链 RNA 异常。将导致染色体无法在着丝粒处开始形成异染色质，导致细胞分裂异常。如果干细胞发生这种情况就可能导致肿瘤发生。此外，研究人员发现 siRNA 可在外来核酸的诱导下产生，通过 RNA 干扰清除外来的核酸，对预防传染病有重要的作用。RNA 干扰已大量应用于疾病的研究，为一些重大疾病的治疗带来了新的希望。

第三节 表观遗传疾病的诊断与治疗

目前在表观遗传疾病的诊断与治疗研究中，收获最多的是针对肿瘤的诊断与治疗所开展的工作。DNA 甲基化是肿瘤发生中的早期事件，对一些肿瘤特异基因的甲基化状态进行筛查有望用于肿瘤的早期诊断。在抑制表观遗传变异的药物中，对 DNA 甲基转移酶抑制剂和去乙酰化酶抑制剂的研究最为深入。

研究发现，非正常的 DNA 甲基化模式改变和组蛋白乙酰化修饰都是可以逆转的。这说明与基因突变比较，表观遗传学的改变具有潜在的可恢复性。如果表观遗传失活的基因能重新表达，或过度表达的基因能重新关闭，将能抑制疾病状态或者使某些治疗敏感化。基于这一设想，已经发展出多种表观治疗策略，主要包括 DNA 甲基转移酶和组蛋白去乙酰化酶抑制剂的研制、靶向诱导 DNA 甲基化等。能够逆转表观基因失活的小分子称为表观治疗药（epi-drug）。美国食品与药品管理局（FDA）和欧洲药品组织（EMA）已经批准了此类药物在肿瘤治疗中应用，未来这类药物必定会成为心血管疾病防治的热点和重点。

一、DNA 甲基转移酶抑制物

目前已经用于临床的有 5 - 氮杂胞嘧啶核苷、5 - 氮杂脱氧胞嘧啶核苷、Zebularine 等。这些药物都是胞苷类似物，可抑制 DNA 甲基化。研究证明，在使用 5 - 氮杂脱氧胞苷后使用 Zebularine 将有效地诱导并稳定抑癌基因 *p16* 的表达。肼屈嗪也可诱导去甲基化，临床研究证明它能使抑癌基因 *ER*，*RAR* 及 *p16* 去甲基化，重新激活这些基因的表达。

二、组蛋白乙酰化抑制剂

组蛋白的乙酰化修饰会影响染色质结构和基因表达，该修饰同样是可逆的。目前研究最多的是乙酰化酶抑制剂。乙酰化酶抑制剂对肿瘤细胞的选择性大于对正常细胞的选择性，是乙酰化酶抑制剂优于其他药物的重要特点。乙酰化酶抑制剂均能改变参与细胞存活和分化的蛋白水平，如增加抑癌基因的表达和减少抗凋亡基因的表达。迄今为止，临床上已经开发出一系列结构不同的乙酰化酶抑制剂。例如：羟肟酸衍生物有 TSA（trichostatin A）和 SAHA（suberoylanilide hydroxamic acid）等；短链脂肪酸类有 VA（valproic acid）、PB（phenyl butyrate）和 PA（phenyl acetate）等；另外，还有环状四肽类、氨基甲酸酯类衍生物、苯甲酰胺类衍生物及酮类。

三、靶向诱导 DNA 甲基化

对于低甲基化和高表达的肿瘤相关基因，可特异性诱导其启动子甲基化，使该基因沉默。

四、RNA 干扰与甲基化

短链双链 RNA（包括 siRNA 和 miRNA）可以诱导产生转录后水平的基因沉默。最新研究表明，siRNA 可以作用于特定基因的启动子区，诱导启动子 DNA 发生甲基化，抑制基因转录，从而导致转录水平的基因沉默。目前，人类细胞中 RNA 干扰诱导 DNA 甲基化的发生机制仍有待于深入研究。

虽然表观治疗药物在临床研究中展示出广泛的应用前景，但是仍然存在着许多局限。例如，表观治疗药物可能非特异地激活多种靶基因，具有潜在的诱变性、致癌性和其他未知的副作用等。尽管通过药物可以暂时修正 DNA 甲基化模式，但是由于其可逆性的特征，同样有可能恢复到原始的甲基化状态，所以这种表观遗传疗法还存在很大的临床风险。

思考题

1. 简述表观遗传的分子机制。
2. 举例说明 DNA 甲基化与疾病的关系。
3. 什么是基因组印记、X 染色质失活？简述与其相关的表观遗传学现象。
4. 遗传印记相关疾病涉及的表观遗传学机制是什么？
5. 诱导染色质重塑的表观遗传学机制包括哪些方面？

第十章 群体遗传

群体或种群（population）有广义和狭义之分。广义的群体是指同一物种的所有个体；狭义的群体是指享有一个共同基因库，并能相互交配的同种生物的所有个体。对于世代进行有性繁殖的群体，其遗传方式可以用孟德尔遗传定律进行分析，因此，这样的群体又称为孟德尔式群体。群体遗传学（population genetics）是指以群体为单位研究群体的遗传结构及其变化规律的科学，研究内容包括群体中基因的分布、基因频率和基因型频率的维持和变化。通过对人类致病基因在人类群体中的结构及其变化规律的研究，可阐明遗传病在群体中的发生及流行规律，为预防遗传病、实现优生提供科学依据。

第一节 遗传平衡定律

一、基因频率和基因型频率

在一个有性生殖的群体中，能进行生殖的生物的所有个体所携带的全部基因或遗传信息称为一个基因库（gene pool）。每个个体的基因型只代表基因库的一部分。群体的遗传结构是指在该种群基因库中某一基因的频率和其基因型频率。研究群体的遗传变化，首先就要分析基因频率。

（一）基因频率

基因频率（gene frequency）是指群体中某特定等位基因的数量占该基因座位（locus）全部等位基因总数的比例，可反映该等位基因在这一群体中的相对数量。例如，某基因座位上有一对等位基因 A 和 a，基因 A 的频率就是基因 A 在该群体中所有基因 A 和基因 a 总和中所占的比例，所以该基因座位上所有基因频率的总和应该为 1。如果显性基因 A 的频率用 p 来表示，隐性基因 a 的频率用 q 来表示，则 $p+q=1$。

（二）基因型频率

基因型频率（genotype frequency）是指一个群体中某特定基因型的个体占群体中全部个体的比例，可反映该基因型个体在这一群体中的相对数量。例如，一对等位基因 A 和 a 在群体中可有 3 种基因型 AA，Aa，aa，其中任何一种基因型个体占群体总个体数的比例就是基因型频率。如果 AA 的频率为 P，Aa 的频率为 H，aa 的频率为 Q，则 $P + H + Q = 1$。

（三）基因频率和基因型频率的关系

基因频率和基因型频率是两个关系密切又截然不同的概念，下面做一简单介绍。

假设群体中，A 基因频率 $[A] = p$，a 基因频率 $[a] = q$，AA 基因型频率 $[AA] = P$，Aa 基因型频率 $[Aa] = H$，aa 基因型频率 $[aa] = Q$。

又设群体中的个体总数为 n，则基因型为 AA 的个体数 $= nP$，基因型为 Aa 的个体数 $= nH$，基因型为 aa 的个体数 $= nQ$。

根据基因频率的定义可得：

$$A \text{ 基因频率 } p = \frac{2nP + nH}{2n} = P + \frac{1}{2}H$$

$$a \text{ 基因频率 } p = \frac{2nQ + nH}{2n} = Q + \frac{1}{2}H$$

这就是群体中基因频率和基因型频率的关系。

我们来看一个实际调查的例子。人类 MN 血型中的控制基因 L^M 和 L^N 是共显性基因，基因型为 $L^M L^M$ 的表现为 M 血型，基因型为 $L^M L^N$ 的表现为 MN 血型，基因型为 $L^N L^N$ 的表现为 N 血型。假设在一个 500 人的群体中调查发现，MN 血型 240 人，M 血型 160 人，N 血型 100 人，则该群体中，$L^M L^N$ 的基因型频率 $[L^M L^N] = H = 240/500 = 48\%$，$L^M L^M$ 的基因型频率 $[L^M L^M] = P = 160/500 = 32\%$，$L^N L^N$ 的基因型频率 $[L^N L^N] = Q = 100/500 = 20\%$。

根据基因频率和基因型频率的关系可得：

$$L^M \text{ 基因频率 } = [L^M] = p = P + \frac{1}{2}H = 32\% + \frac{1}{2} \times 48\% = 56\%$$

$$L^N \text{ 基因频率 } = [L^N] = q = Q + \frac{1}{2}H = 20\% + \frac{1}{2} \times 48\% = 44\%$$

二、遗传平衡定律及其应用

（一）遗传平衡定律

1908 年，英国数学家 Hardy 和德国医生 Weinberg 分别运用数学方法研究群体中基因频率的变化，并得出了一致的结论：在理想群体中，1 对等位基因在常染色体上遗传时，无论群体的起始基因频率如何，只要经过一代的随机交配，群体中的基因频率和基因型频率即达到平衡状态，并且在世代传递中保持不变，这就是遗传平衡定律（law of genetic equilibrium），又称 Hardy-Weinberg 定律。一个群体达到了这种状态，即达到遗传平衡。理想群体是符合下列条件的群体：①群体无限大；②群体中的个体随机交配；③没有自然选择；④没有新的突变发生；⑤没有大规模的个体迁移。

假定有一对等位基因 A 和 a，其频率分别是 p 和 q，$p + q = 1$。根据数学原理，$(p + q)^2 = 1$，将二项式展开：$p^2 + 2pq + q^2 = 1$。

公式中的 p^2 就是基因型 AA 的频率 P，$2pq$ 就是基因型 Aa 的频率 H，q^2 就是基因型 aa 的频率 Q，即：

$$\begin{cases} P = p^2 \\ H = 2pq \\ Q = q^2 \end{cases}$$

$$P : H : Q = p^2 : 2pq : q^2$$

这就是遗传平衡公式。如果一个群体中基因型频率满足了这一状态，就达到了遗传平衡；如果未达到这种状态，就是遗传不平衡的群体。而一个遗传不平衡的群体只需要经过一代随机交配，就能达到遗传平衡。

（二）遗传平衡定律的应用

一般而言，人类群体中大多数遗传性状处于遗传平衡状态，根据遗传平衡定律和遗传平衡公式，由已知的基因或基因型频率，可推算各等位基因和基因型频率。

1. 常染色体隐性基因的频率计算　对于常染色体隐性遗传病来说，群体发病率就是隐性纯合子（aa）的基因型频率 Q，由于 $Q = q^2$，得 $q = \sqrt{Q}$，据此就可以计算出该群体中隐性致病基因的频率；而 $p + q = 1$，进一步可计算出显性等位基因的频率，以及其他基因型的频率，获知群体的遗传结构。

例如，某地人口普查中白化病（AR）的发病率为 1/20000，怎样计算基因频率呢？

已知白化病是常染色体隐性（AR）遗传病，纯合的隐性基因型（aa）会发病。首先根据遗传平衡定律：发病率 $= Q = q^2$，得：

致病基因的频率 $= q = \sqrt{\text{发病率}} = \sqrt{1/20000} \approx 0.007$，

$\because p + q = 1$，$\therefore p = 1 - q = 1 - 0.007 = 0.993$，

然后分别计算出纯合子 AA 和杂合子携带者 Aa 的频率：

显性纯合子的频率 $[AA] = P = p^2 = 0.993^2 = 0.986$，

携带者的频率 $[Aa] = H = 2pq = 2 \times 0.993 \times 0.007 = 0.014$。

结论：在这个群体中，致病基因 a 的频率为 0.007，其正常等位基因 A 的频率为 0.993。虽然发病率只有 1/20000，但是，杂合子携带者的频率却相当高，约为 0.014，即 1/70。

2. 常染色体显性基因的频率计算　对于常染色体显性遗传病来说，基因型 AA 和 Aa 都表现为发病，故有：

发病率 $= [AA] + [Aa] = 1 - [aa] = 1 - Q = 1 - q^2$，

得：正常基因的频率 $q = \sqrt{1 - \text{发病率}}$。

由于显性遗传病的人群发病率一般都非常低，Aa 的个体远比 AA 的个体多，或者说

患者为显性致病基因纯合子的可能性可以忽略不计，因此得出：发病率 $\approx [Aa] \approx 2pq$。由于 p 值很小，根据 $p + q = 1$ 得知，正常基因 a 的频率 q 值接近于1，得出发病率 $\approx 2p$。

得：致病基因频率 $p \approx \dfrac{1}{2}$ 发病率。

因此，对于常染色体显性遗传病来说，致病基因频率约等于群体发病率的一半。

例如，丹麦某地区软骨发育不全性侏儒症的发病率为1/10000，即0.0001，根据公式可得致病基因 A 的频率 $p \approx 1/2 [Aa] = 0.0001/2 = 0.00005$，正常等位基因 a 的频率 $q = 1 - p = 1 - 0.00005 = 0.99995$。

3. X 连锁基因的频率计算　在 X 连锁遗传病中，设群体中 X^A，X^a 基因型的频率分别为 $[X^A] = p$，$X^a = q$，由于女性有2条 X 染色体，有3种基因型：X^AX^A，X^AX^a，X^aX^a。而男性为半合子，只有1条 X 染色体，有2种不同的基因型：X^AY，X^aY。女性可生成2种不同类型的配子：X^A，X^a。男性可生成3种不同的配子：X^A，X^a，Y。由于生成 X^A 配子的频率 + X^a 配子的频率 = $p + q = 1$，且男性生成 X 配子与 Y 配子的频率相等。在随机交配下达到遗传平衡时，各种不同基因型的频率见表 10-1。

表 10-1　遗传平衡时，X 连锁基因的各种基因型及其频率

卵子	精子		
	X^A（p）	X^a（q）	Y（1）
X^A（p）	X^AX^A（p^2）	X^AX^a（pq）	X^AY（p）
X^a（q）	X^AX^a（pq）	X^aX^a（q^2）	X^aY（q）

由于男性为半合子，故只调查男性发病率，即知致病基因频率。

例如，红绿色盲为 X 连锁隐性遗传病，男性中的发病率占7%，$q = 0.07$，则该基因在群体中的频率为 $q = 0.07$，女性纯合子患者的频率为 $q^2 = 0.07^2 = 0.0049$。这与实际观察到的数值0.5% 是很相近的。

罕见的 X 连锁隐性遗传病的致病基因频率 q 很低（q 值趋近于0），其正常等位基因频率 $p \approx 1$，人群中男性患者与女性患者的比例为 $\dfrac{q}{q^2} = \dfrac{1}{q}$，即男性患者远远要多于女性患者；女性携带者与男性患者的比例为 $\dfrac{2pq}{q} = 2p \approx 2$，即女性携带者约为男性患者的2倍。

例如，血友病 A 的男性发病率为8/10万，$q = 0.00008$，则女性血友病 A 患者的频率应是 $q^2 = (0.00008)^2 = 0.0000000064$，因数值过小，所以很少看到女性血友病 A 患者。

第二节　影响遗传平衡的因素

由于突变和选择随时发生，群体数量不会无限大，人类社会也不可能有真正意义

的随机婚配，基因也必然会受到自然选择的作用，个体的迁入也不可避免，因此，遗传平衡定律所要求的理想化群体严格来说是不存在的，自然界中只有近似符合遗传平衡条件的理想群体。实际上，理想条件中的任何一项发生改变都会影响遗传平衡。

一、突变

突变在自然界中具有普遍性，是影响遗传平衡的首要因素。群体中某一个基因发生突变的频率称为突变率。每个基因的突变率很低，只有百万分之几。突变率一般用每代中每 100 万个基因的突变数来表示，即 $n \times 10^{-6}$/代。无论何种突变，都会打破群体已建立的遗传平衡，对群体的遗传结构影响很大。

突变是可逆的，也就是说 A 可以突变为 a，a 也可以重新突变回 A。前者称为正向突变，后者称为回复突变。设 A 突变为 a 的频率为 u，a 突变为 A 的频率为 v，则每一代中有 pu 的基因 A 突变为 a，而有 qv 的基因突变为 A。当 $pu > qv$ 时，群体中基因 A 的频率降低，基因 a 的频率升高，反之亦然。只有当 $pu = qv$ 的时候，基因频率无变化，两者达到动态平衡。

根据以上公式可推导如下：

$\because pu = qv$，又 $p + q = 1$，

$\therefore (1 - q)u = qv$，

最后可得：

$$q = \frac{u}{v + u}, \quad p = \frac{v}{v + u}$$

这说明一个随机群体如果只存在突变，则群体的基因频率由突变率决定，也就是说群体的遗传平衡由基因的双向突变维持。对于群体中某些突变既无害又无益的中性突变，基因频率就由突变率决定。对不同人群，基因频率的差异由突变率差异决定。

例如，人类对苯硫脲（PTC）的尝味能力决定于 7q34 上的等位基因 T，T 突变为 t 后，个体失去对 PTC 的尝味能力。这种突变对人类既无明显的益处，又无明显的害处，所以是中性突变。在对我国朝鲜族进行的 PTC 尝味能力调查中，$u = 100 \times 10^{-6}$ 配子/代，$v = 200 \times 10^{-6}$ 配子/代，则可计算得到隐性基因 t 的基因频率：

$$q = \frac{u}{v + u} = \frac{100 \times 10^{-6}}{100 \times 10^{-6} + 200 \times 10^{-6}} \approx 0.33 = 33\%$$

纯合隐性基因型（tt）味盲者的频率为：

$$q^2 = (33\%)^2 \approx 10\%$$

这与实际调查所得朝鲜族 PTC 的味盲频率相同。而在汉族人当中，$u = 0.9 \times 10^{-6}$，$v = 2.1 \times 10^{-6}$，计算可得基因型频率为 0.3，味盲频率为 9%，这也与调查所得结果相同。

二、选择

选择（selection）是由于基因型的差别而导致生存能力和生育能力的差别，包括自然选择和人工选择，通常所说的选择是指自然选择。自然选择是指生物在生存斗争中

适者生存、不适者被淘汰的现象。

1. 适合度和选择系数　选择对群体遗传平衡有重要影响。选择的作用在于增加或降低适合度（fitness），从而改变群体的遗传结构。适合度是指在某种环境条件下，某种基因型的个体能生存并将其基因传给下一代的能力。适合度用相对生育率（fertility，f）表示：

$$f = \frac{患者生育率}{患者正常同胞生育率}$$

可见正常人的适合度为 1，患者的适合度小于 1。

选择分为正向选择和负向选择。自然界的选择大都是负向选择。选择的作用常用选择系数来表示。选择系数（selection coefficient，s）是指在选择作用下适合度降低的程度，所以 $s = 1 - f$。例如，血友病 A 的适合度为 0.29，则其选择系数 $s = 1 - 0.29 = 0.71$。这说明血友病 A 患者的基因有 71% 的可能不能传给后代而被选择作用所淘汰。

2. 选择的作用　选择的作用是使有害的基因以一定的频率被淘汰，使群体中的有害基因频率逐代降低。不同类型的基因，选择的有效程度是不同的。

（1）选择对常染色体显性基因的作用：对于有害的显性突变来说，这种突变会使个体死亡或不能生育后代，适合度 $f = 0$，因此只需 1 代就可淘汰有害基因。如果这种突变是有害而不致死的，那么患病个体的生育力将降低，选择会使显性有害基因的频率逐代越低。但实际上群体中显性有害基因频率保持恒定，这是由于存在新发生的 $a \to A$ 的突变，补偿了这种损失，也就是说被选择掉的 A 基因数等于突变产生的 A 基因数。所以突变率 v 计算公式为 $v = sp$。

在常染色体显性遗传中，患者几乎都为杂合子（Aa），发病率 $H = 2pq$，由于显性基因频率极低，所以隐性基因频率接近 1，$H \approx 2p$，所以 $p \approx \frac{1}{2}H$。

将其带入突变率公式可得：$v = sp \approx \frac{1}{2}sH$

又因为患者绝大多数为杂合子，即 $H \approx$ 发病率，所以：

$$v \approx \frac{1}{2}s \times 发病率$$

例如，已知软骨发育不全为完全显性，丹麦某医院统计发现，出生的 94075 名婴儿中，有 10 名患者，其发病率约为 1.063/10000，已知该病的选择系数为 0.8，因此，可计算出该病的基因突变率：

$$v \approx \frac{1}{2}s \times 发病率 = \frac{1}{2} \times 0.8 \times \frac{1.063}{10000} = 4.25 \times 10^{-6} / 代$$

（2）选择对常染色体隐性基因的作用：选择对隐性突变基因的作用是有限的，只有隐性纯合子患者面临选择，而杂合子患者不被选择。即使隐性纯合子患者的适合度为 0，即突变致死，也仅仅淘汰少数隐性基因。

当该群体选择系数为 s 时，每一代基因频率的减少为 sq^2，这些淘汰的基因由新突变的基因来补充，以使群体保持平衡，所以隐性基因的突变率 $u = sq^2$。

例如，苯丙酮尿症为常染色体隐性遗传，发病率为1/16500，该病的适合度为0.3，则其致病基因的突变率为：

$$u = sq^2 = (1 - 0.3) \times \frac{1}{16500} = 42 \times 10^{-6} / 代$$

（3）选择对 X 连锁显性基因的作用：对于 X 连锁显性基因，$X^A X^A$，$X^A X^a$，$X^A Y$ 3种基因型均发病，所以都受到选择的作用。由于男性有 1 条 X 染色体，女性有 2 条 X 染色体，所以男性 X 染色体占整个群体的 $\frac{1}{3}$，而女性占 $\frac{2}{3}$。如果 X^A 基因的频率为 p，由于 p 很低，所以 q 值接近 1，故男性基因的频率为 $p \times \frac{1}{3} = \frac{p}{3}$，女性基因的频率为 $2pq \times \frac{1}{3} \approx \frac{2p}{3}$。当选择系数为 s 时，每一代被淘汰的基因数为 $s(\frac{p}{3} + \frac{2p}{3}) = sp$，这将由新的突变来补偿，所以 $v = sp$。

（4）选择对 X 连锁隐性基因的作用：当选择对 X 连锁隐性基因起作用时，选择对女性中 X 连锁致病基因所起的作用类似于常染色体隐性遗传，而在男性中则类似于常染色体显性遗传。由于致病基因频率 q 很低，女性纯合子患者（$X^a X^a$）的频率 q^2 更低，可以忽略不计，所以选择主要对男性起作用。由于男性 X 染色体只占 $\frac{1}{3}$，所以经过选择，每一代中致病基因有 $\frac{sp}{3}$ 被淘汰，淘汰部分由新的突变基因补偿，即 $u = \frac{sp}{3}$。

例如，血友病 A 的发病率为 8/100000，适合度（f）为 0.29，所以血友病 A 的突变率为：

$$u = \frac{sp}{3} = \frac{(1 - 0.29) \times 0.00008}{3} = 19 \times 10^{-6} / 代$$

3. 选择压力与选择放松　在自然界，选择对群体遗传结构改变所引起的作用称为选择压力（selection pressure）。选择压力的改变会影响群体的遗传结构。选择压力与选择系数 s 一致，s 越大表示该基因型面临的选择压力越大。选择压力的增加会引起致病基因的频率降低，对于 AD 和 XD 遗传来说，选择压力越强，s 越高，最高可以使杂合子适合度降低为 0，通过一代即可使基因频率 p 降至 0，下一代的基因频率与突变率相同（$p = v$）。但对于 AR 遗传来说，即使选择压力增强，由于选择对携带者的影响较小，所以其群体中致病基因的频率的变化也很慢。另外，对于 XR 来说，只有男性半合子（$X^a Y$）受到选择压力，当选择压力增大，使其适合度 f 降低为 0 时，致病基因的频率可降低 $\frac{1}{3}$。

选择放松（selection relaxation）是指随着医学和医疗技术的进步，一些遗传病患者能够延长生命，并有可能生育后代，从而导致致病基因的频率在群体中增高。对于常染色显性遗传病来说，选择放松能够导致后代的发病率增加，每一代致病基因的频率会按照突变率的数值增加。而对于隐性遗传来说，影响较小。所以，应该采取积极措施，避免由选择放松导致遗传病发病率的增加等一系列不良影响。

三、遗传漂变

在一个小的隔离（或封闭）群体中，由于生育机遇等偶然事件而造成的基因频率在世代传递中随机波动的现象，称为随机遗传漂变（random genetic drift），简称遗传漂变。遗传漂变往往导致一个小群体中某些等位基因的消失和另一些等位基因固定下来，从而改变这个群体的遗传结构。遗传漂变的幅度与群体的大小有关。一般来说，群体越小，遗传漂变的幅度就越大，甚至经过一代就可以出现某些基因的消失或固定；群体越大，遗传漂变的幅度就越小，甚至可能接近于遗传平衡状态。

四、迁移

迁移（migration），又称为基因流（gene flow），是指具有某一基因频率的一个群体中的部分个体迁入与其基因频率不同的另一个群体中，并且定居和杂交，从而引起群体间的基因流动和群体基因频率的改变。由于外来个体的迁入而改变了某群体原有的基因频率，这种影响称为迁移压力（migration pressure）。迁移压力的大小取决于两个群体之间基因频率的差异，以及迁移个体数量占后者群体比例的大小。迁移压力的增加可以使某基因从一个群体有效地扩散到另一个群体中去。

在人类社会中，两个群体居住距离越近，基因交流越频繁，基因频率的差异越小；反之，距离越远，则差异越大。例如，我国汉族人苯硫脲（PTC）尝味能力缺乏者（基因型 tt）的频率为 9%，味盲基因（t）的频率为 0.3，在宁夏地区的回族人群中，PTC 味盲的频率为 20%，基因（t）的频率为 0.45，西亚和欧洲人中味盲的频率为 36%，基因的频率为 0.6。这可能是在唐代，欧洲人和西亚人（尤其是波斯人）沿着丝绸之路到长安进行贸易活动，后在宁夏附近定居，与汉人通婚形成基因流所致。

五、近亲婚配

随机婚配是维持遗传结构稳定的重要条件，但在实际人类群体中往往存在着近亲婚配的现象。例如，在某些少数民族群体及一些小的群体中，受地理环境、民族风俗、宗教信仰和情感等因素影响，很难实现随机婚配。

（一）近亲婚配与近婚系数

近亲婚配是指在 3~4 代之内有共同祖先的个体之间的婚配。在小的隔离群体中，除遗传漂变外，近亲婚配也是改变群体遗传平衡的重要因素。在近亲婚配的情况下，由于夫妇双方可能携带共同祖先的同一基因，并可能把此相同基因传给他们的子女。这样，同一基因纯合的概率会增加。以表亲结婚为例，表兄妹之间的基因有 1/8 可能是相同的，所以他们的子女比随机婚配的子女患常染色体隐性遗传病的概率明显增加。

近婚系数（inbreeding coefficient, F）是指近亲婚配所生子女从父母得到 1 对相同等位基因的概率。利用近婚系数可计算近婚人群中隐性遗传病的发病率、隐性致病基因杂合子的比例及遗传负荷。

（二）近婚系数计算

近亲婚配有多种形式。不同的近亲婚配形式具有不同的近婚系数，而同一近亲婚配形式中常染色体与性染色体基因的近婚系数也不尽相同。

1. 常染色体基因的近婚系数　现以表兄妹为例，说明近婚系数的计算方法。在图 10－1 中，表兄妹的共同祖先是 P_1 和 P_2。P_1 的基因 A_1 经 B_1，C_1 传给 S 需要 3 步；经 B_2，C_2 传给 S 需要 3 步。因此，S 基因型 A_1A_1 的概率为 $\left(\frac{1}{2}\right)^6$。同样，其他基因型 A_2A_2，A_3A_3 和 A_4A_4 的概率也是 $\left(\frac{1}{2}\right)^6$，因此，表兄妹的近婚系数为 $4 \times \left(\frac{1}{2}\right)^6 = \frac{1}{16}$，即三级亲属的近婚系数 $F = \frac{1}{16}$。

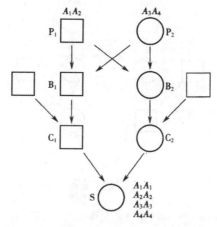

图 10－1　表兄妹婚配中等位基因的传递

根据以上推导，常染色体基因近婚系数的计算可用以下公式：

$$F = 4 \times \left(\frac{1}{2}\right)^n \text{ 或者 } F = 2 \times \left(\frac{1}{2}\right)^n$$

公式中的 n 为某一共同祖先的某个等位基因传给近亲婚配后代并使之成为该等位基因纯合子所需的步数。当近亲婚配的夫妇双方有 2 个共同祖先时，2 个祖先在该基因座位上共有 4 个等位基因，这 4 个等位基因都有可能在近亲婚配的后代中形成纯合子，可用 $F = 4 \times \left(\frac{1}{2}\right)^n$ 公式计算近婚系数；当近亲婚配的夫妇双方只有 1 个共同祖先时，这个祖先在该基因座位上有 2 个等位基因，这 2 个等位基因都有可能在近亲婚配的后代中形成纯合子，可用 $F = 2 \times \left(\frac{1}{2}\right)^n$ 公式计算近婚系数。

2. X 连锁基因的近婚系数　由于女性有 2 条 X 染色体，有 2 个 X 连锁基因，故可形成纯合子，男性是半合子，不会形成纯合子，近亲婚配时对男性没有什么影响。所以，计算 X 连锁基因近婚系数时，只计算女儿的 F 值即可。

在图 10－2 所示的姨表兄妹婚配中，等位基因 X_1 由 P_1 经 B_1，C_1 传至 S，只需计为传递 1 步（B_1 传至 C_1）；基因 X_1 经 B_2，C_2 传至 S 则传递 2 步（B_2 传至 C_2 和 C_2 传至 S）。所以，S 为 X_1X_1 的概率 = $\frac{1}{2} \times \left(\frac{1}{2}\right)^2 = \left(\frac{1}{2}\right)^3$。

等位基因 X_2 由 P_2 经 B_1，C_1 传至 S 计为 2 步，基因 X_2 经 B_2，C_2 传至 S 计为 3 步。所以，S 为 X_2X_2 的概率为 $\left(\frac{1}{2}\right)^5$，$S$ 为 X_3X_3 的概率也为 $\left(\frac{1}{2}\right)^5$，$P_2$ 的 X_2，X_3 分别传给 S 并使之成为纯合子的概率为 $2 \times \left(\frac{1}{2}\right)^5$。

因此，姨表兄妹 X 连锁基因的近婚系数为：

$$F = 2 \times \left(\frac{1}{2}\right)^5 + \left(\frac{1}{2}\right)^3 = \frac{3}{16}$$

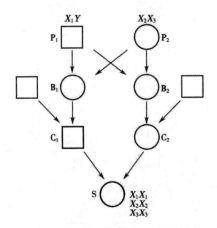

图 10 - 2　姨表兄妹婚配中 X 连锁基因的传递

计算 X 连锁基因的近婚系数的公式为：

$$F = 2 \times \left(\frac{1}{2}\right)^n + \left(\frac{1}{2}\right)^m$$

这里，n 为母方共同祖先的某等位基因传给近亲婚配后代并使之成为纯合子所需要的步骤；m 为父方共同祖先的某等位基因传给近亲婚配后代并使之成为纯合子所需要的步骤。

六、遗传负荷

遗传负荷（genetic load）是指一个群体由于有害基因或者致死基因的存在而使群体适合度降低的现象。致死基因是经突变产生的，可使生物在成年前死亡，其基因不能传给下一代。这当然不利于个体的生存和后代的延续。遗传负荷一般用群体中平均每个个体携带的有害基因的数量来表示。遗传负荷来源于突变负荷和分离负荷。

（一）突变负荷

突变负荷（mutation load）是指由于突变率增高而使群体的适合度降低的现象。突变负荷的大小取决于突变率（u）和突变基因的选择系数（s）。发生显性致死突变后，由于选择的作用，致死基因将随突变个体的死亡而消失，所以并不会使群体的遗传负荷增高。相反，隐性致死突变发生后，突变基因在群体中能以杂合状态保留许多世代，因此可以增加群体的遗传负荷。X连锁隐性突变基因在男性中与常染色体显性突变基因相同，并不增加群体的遗传负荷；在女性则与常染色体隐性遗传类似，杂合状态突变基因可以保留，会在一定程度上增加群体的遗传负荷。

（二）分离负荷

分离负荷（segregation load）是指适合度较高的杂合子（Aa）之间婚配后，由于基因分离而出现适合度较低的纯合子，从而降低群体的适合度，这种遗传负荷即为分离负荷。

除了这2种主要的遗传负荷外，还有其他类型的遗传负荷。例如，由于基因型间不相容而形成的不相容性负荷；由于近亲婚配导致的近亲负荷；由于突变体迁入造成的迁入负荷等。有害基因的存在给群体造成遗传结构改变的压力，群体的基因交流、突变率的改变以及环境变动都会影响遗传负荷，造成遗传负荷增加或减少。

思考题

1. 影响现实群体达到遗传平衡状态的因素有哪些？

2. 有人曾经对东格陵兰岛上的爱斯基摩人的 MN 血型进行抽样调查，结果 M 型有 475 人，MN 型有 89 人，N 型有 5 人。请问该群体是否达到遗传平衡？

3. 人类白化病（AR 病）的发病率为 0.00005，适合度为 0.4。请计算白化病的基因突变率。

4. 人类某群体中镰状细胞贫血症的发病率为 1/400。请计算该群体中致病基因的频率、非致病基因的频率和杂合子的频率。

第十一章 遗传病诊断和防控

遗传病的诊断和防控面临许多挑战。随着现代医学科学的发展，医学遗传学工作者在对遗传病的研究中，弄清了一些遗传病的发病机制，加上越来越多的新技术、新手段被采用，从而为遗传病的治疗和预防提供了一定的基础。然而只有系统地研究遗传病诊断、治疗和预防的方法、措施和手段，才能正确诊断、对症治疗、提出合理化预防的建议，才有助于降低遗传病的群体发病率，减轻患者的痛苦，减少社会负担，提高人口素质。

第一节 遗传病诊断

遗传病诊断（diagnosis of hereditary diseases）主要是根据患者的临床症状、体征及辅助检查结果，并结合遗传学分析，判断其是否患有某种遗传病并确定其遗传方式。遗传病的正确诊断是开展遗传咨询和遗传病防控工作的基础、关键及难点。

真正确诊一种疾病是否为遗传病往往是非常困难的，因为症状相同或相似的疾病，有的属于遗传性疾病，有的则不是。因此，对遗传病的诊断除采用一般疾病的临床诊断方法外，还必须辅以特殊的遗传学诊断方法，如采用细胞遗传学检查、生化检查和基因诊断等，才能进一步确定该疾病可能的遗传方式，从而做出明确诊断。

一般来讲，遗传病的诊断可分为产前诊断、症状前诊断和现症患者诊断3种类型，这里主要讨论现症患者的诊断。

一、临床诊断

遗传病的诊断最初是医务工作者根据已出现症状患者的各种临床表现进行疾病的诊断和遗传方式的判断。遗传病的临床诊断与普通疾病的诊断步骤基本相同，都包括听取患者的主诉，询问病史，以及检查症状和体征。

（一）病史

每一种疾病都有自己特定的发病过程，而大多数遗传病在婴儿或儿童期即可表现，并且多有家族聚集现象，所以准确地采集病史至关重要。在进行遗传病诊断时，除了解一般病史外，还应着重了解患者的家族史、婚姻史和生育史。病史一般可通过询问患者或其代述人来收集，但有时也需要医务工作者亲自去调查。采集病史时，由于可能涉及个人隐私等，需要注意询问的语气、技巧及对患者隐私的保护。采集过程应遵循准确、详细的原则，材料应真实完整，采集病史时应注意患者或代述人的文化程度、记忆能力、判断能力和精神状态等是否影响到叙述的准确性和全面性。

1. 家族史　应着重了解整个家族成员患同种疾病的发病情况。如有异常，应详细询问患者的发病年龄、病程特点、临床表现等。根据家族史可以绘出这一家族的系谱图，根据系谱图结合文献研究资料可以初步分析该病是否为遗传病及其可能的遗传方式。这就要求所采集的家族史是完整和准确的。

2. 婚姻史　应着重了解结婚的年龄、次数，配偶的健康情况及夫妻俩是否为近亲婚配等（因为近亲婚配时生育遗传病患儿的概率大大增加）。询问结婚的次数和配偶的健康状况有助于了解致病基因的来源。

3. 生育史　应询问生育年龄、所生子女的数目及其健康状况，有无早产史、死产史和流产史等，孕早期是否患过病毒性疾病或接触过致畸因素，分娩过程中是否有过窒息和产伤等。这些资料有助于鉴别患者所罹患的疾病是遗传性疾病还是非遗传性疾病。

（二）症状和体征

症状和体征是患者就诊的原因，遗传病和某些普通疾病的症状、体征是有共同性的，但往往又有本身特异性的一系列症状，这些都为疾病诊断提供了线索。以智力低下为例，这一症状可以是普通疾病的症状，如新生儿窒息、颅脑损伤和脑炎等都可以引起智力低下症状，但同时智力低下也可以是遗传性疾病的症状，如21三体综合征、苯丙酮尿症和半乳糖血症等都有智力低下的症状。实际上，每一种遗传病都有它本身所特有的症候群，如21三体综合征的患儿除智力低下外还伴有眼间距宽、眼裂小、外眼角上斜、口半开、伸舌、流涎等，半乳糖血症患儿在智力低下的同时还伴随其他症状和体征，通过仔细分析这些症状与体征可以得出疾病的初步印象。因此，在听取了患者的主诉后，应该对患者进行全面的查体。

在给遗传病患者（尤其是染色体病患者）查体时，常可发现他们身体的一般情况有如下改变：发育迟缓、智力低下、低出生体重等。而从头部到脊柱、四肢，多数伴有可见的形体异常，最常见的有唇裂、腭裂、外生殖器畸形等。

当然，每一种疾病所伴随的形体异常也不尽相同。如21三体综合征大多伴有特殊面容，而且出现通贯手的概率增加，第五指只有1条指褶纹，足部拇趾球区出现胫侧弓形纹等；而18三体综合征则常伴随眼裂狭小、内眦赘皮、耳位低、骨盆狭窄、脐疝、特殊握拳姿势、"摇椅足"等。因此，在对某一种疾病进行诊断的过程中，医生应对查体给予一定的重视，因为它能在一定程度上对疾病的诊断提供帮助。

常见的遗传病伴随体征见表 11 - 1。

表 11 - 1　常见的遗传病伴随体征

遗传病	伴随体征
21 三体综合征	智力低下，特殊面容，耳低位，伸舌流涎，生长发育迟缓
Turner 综合征	蹼颈，后发际低，身材矮小，女性性征发育不良，原发闭经
Klinefelter 综合征	身材高大，第二性征发育不良，睾丸小、不产生精子，不育，呈女性化特征
5p⁻ 综合征	婴儿期有猫叫样哭声，特殊面容，严重智力障碍，小头，生长发育迟缓
苯丙酮尿症	智力低下，皮肤、毛发和虹膜色素减退，鼠粪样臭味尿
白化病	虹膜呈蓝色，眼畏光，眼球震颤，伴有视力异常，全身皮肤、毛发白化
镰状细胞贫血症	溶血性贫血，关节、组织疼痛甚至坏死
半乳糖血症	智力发育不全、白内障、肝硬化
Duchenne 肌营养不良症	腓肠肌假性肥大、盆骨肌无力（Gower 征）、鸭步态
红绿色盲	红绿色觉缺失
血友病	凝血障碍，皮下、肌肉、关节内反复出血，关节畸形
抗维生素 D 佝偻病	骨骼发育畸形，双下肢弯曲畸形，"O" 或 "X" 形腿，生长发育迟缓，身材矮小，下肢疼痛，行走无力
地中海贫血	轻、中或重度溶血性贫血，贫血面容
脆性 X 染色体综合征	大睾丸，大耳，长脸，唇厚，前额和下颌突出，智力低下

二、系谱分析

系谱分析（pedigree analysis）是指通过调查先证者家庭成员的患病情况，绘出系谱，经回顾性分析以确定疾病遗传方式的一种方法。系谱分析对遗传病诊断是非常重要的。系谱分析主要用于初步判断某种性状或遗传病是单基因遗传病还是多基因遗传病。如果是单基因遗传病，还能进一步判断其属于哪一种遗传方式。系谱分析还能用于遗传咨询中个体患病风险的计算和基因定位中的连锁分析。

进行系谱分析时，必须有一个完整的系谱图。以系谱图的方式准确地记录家族史对遗传病的诊断非常重要。系谱图的绘制方法通常从先证者开始，对某遗传病患者家族各成员的发病情况进行详细调查，追溯其直系和旁系各世代成员及该病患者在家族亲属中的分布情况。再以特定的符号和格式绘制成反映家族各成员相互关系和发病情况的图解。系谱图中必须给出的信息包括性别、性状表现、亲子关系、世代数及每一个个体在世代中的位置。系谱应有三代以上有关患者及家族的情况。采集家族史时，对每个家族成员都要做详细的记录，有关成员要逐个查询，对已死亡者必须查清楚死亡原因，还要查清有无近亲结婚、有无死胎、流产史等。此外，医生还应了解家族中表现型正常的携带者。在家系调查时，应避免由于患者（或代诉人）不合作或者提供假情况的现象，例如，不愿提供重婚、非婚子女、同父异母、同母异父、养子养女等导致绘制出错误的系谱，必要时应对患者亲属进行实验室检查和其他辅助检查以使诊断更加可靠。由于系谱分析法是在表现型的水平上进行分析，而且这些系谱图记录的家系中世代数少、后代个体少，所以，如果想确定某一种单基因遗传病的遗传方式，往往需要得到多个具有该遗传病家族的系谱图并经过合并分析才可能得到可靠的结论。

进行系谱分析时应注意如下方面：①系谱的系统性、完整性和可靠性，而可靠性是确认遗传病的基石；②分析显性遗传病时，应考虑到延迟显性遗传病患者的年轻家族成员，他们可能由于年轻而尚未发病，此外，对于外显不全的遗传病要考虑到由于外显率的原因而呈现隔代遗传，不要误以为是隐性遗传；③遗传病存在着非常广泛的遗传异质性，因此由不同遗传方式引起的遗传病容易被误认为是由同一种遗传方式引起的；④显性与隐性概念的相对性，同一遗传病可因观察指标不同而得出不同的遗传方式，从而导致发病风险的错误估计；⑤近亲婚配者后代的隐性遗传病发病风险远高于随机婚配者，出现隐性遗传病时，应询问双亲是否为近亲婚配；⑥现代家庭子女数较少，小家族越来越多，在个别系谱中仅有 1 个先证者时，要认真分析是常染色体隐性遗传所致还是新的基因突变所致，例如，假肥大型肌营养不良症是一种 X 连锁隐性遗传病，但是约有 1/3 的病例是由于新的基因突变引起。

三、细胞遗传学检查

细胞遗传学检查是较早应用于遗传病诊断的一种辅助手段。细胞遗传学检查主要适用于染色体异常综合征的诊断，主要包括染色体检查、性染色质检查、荧光原位杂交技术、比较基因组杂交技术、全染色体涂染技术等。

（一）染色体检查

染色体检查也称为核型分析，是确诊染色体病的主要方法。随着显带技术的应用以及高分辨染色体显带技术的出现，通过染色体检查能更准确地判断和发现染色体数目和结构的异常。但需要注意的是：染色体检查应结合临床表现进行分析才能得出正确诊断。

1. 染色体检查的指征　唐氏综合征筛查高风险者、高龄孕妇（大于 35 岁）、孕妇曾生育过染色体异常胎儿、B 超提示胎儿异常、夫妇一方为染色体异常携带者等。

2. 染色体检查标本来源　视检查对象和目的而有所不同，通常主要是从外周血、绒毛膜、羊水中胎儿脱落细胞、脐带血、皮肤等分离获得各种适于培养并容易得到染色体标本的细胞。

3. 染色体检查程序　包括取样与样品预处理、接种与细胞培养、滴片和染色、镜检与核型分析等步骤。自动化染色体图像分析系统的应用节省了读片的时间，一般5个工作日就可以报告检查结果。

4. 临床常用的染色体技术　临床上大多采用染色体 G 显带核型分析。其可准确地检出 100 多种染色体畸变综合征和其他异常核型。此外，临床上还有 Q 显带法、R 显带法、C 显带法、Ag-NOR染色体技术、T 显带法、G11 式显带法、N 式显带法、姐妹染色单体互换技术等染色体分析技术。近年来由于培养细胞同步化方法的应用和显带技术的优化，临床上已能制备 3000 条以上的高分辨显带染色体。高分辨显带技术的应用使染色体核型分析更深入、更精确，因而发现和证实了一般带型分析所发现不了的更细微的染色体异常，但是目前只能对大于 4.5 Mb 的 DNA 片段改变进行识别，对于更小的片段改变导致的染色体异常，目前的染色体检查仍无能为力。

5. 性染色体的检查　包括 X 染色体和 Y 染色体检查。性染色体的检查对性染色体数目畸变所致疾病的诊断有一定意义。性染色体检查可确定胎儿性别，有助于诊断 X 连锁遗传病，判断两性畸形，以及协助诊断由于性染色体异常所致的性染色体病。其检查材料可取自皮肤或口腔上皮细胞、女性阴道上皮细胞、羊水细胞及绒毛膜细胞等，检查简便易行。

（二）荧光原位杂交技术

荧光原位杂交（fluorescence in situ hybridization，FISH）技术是在已有的放射性原位杂交技术的基础上发展起来的一种非放射性 DNA 分子原位杂交技术。其方法是将 DNA（或 RNA）探针用特殊的核苷酸分子标记，然后将探针直接杂交到染色体或 DNA 纤维切片上，再用与荧光素分子偶联的单克隆抗体与切片上的探针分子特异性结合，从而实现在原位检测 DNA 序列，在染色体或 DNA 纤维切片上进行定性、定位和相对定量的检测（图 11 - 1）。

FISH 技术的原理是荧光标记的核酸探针在变性后与已变性的靶核酸在退火温度下复性，通过荧光显微镜观察荧光信号，在不改变被分析对象（即维持其原位）的前提下对靶核酸进行分析。DNA 荧光标记探针是其中最常用的一类核酸探针。利用此探针可对组织、细胞或染色体中的 DNA 进行染色体及基因水平的分析。荧光标记探针不对环境构成污染，灵敏度能得到保证，可进行多色观察分析，因此，可同时使用多个探针以避免单个探针分开使用导致的检测周期长的缺点。

FISH 技术检测时间短、灵敏度高、无污染，已广泛应用于染色体的鉴定、基因定位和异常染色体检测等领域。例如，利用 21 号染色体特异性探针对一位高龄妊娠妇女进行产前诊断，将探针与未培养的羊水细胞进行荧光原位杂交，如果显示所检测的细胞均有 3 个杂交信号，说明胎儿极可能为 21 三体，经家属知情同意后行选择性人工流产并确诊胎儿为 21 三体综合征患儿（彩图 13）。

（三）比较基因组杂交芯片技术

比较基因组杂交（comparative genomic hybridization，CGH）技术是自 1992 年后发展起来的一种分子细胞遗传学技术。该技术不需要进行细胞培养，可通过单一的一次杂交对某一肿瘤的整个基因组的染色体拷贝数变化进行检查。其基本原理是用不同的荧光染料通过缺口平移法分别标记待测样品（如肿瘤组织）和对照样品（如正常细胞或组织）的基因组 DNA，并制成核酸探针，然后将上述 2 种探针同时与正常人的间期

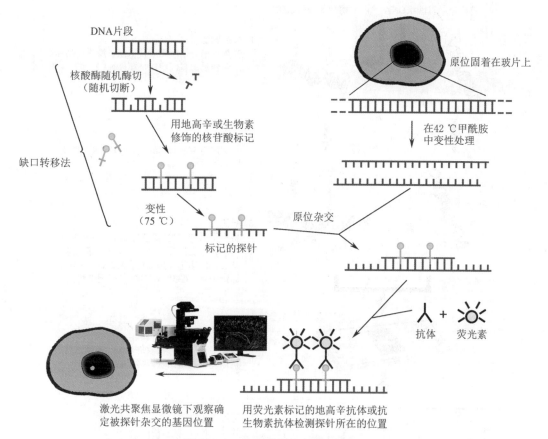

图 11 - 1　荧光原位杂交技术原理

细胞核的染色体进行共杂交，通过比较染色体上显示的肿瘤组织与正常对照的荧光强度的不同来判断肿瘤整个基因组 DNA 的拷贝数变化，再借助图像分析技术对染色体拷贝数的变化进行定量研究。比较基因组杂交技术的流程见图 11 - 2。

　　CGH 技术的优点在于分析待测标本染色体拷贝数变化时，不需要经过细胞培养得到中期染色体，只要分别提取待检标本和对照标本的基因组 DNA，经过标记后制作全基因组探针，再与正常的间期细胞的染色体原位杂交，这样一次实验就能分析整个基因组的染色体拷贝数变化。近年来 CGH 广泛应用于实体瘤和植入前遗传学诊断研究。CGH 技术的局限性在于能检测到的最小 DNA 扩增或丢失在 3 ~ 5 Mb，因此，CGH 技术对于低水平的 DNA 扩增和小片段的丢失会漏检。此外，CGH 技术不能检测出没有拷贝数变化的染色体平衡易位或倒位。因为 CGH 技术是用待检样本和对照样本的荧光比率来判断待检 DNA 的拷贝数，得到的是相对数而不是待检 DNA 的拷贝数，所以 CGH 适用于非整倍体分析而不适用于整倍体分析。例如，四倍体的标本和二倍体的标本用 CGH 技术检测时拷贝数无明显区别。

（四）单核苷酸多态性芯片技术

　　单核苷酸多态性（single nucleotide polymorphism，SNP）芯片技术是一种基于单核

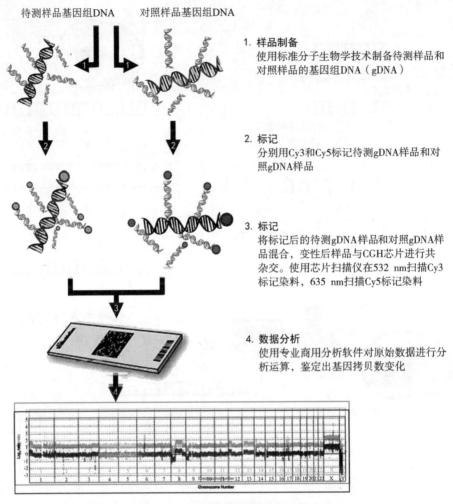

待测样品基因组DNA　对照样品基因组DNA

1. 样品制备
   使用标准分子生物学技术制备待测样品和对照样品的基因组DNA（gDNA）

2. 标记
   分别用Cy3和Cy5标记待测gDNA样品和对照gDNA样品

3. 标记
   将标记后的待测gDNA样品和对照gDNA样品混合，变性后样品与CGH芯片进行共杂交。使用芯片扫描仪在532 nm扫描Cy3标记染料，635 nm扫描Cy5标记染料

4. 数据分析
   使用专业商用分析软件对原始数据进行分析运算，鉴定出基因拷贝数变化

图 11-2　比较基因组杂交技术流程

苷酸多态性分型的基因芯片技术。首先，通过 PCR 扩增含有 SNP 的 DNA 片段；然后，通过序列特异性引物实现单碱基延伸；随后，样品分析物与芯片基质共结晶后在真空管中被瞬时（10^{-9} s）强激光激发。核酸分子因此解吸附成为单电荷离子，由于电场中离子飞行时间与离子质量成反比，通过检测核酸分子在真空管中的飞行时间就可以获得样品分析物的精确分子量，从而检测出 SNP 位点的信息。飞行时间质谱平台（MALDI-TOF）是国际通用的基因单核苷酸多态性的研究平台，该方法凭借其科学性和准确性已经成为该领域的新标准。其主要分析方法有 TaqMan 探针法和 Snapshot 法。

1. TaqMan 探针法　该方法针对染色体上的不同 SNP 位点分别设计 PCR 引物和 TaqMan 探针，进行实时荧光 PCR 扩增。探针的 5′端和 3′端分别标记一个报告荧光基团和一个淬灭荧光基团。当溶液中存在 PCR 产物时，该探针与模板退火，即产生了适合于核酸外切酶活性的底物，从而将探针 5′端连接的荧光分子从探针上切割下来，导致报告荧光基团与淬灭荧光基团分离而发出荧光。该方法通常用于少量 SNP 位点的分析。

2. Snapshot 法　该技术由美国应用生物公司（ABI）开发，是基于荧光标记单碱基延伸原理的分型技术，也称小测序，主要应用于中等通量的 SNP 分型项目。在一个含有测序酶、4 种荧光标记 ddNTP、紧邻多态位点 5′端的不同长度延伸引物和 PCR 产物模板的反应体系中，引物延伸 1 个碱基即终止，经 ABI 测序仪检测后，根据峰的移动位置确定该延伸产物对应的 SNP 位点，根据峰的颜色可得知掺入的碱基种类，从而确定该样本的基因型。PCR 产物模板可通过多重 PCR 反应体系来获得。该法通常用于 10 ~ 30 个 SNP 位点的分析。

（五）全染色体涂染技术

该技术主要通过激光捕获显微切割分离单条染色体，经过两轮寡核苷酸引物 PCR 扩增，将 PCR 直接标记的产物作为探针，与中期染色体杂交，实现对相应染色体的全染色体范围涂染分析（彩图 14）。

四、生化检查

生化检查是以生化手段定性、定量地分析机体中的酶、蛋白质及其代谢产物来诊断单基因遗传病或遗传代谢缺陷的一种方法。酶和蛋白质的定性和定量分析可反映基因结构的改变，是诊断单基因遗传病的主要方法之一。生化检查主要是对蛋白质和酶的结构或功能活性的检测，还包含对反应底物、中间产物、终产物和受体与配体的检测。该方法特别适用于分子病、先天性代谢缺陷和原发性免疫缺陷病等遗传病的检查。

（一）酶和蛋白质的分析

酶和蛋白质的检测是利用血液和特定的组织、细胞对酶的活性和蛋白质的含量进行检测。例如，采集毛囊组织检测其酪氨酸酶的活性可诊断白化病；取肝组织，检测其苯丙氨酸羟化酶的活性可诊断苯丙酮尿症。对酶和蛋白质分析的主要方法有电泳技术、酶活性检测技术、亲和细胞分离技术、蛋白质截短检测技术、免疫技术和氨基酸顺序分析技术等。由于基因表达具有组织特异性，因此，一种酶或蛋白质的缺乏只能在特定组织中检出，如苯丙氨酸羟化酶必须用肝组织活检，因为它只在肝细胞中表达，在血液中无法检测苯丙氨酸羟化酶。表 11 - 2 列出了常见的可通过酶活性检测诊断的遗传代谢病。

表 11 - 2　经酶活性检测诊断常见的遗传代谢病

疾病	缺陷的酶	采样组织
白化病	酪氨酸酶	毛囊
苯丙酮尿症	苯丙氨酸羟化酶	肝
半乳糖血症	半乳糖 1 - 磷酸尿苷转移酶	红细胞
黑矇性痴呆	氨基己糖酶	白细胞
进行性肌营养不良	肌酸激酶	血清
糖原贮积症 I 型	葡萄糖 - 6 - 磷酸酶	肠黏膜
糖原贮积症 II 型	α - 1，4 - 糖苷酶	皮肤成纤维细胞

疾病	缺陷的酶	采样组织
糖原贮积症Ⅲ型	脱支酶	红细胞
糖原贮积症Ⅳ型	分支酶	白细胞、皮肤成纤维细胞
糖原贮积症Ⅵ型	肝磷酸化酶	白细胞
枫糖尿症	支链酮酸脱羧酶	肝细胞、白细胞、皮肤成纤维细胞
戈谢病	β - 葡萄糖苷酶	皮肤成纤维细胞
腺苷脱氨酶缺乏症	腺苷脱氨酶	红细胞

(二) 代谢产物的检测

遗传性代谢病患者往往是因为酶的结构和功能出现异常，引起一系列生化代谢紊乱，因而使代谢中间产物、底物、终产物及旁路代谢产物发生质和量的变化而致病。代谢产物的检测是利用滤纸片和显色反应对代谢产物进行检测的一类方法。利用血液、尿液和羊水对代谢产物进行质和量的检测，有助于诊断遗传性代谢病。如对苯丙酮尿症患者，可通过检测患者血清苯丙氨酸或尿液中苯丙酮酸的浓度进行诊断。

目前临床上代谢物的检测方法很多，包括血、尿常规生化分析和筛查，氨基酸定性或定量分析，有机酸、酰基肉碱、酰基甘氨酸和长链脂肪酸分析，嘌呤、嘧啶分析及碳水化合物、糖醇、寡糖和黏多糖分析等。主要分析方法有血液滤纸片法、显色反应法等。其中用于氨基酸检测的方法有纸层析法、薄层层析法、化学滴定法、比色法、气相色谱、毛细管电泳法和光谱分析法等。目前最常用的检测技术有液相色谱法、氨基酸分析仪法、气相色谱质谱联用（GC-MS）和液相色谱质谱联用法（LC-MS）等。

表 11 - 3 列出了常见的遗传性代谢病的尿检测法，这些检测方法适用于新生儿疾病筛查和普查。

表 11 - 3 一些遗传性代谢病的尿检测法

方法	阳性反应	检出物	可呈阳性反应的代谢病
10% $FeCl_3$试验	绿色	苯丙酮酸	PKU、尿黑酸尿症、高酪氨酸症、组氨酸血症
2，4 - 二硝基苯肼试验	黄色沉淀	α - 酮酸	PKU、枫糖尿症、高酪氨酸症、组氨酸血症
靛红反应	尿滤纸呈深蓝色	脯氨酸、羟脯氨酸	高脯氨酸血症、脯氨酸尿症、羟脯氨酸血症
银硝普钠试验	紫色	同型胱氨酸	同型胱氨酸尿症
甲苯胺蓝试验	尿滤纸呈紫色	硫酸软骨素	黏多糖贮积症各型、Marfan 综合征
尿糖定性试验	由绿色转黄色	半乳糖、葡萄糖、果糖、戊糖	半乳糖血症、果糖不耐受症、特发性果糖尿症、乳糖不耐受症、戊糖尿症

方法	阳性反应	检出物	可呈阳性反应的代谢病
邻 - 联甲苯胺反应	尿滤纸呈蓝色	铜	肝豆状核变性
碘反应	尿滤纸不脱色	胱氨酸、半胱氨酸、同型半胱氨酸、胱硫醚、蛋氨酸	胱氨酸尿症、同型胱氨酸尿症、胱硫醚尿症、肝豆状核变性

五、基因诊断

基因诊断建立在分子生物学理论和生物技术高速发展的基础之上，是继临床诊断、生物化学诊断之后的新一代诊断技术。1978 年，华裔科学家简悦威等利用限制性片段长度多态性成功地对镰状细胞贫血症进行了产前诊断，开创了遗传病基因诊断的先河。目前基因诊断已进入临床应用，不仅用于遗传性疾病的诊断，而且也用于一些感染性疾病和肿瘤的诊断。

（一）基因诊断的概念和特点

基因诊断（gene diagnosis）是利用 DNA 重组技术直接从 DNA 或 RNA 分子水平检测基因缺陷，从而诊断遗传病的方法。它与传统诊断方法的主要区别在于可以直接从基因型推断表现型，即可以越过基因产物（酶和蛋白质）直接检查基因结构而做出诊断。

基因诊断具有如下特点：①特异性强，以特定的基因为目标检测基因的变化；②灵敏度高，具有信号放大作用，采用分子杂交技术和 PCR 技术，用微量样品即可进行诊断；③应用广泛，可用于尚未出现疾病的症状前诊断、胎儿出生前的产前诊断，以及特定人群的筛查等；④检测样品获得便利，不受个体发育阶段性和基因表达组织特异性的限制。

（二）基因诊断的技术及应用

目前，基因诊断的技术主要有分子杂交及相关技术、聚合酶链式反应技术、限制性片段长度多态性分析技术、基因芯片和基因测序技术等。基因诊断是基于分子遗传学发展而来，因此，其在遗传病检测中的作用尤为突出，对于致病基因明确的遗传病可以很好地诊断。

1. 分子杂交及相关技术 又被称为核酸分子杂交（molecular hybridization of nuclei-cacid）技术，其基本原理是具有互补碱基序列的 DNA 分子可以通过碱基对之间形成氢键，产生稳定的双链区，但在一定的高温下可使 DNA 变性，将双链 DNA 分子分解成为单链，互补的单链可以在一定的低温下遵循碱基互补配对原理复性成双链。不同来源的 DNA 变性后，如果环境中存在与其单链碱基互补的其他 DNA 或 RNA，它们彼此可以形成局部双链，这一过程称为核酸分子杂交。其方法为将与目的基因互补的核苷酸序列事先用放射性核素进行标记作为探针，如果探针与被测 DNA 分子之间存在互补部分，就能形成双链区，放射性核素被检出的灵敏度高，即使 2 种 DNA 分子之间形成百万分之一的双链区也能够被检出。鉴于碱基配对过程具有高度的异质性和特异性，因而核酸分子杂交技术在遗传性疾病检测方面具有很高的准确性。核酸分子杂交技术根据检测样品的不同可以分为 DNA 印迹杂交（southern blotting）、RNA 印迹杂交（northern blotting）和斑点印迹杂交（dot hybridization）。目前，基于核酸分子杂交的原理又发展出多种新技术，如荧光原位杂交、多色荧光原位杂交和比较基因组杂交。目前核酸分子杂交技术已广泛应用于基因突变的检测等领域。

DNA 印迹杂交就是将变性的 DNA 从电泳凝胶转移到纤维膜等固相介质上，然后进行 DNA 杂交，具体过程如图 11 - 3：从血液中提取的受试者 A，B，C 的 DNA，经限制性内切酶消化后上样于凝胶。通过凝胶电泳将不同大小的 DNA 片段分离，然后将凝胶的 DNA 变性后转移到硝酸纤维膜上与放射性探针杂交。利用放射自显影技术 X 光片显示特定的不同大小的 DNA 片段（即不同位置的条带）。例如，在血友病 A 的基因诊断中，用凝血因子Ⅷ基因的 cDNA 片段作为探针与待检者的 DNA 酶切片段进行杂交，即可检测

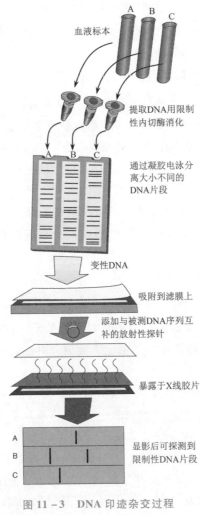

图 11 - 3　DNA 印迹杂交过程

（引自 Lynn B. Jorde 等，2016）

出凝血因子Ⅷ基因部分缺失的男性患者和女性携带者。

Northern 印迹杂交与 Southern 印迹杂交不同，Northern 印迹杂交的靶核酸不是 DNA 而是 RNA。运用 Northern 印迹杂交能检测通过凝胶电泳分开的大小不同的靶 RNA 片段。该方法的过程为从不同类型组织和细胞提取的总 RNA 或 mRNA，经变性凝胶电泳分开其大小不同的分子，将分离的 RNA 分子转移到膜上，再用标记的基因探针检测。该方法通常用来检测基因表达的情况。

2. 聚合酶链式反应技术　1985 年，DNA 聚合酶链式反应（polymerase chain reaction，PCR）技术诞生。这种方法是一种模拟天然 DNA 复制过程的体外 DNA 扩增方法。

PCR 通过变性退火延伸的循环周期，使特定的基因或 DNA 片段在 2～3 小时内扩增到数十万甚至百万倍，大大缩短了诊断时间。PCR 扩增时需要人工合成的两段与待扩增序列两侧互补的寡核苷酸引物、耐热 DNA 聚合酶（Taq 酶）、4 种三磷酸核苷、一定离子浓度的反应缓冲体系等。该方法的过程为：首先将待扩增的 DNA 在高温（92～95 ℃）环境下变性；然后降温（40～60 ℃）使引物与 DNA 两侧序列互补退火；最后在适合的温度（65～72 ℃）下使引物在 Taq 酶作用下不断延伸，合成新的互补链，这样不断地通过变性、退火、延伸的周期性循环，使特定的基因或 DNA 片段扩增到数十万甚至百万倍，并通过电泳结果判断靶基因的突变情况（图 11 -4）。

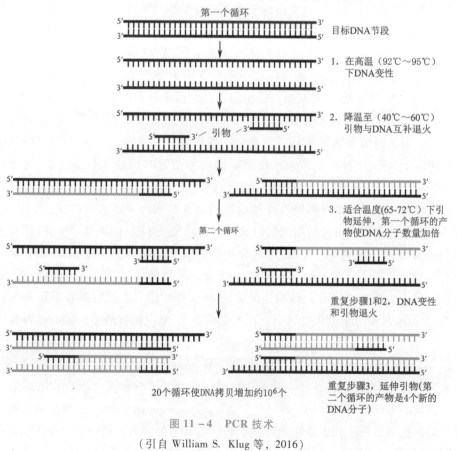

图 11 -4　PCR 技术

（引自 William S. Klug 等，2016）

PCR 反应的特异性强、灵敏度高，用极微量的 DNA 即可得到大量的扩增片段，因此，PCR 的用途十分广泛。临床上常将 PCR 与等位基因特异性寡聚核苷酸杂交、PCR－限制性片段长度多态性分析、PCR－单链构象多态性分析、多重连接依赖式探针扩增技术等结合起来用以诊断遗传病。

3. 等位基因特异性寡聚核苷酸　如果对突变基因非常清楚，可以按照其核苷酸顺序人工合成等位基因特异性寡聚核苷酸（allele specific oligonucleotide，ASO），以放射性核素或非放射性标记物标记后用于诊断。ASO 法一般需要合成正常探针和突变探针2 种探针。正常探针与正常的基因序列完全互补，能与之杂交；突变探针则与突变后的基因序列完全互补，并与之杂交。一个待检测的基因样本如能与正常探针杂交而不能与突变探针杂交，则待检测个体为正常个体；如能与突变探针杂交而不能与正常探针杂交，则为患者；如既能与正常探针杂交，又能与突变探针杂交，则为杂合子。

例如，已知苯丙酮尿症患者家族中的致病基因的突变位点，就可采用 ASO 法进行诊断。例如，正常等位基因与突变等位基因之间仅有 1 个碱基差异 A－T，可以设计1 对引物，用 PCR 技术扩增包含这一突变位点的 DNA 片段，彩图 15 中的黄色片段为正常 DNA，绿色片段为突变 DNA。将不同个体来源的 DNA 标本 1、标本 2、标本 3、标本 4、标本 5、标本 6 的扩增片段分别按样本的位置转移到两张硝酸纤维膜上。其中一张膜与正常 ASO 探针（黄色显示等位特异性寡核苷酸探针）杂交，另一张膜与突变 ASO 探针（绿色显示等位特异性寡核苷酸探针）杂交。严格控制杂交后洗脱液的浓度和时间，可以将未完全杂交的探针从膜上洗脱，膜上的对应位置不显现 X 光片感光信号。只有与其完全配对的杂交信号才能保留下来使 X 光片感光而呈现显影信号。用 PAH 基因的 ASO 探针检测该 PKU 家族第一代和第二代成员的外周血 DNA 结果见彩图 15。

彩图 15 的诊断结果分析：因为 I_1，I_2 和 II_3 既能与正常探针杂交，又能与突变探针杂交，说明他们均为 PKU 致病基因杂合子携带者；II_2 和 II_4 只与正常 ASO 探针杂交，而不显现突变 ASO 探针杂交信号，说明他们均为正常基因的纯合子；II_1 只能与突变 ASO 探针杂交，不能与正常 ASO 探针杂交，说明他为隐性致病基因的纯合子患者。

镰状细胞贫血症是由于编码 β 珠蛋白链的第 6 位密码子由 GAG 突变为 GTG 导致。彩图 16 显示的是采用针对镰状细胞贫血症患者的点突变 GTG 的突变 ASO 探针和正常人 GAG 的正常 ASO 探针检测一个镰状细胞贫血症家系的结果：该家系的父母及哥哥的 DNA 标本都分别能与正常探针和突变探针结合，说明父母与哥哥均为杂合子；姐姐的 DNA 标本仅与正常探针结合，而不显现突变 ASO 探针信号，说明姐姐是正常人；而患者的 DNA 标本仅能与突变探针结合，而不显现正常 ASO 探针信号，说明患者是突变纯合子。

4. 限制性片段长度多态性　限制性内切酶（restriction endonuclease）简称限制酶，是能识别特定的 DNA 双链序列，并能在识别序列或其附近对双链进行切割的酶。限制性片段长度多态性（restriction fragment length polymporphism，RFLP）是指由于缺失、重复或碱基置换等，使不同个体在用同一限制性内切酶切割时，DNA 片段长度出现差异。RFLP 是非常普遍的现象，它反映了 DNA 本身的多态性，并按照孟德尔共显性方式遗传，因此，它是 DNA 的一种遗传标记。当一种疾病与某一 RFLP 位点紧密连锁，并且酶切片段长度及变异可用电泳及分子杂交法加以鉴定时，则可结合家族的系谱，利用 RFLP 分析对疾病做出诊断。例如，对镰状细胞贫血症采用 RFLP 法进行基因诊断，已知基因突变是编码 β 珠蛋白链的第 6 位密码子由 GAG 突变为 GTG，从而使缬氨酸取代了谷氨酸，可用限制性内切酶 *Mst* Ⅱ 检测，*Mst* Ⅱ 的切割点是 CCTNAG，但由于点突变使正常存在的 *Mst* Ⅱ 切点消失，因此，用 *Mst* Ⅱ 酶切割正常人 DNA 产生 1.15 kb 和 0.2 kb 2 个片段，若切割 HbS 患者 DNA，会形成 1 个 1.35 kb 片段；杂合子酶切后显示 1.15 kb，0.2 kb 和 1.35 kb 3 个片段（图 11－5）

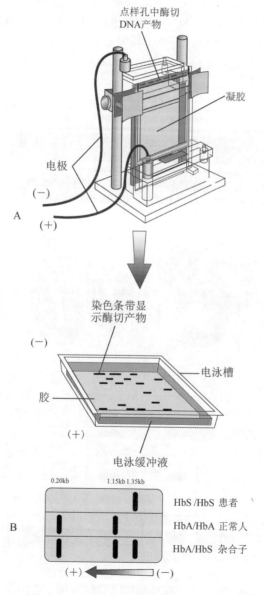

图 11－5　镰状细胞贫血症的 RFLP 分析电泳

（引自 Lynn B. Jorde 等，2016）

5. 单链构象多态性（single strand conformation polymorphism，SSCP）分析法 是指单链 DNA 由于碱基序列的不同在电泳过程中产生构象差异，这种差异将造成相同或相近长度的单链 DNA 的电泳迁移率不同，因此，该方法可用于 DNA 中单个碱基置换、微小缺失或插入的检测。用 SSCP 法检查基因突变时，通常在疑有突变的 DNA 片段附近设计一对引物进行 PCR 扩增，然后将扩增产物用甲酰胺等变性，经聚丙烯酰胺凝胶中电泳，将突变所引起的 DNA 构象差异表现为电泳带位置的差异，根据这些差异结合系谱分析可以做出诊断。由于在实验过程中采用了 PCR 技术，故又称为 PCR-SSCP。

如图 11 - 6 所示，等位基因 1 和等位基因 2 有 1 个密码子的差异，经 PCR 扩增含该差异的 DNA 片断后，将 PCR 产物变性加热处理，2 个等位基因的 4 条单链会形成不同的构象，经聚丙烯酰胺凝胶电泳后，分别泳动到不同的位置：标本 1 只显现等位基因 1 的 2 条单链 DNA 带，为正常基因的纯合子；标本 2 只显现等位基因 2 的 2 条单链 DNA 带，为突变基因的纯合子；标本 3 同时显现等位基因 1 和等位基因 2 的 4 条单链 DNA 带，为正常基因和突变基因的杂合子。

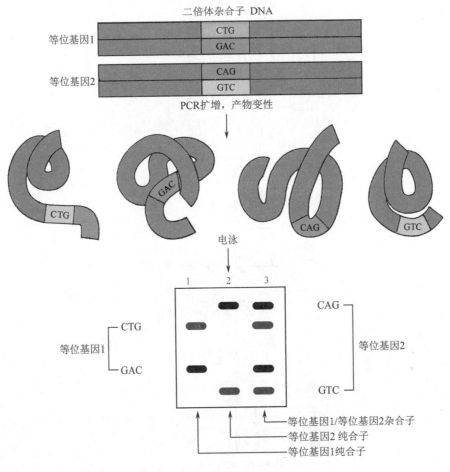

图 11 - 6　PCR-SSCP 检测示意图

（引自税青林等，2017）

6. 基因芯片（gene chip） 又称为 DNA 微阵列，它是通过微阵列技术将高密度 DNA 片段以一定的阵列排列方式使其附着在玻璃、硅片或尼龙等材料上面的技术。将基因芯片上的 DNA 片段阵列分别与正常人和患者基因组 DNA 进行杂交，通过激光共聚焦荧光显微镜对芯片进行扫描获取信息，经电脑系统分析处理检测杂交信号，对杂交后的2种图谱进行比较分析就可以找出导致病变的 DNA 片段信号（彩图 17）。1 张 DNA 芯片可固着成千上万个探针，因此基因芯片具有快速、简便、高灵敏性和准确性的特点，可对上千种甚至更多基因的表达水平、突变情况和多态性情况进行快速准确的检测。目前，这一技术处于发展和优化阶段，已经有了多种针对遗传性疾病与肿瘤检测的 DNA 芯片用于临床。

例如，耳聋是最常见的出生缺陷之一，60% 的先天性耳聋伴有一定程度的遗传性因素。通过对中国人群耳聋致病基因的特异性研究表明，*GJB2*，*GJB3*，*SLC226A4*，*PDs* 和 *12SrRNA* 是主要的耳聋致病基因。针对中国人群耳聋致病基因特点研发的耳聋基因芯片可以有效地应用于中国人群遗传性耳聋的筛查。

基因芯片可用于遗传缺陷的产前诊断，例如，通过羊水穿刺技术抽取胎儿少许羊水进行耳聋基因芯片检测并结合对患儿及其父母的测序结果，可以准确检测出胎儿的耳聋情况，从而进行后续针对性的治疗及预防。

基因芯片除了可检出胎儿是否患有遗传性疾病，还可同时鉴别数十种甚至数百种疾病，这是其他方法所无法替代的。各种基因芯片和专业制造商的出现使基因表达谱测定、突变检测、多态性分析、基因组文库作图及杂交测序等工作的程序得到了极大的简化。因此，基因芯片成为目前国内外研究开发最为迅速、应用最为广泛的领域之一。

7. DNA 测序 是指扩增相关基因片段后，测定其核苷酸序列的技术。例如，若基因片段出现碱基对的缺失、插入、替换等突变，通过 DNA 测序即可发现。如 Huntington 病的发病机制是由 *IT15* 基因 5′端的（CAG）n 发生动态突变所致。正常人的（CAG）n < 35，而患者的（CAG）n > 36，采用 PCR-DNA 测序法测定 Huntington 病家族成员 *IT15* 基因的（CAG）重复次数 n，即可做出诊断。

DNA 序列测定是诊断已知和未知基因突变最直接、最可靠的方法。经典的 DNA 测序法称为 Sanger 测序法。该方法是基因诊断的"金标准"（图 11-7）。Sanger 测序法可用于点突变、小缺失和小插入的检测。

第二代测序技术为高通量测序技术，以焦磷酸测序、可逆性末段终结或四色荧光标记寡核苷酸的连续性链接为基础，能够在短时间内高效检测数亿碱基的序列，还可检测整个基因组的点突变、小插入、小缺失等（图 11-8）。但由于目前许多遗传病基因位点尚未清楚，存在广泛的遗传异质性，而且凝胶电泳费时费力，这些均使 DNA 测序检测突变的位置与性质受到限制。

第三代测序技术以单分子荧光测序和单分子纳米孔测序技术为代表，正向着高通量、低成本等方向发展。该技术不依赖于 DNA 模板与固体表面相结合而运行，可以做到边合成边测序，不需要进行 PCR 扩增。

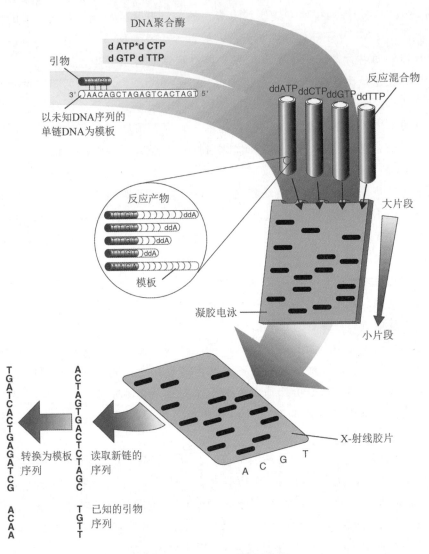

图 11 – 7　Sanger 测序法流程

（引自 Lynn B. Jorde 等，2016）

　　总之，第一代测序技术具有测序距离长、可检测多种类型的突变、准确度高的特点，准确率高达 100%，非常适合单基因遗传病的基因诊断。第二代测序技术与基因芯片互为补充，可对基因组、转录组进行全面细致的分析，极大地促进了无创产前诊断技术的发展。基于第二代测序技术，胎儿 21 三体综合征、18 三体综合征、13 三体综合征的产前基因诊断技术已应用于临床；其他如对性染色体非整倍体、双胎妊娠染色体非整倍体、胎儿染色体结构异常疾病、孟德尔遗传方式的单基因遗传病以及妊娠相关疾病的研究也因第二代测序技术的出现取得了相当显著的进步。第三代测序技术主要应用于发现新突变位点及致病基因，在临床中应用较少，但具有很好的前景。例如，北京大学的乔杰等利用单细胞全基因组扩增和测序技术实现了人类胚胎在植入子宫前

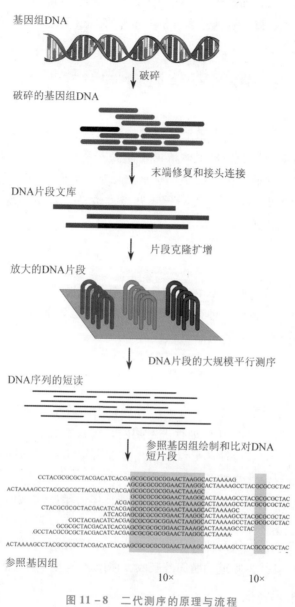

基因组DNA

↓ 破碎

破碎的基因组DNA

↓ 末端修复和接头连接

DNA片段文库

↓ 片段克隆扩增

放大的DNA片段

↓ DNA片段的大规模平行测序

DNA序列的短读

↓ 参照基因组绘制和比对DNA
短片段

参照基因组

10×　　　10×

图 11 – 8　二代测序的原理与流程

（引自 Lynn B. Jorde 等，2016）

的遗传学诊断。

（三）基因诊断的展望

随着人类单倍型计划、千人基因组计划、癌症基因组计划等顺利实施并相继完成，人们越来越了解基因和疾病发展之间的内在联系。但如何利用基因检测技术诊断疾病仍是未来遗传病防控的重点工作。可以预见，基因检测在临床上会有更广阔的应用前景。另外，随着基因诊断技术的发展，检测仪器成本降低、个体化检测水平提升将会是必然趋势。未来的基因检测会更加便捷、价廉、准确和高效。目前测序中存在的局限性也会被逐渐解决，人类的遗传性疾病，尤其是复杂性遗传病的机制最终会被揭示，多层次证据支持结合人数据生物信息学分析的策略将会用于遗传疾病的精确诊断。

第二节　遗传病治疗

遗传病的治疗是对遗传病患者采取一定的措施以纠正或改善机体的病理性状的医学措施。随着人们对遗传病发病机制的认识逐渐深入及分子生物技术在医学中的广泛应用，目前遗传病的治疗取得了突破性的进展，已从传统的手术、药物、饮食等疗法跨入了基因治疗的研究，例如，通过对致病基因的改造，可望实现对遗传病的根治，使致病基因不再向后代传递。

一、手术治疗

当遗传病患者出现各种临床症状，尤其器官组织已出现损伤，应用外科手术对病损器官进行切除、修补或替换，可有效改善某些遗传病患者的症状，减轻患者的痛苦。手术治疗主要包括手术矫正及器官、组织移植。

（一）手术矫正

手术矫正是手术治疗中的主要手段，对遗传病造成的畸形可用手术进行矫正或修补。例如：对先天性心脏病、各类两性畸形可进行手术矫正；对唇裂和（或）腭裂可进行手术修补；对多指（趾）症可进行手术切除；对腹壁裂、肛门闭锁等可以在新生儿阶段进行手术修复；对遗传性球形红细胞增多症可以实施脾切除术，脾切除后可以延长红细胞寿命，获得治疗效果。

对某些先天性代谢缺陷病可用手术的方法调整体内某些物质的水平，例如，对糖原贮积症Ⅰ型和Ⅲ型患者可应用门静脉和下腔静脉吻合术以形成门静脉短路，使肠道吸收的葡萄糖绕过肝细胞，从而使肝糖原吸收减少；对高脂蛋白血症Ⅱa型患者进行回肠－空肠旁路手术后可减少肠道的胆固醇吸收，使患者体内的胆固醇降低。

（二）器官、组织移植

根据遗传病患者受累器官或组织的不同情况，结合免疫学研究与技术的不断深入，免疫排斥问题得到控制，因此有针对性地进行组织和器官移植是治疗遗传病的有效方法。例如，对家族性多囊肾、遗传性肾炎等进行肾移植，对重型地中海贫血及某些免疫缺陷症患者施行骨髓移植术，对胰岛素依赖性糖尿病患者施行胰岛细胞移植术，对遗传性角膜萎缩症患者施行角膜移植术，对 α_1 － 抗胰蛋白酶缺乏症患者施行肝移植治疗等。

二、药物和饮食治疗

药物和饮食治疗是目前遗传病治疗中最常用的手段，并且在代谢控制、突变蛋白质功能改善和基因表达调控等各个层次都能够开展遗传病的治疗，特别是在先天性代谢缺陷疾病方面有不少成功的治疗案例。药物和饮食治疗的原则为"补其所缺、去其所余、禁其所忌"。

（一）补其所缺

对因为某些基因缺陷而不能形成机体所必需的代谢产物或蛋白质导致的一些遗传病，临床上常通过补充必要的代谢物、辅助因子、酶或激素等方法治疗，这称为"补其所缺"，即根据某些遗传病的病因，给患者有针对性地补充某些体内缺乏的成分。例如，对 Turner 综合征女性患者可补充雌激素，以改善第二性征的发育；对于先天性肾上腺皮质增生患者可用类固醇激素予以治疗；对垂体性侏儒患者可给予生长激素治疗；对糖尿病患者注射胰岛素等均可使症状得到明显改善。

除如上补充激素疗法外，有些遗传病患者因某些酶缺乏而不能形成机体所必需的代谢产物，如给予补充相应的产物，症状即可得到改善。例如，对于先天性无丙种球蛋白血症患者给予丙种球蛋白制剂，可使患者感染的次数明显减少；对于乳清酸尿症患者，由于患者体内缺乏尿苷而引起贫血、体格和智力发育障碍，如果给予尿苷治疗，患者的症状即可得到缓解。

先天性代谢病通常是由于基因突变造成酶的缺乏或活性降低，可用酶诱导和酶补充的方法治疗。酶诱导治疗时可用药物、激素和营养物质使其"开启"，诱导其合成相应的酶。例如，新生儿非溶血性高胆红素 I 型（Gilbert 综合征）是常染色体显性遗传病，患者因肝细胞内缺乏葡萄糖醛酸尿苷转移酶，造成胆红素在血液中滞留而引起黄疸、消化不良等症状。服用苯巴比妥能诱导肝细胞滑面内质网合成该酶，症状即可消失。雄激素能诱导 α_1-抗胰蛋白酶的合成，可用于 α_1-抗胰蛋白酶缺乏症的治疗。酶补充治疗的途径是给患者输入纯化的酶。例如，对严重的 α_1-抗胰蛋白酶缺陷症患者每周静脉注射 4 g 强化的 α_1-抗胰蛋白酶，连用 4 周后可获得满意的效果；给戈谢病患者注射 β-葡萄糖苷酶制剂，可使患者肝和血液中的脑苷脂含量降低，使症状缓解。

有些遗传代谢病是由酶反应辅助因子（维生素）合成不足，或者是缺陷的酶与维生素辅助因子的亲和力降低导致，因此，通过给予相应的维生素可以纠正代谢异常。例如，补充叶酸可以治疗先天性叶酸吸收不良和同型胱氨酸尿症。近年来，临床上应用维生素 C 治疗由线粒体突变引起的心肌病也有一定的疗效。

补其所缺在胎儿出生前即可开始。例如，由于胎儿会吞咽羊水，可利用这一点将甲状腺素直接注入羊膜囊以治疗遗传性甲状腺肿；对确诊为维生素 B_2 依赖型癫痫的胎儿，给孕妇服用维生素 B_2 则胎儿出生后不会出现癫痫。

（二）去其所余

有些遗传病是由酶促反应障碍导致体内贮积过多的代谢产物，对这些多余的代谢产物可以通过药物和各种理化方法予以排除或抑制其生成，以使患者的症状得到明显改善。这称为"去其所余"。

1. 应用螯合剂　肝豆状核变性是一种铜代谢障碍性疾病，由于铜在肝细胞和神经细胞中蓄积后损伤细胞而致病，临床上根据青霉胺与铜离子能形成螯合物的原理，给患者服用 D－青霉胺可使肝和脑中沉积的铜排出而缓解症状。地中海贫血患者因长期输血，易发生含铁血黄素沉积症，使用去铁胺 B 与铁蛋白形成螯合物可去除多余的铁。

2. 应用促排泄剂　家族性高胆固醇血症患者血清中的胆固醇过多，可口服考来烯胺治疗。考来烯胺是一种不被肠道吸收的阴离子交换树脂，可结合肠道中的胆酸排出体外，从而阻止胆酸的再吸收，并可促使胆固醇更多地转化为胆酸排出体外，使患者血中的胆固醇水平降低。

3. 利用代谢抑制剂　对酶活性过高所造成的生产过剩病可用代谢抑制剂抑制酶活性，以降低代谢率。例如，用别嘌呤醇（allopurinol）抑制黄嘌呤氧化酶，可减少体内尿酸的形成，可用于治疗原发性痛风和 Lesch-Nylan 综合征。

4. 血浆置换或血浆过滤　血浆去除术可除去大量含有毒物的血液。例如，将家族性高胆固醇血症患者的血液引入含肝素琼脂糖小球和氯化钙的瓶内，使患者血液中的低密度脂蛋白（LDL）在体外与肝素等形成难以通过过滤器的不溶性复合物，使之回输时不能通过过滤器进入患者体内，可使家族性高胆固醇血症患者血液中的胆固醇水平下降一半，因而疗效显著；对于溶酶体贮积病及某些遗传性溶血性贫血的患者，也可通过血浆去除术得到治疗。

5. 平衡清除法　某些溶酶体贮积病，由于其沉积物可弥散入血液并保持血液与组织之间的动态平衡，如果将一定的酶制剂注入血液以清除底物，则平衡被打破，组织中的沉积物可不断进入血液而被清除。

（三）禁其所忌

饮食控制对部分先天性代谢缺陷疾病是传统而有效的方法，目前临床上已经有几十种遗传病采用这种方式治疗。饮食治疗的原则是"禁其所忌"，具体方法是制订特殊的食谱，控制底物或中间产物的摄入，减少代谢产物的堆积。例如，苯丙酮尿症的发病机制是苯丙氨酸羟化酶的缺陷使苯丙氨酸和苯丙酮酸在体内堆积而致病。患者一旦确诊该病后，应立即给予低苯丙氨酸饮食，严格控制蛋白质，尤其是控制动物蛋白质的摄入。但随着患儿年龄的增长，饮食治疗的效果会越来越差，因此要早诊断、早治疗。饮食治疗往往需要终身进行。目前，临床上针对不同的代谢病已设计出 100 多种奶粉和食谱。又如，中国长江以南各省均有 5% 的人患遗传性 G-6-PD 缺乏症，患者的临床表现为溶血性贫血，严重时可危及生命。这类患者对蚕豆尤其敏感，进食蚕豆后即可引起急性溶血性贫血。对这类患者应严格禁食蚕豆及其制品。

此外，对有些遗传病可以在其母亲怀孕期间就对胎儿进行饮食治疗，这样可使患儿的症状得到改善。例如，对患有半乳糖血症风险的胎儿，在孕妇的饮食中限制乳糖和半乳糖的摄入量而以其他的水解蛋白（如大豆水解蛋白）代替，胎儿出生后再禁用人乳和牛乳喂养，患儿会得到正常发育。

病例：

患儿，女，出生时头发黑，以后逐渐由黑变黄变浅。患儿走路步伐小，胆小，智力发育明显落后于同龄人，尿液中出现特殊异味，于 1 岁 3 个月时来院就诊。查体：头发淡黄，皮肤浅白，智力发育明显落后，智商为 60；身上及尿液中均有特殊的鼠臭味。实验室检查：尿液苯丙氨酸浓度为 25.8 mg/dl，$FeCl_3$，2，4 - 二硝基苯肼试验均呈强阳性。

问题：

1. 对该患儿最可能的诊断是什么？

2. 为什么该患儿会出现智力发育落后？

3. 如何对患儿进行有效治疗？

解析：

1. 根据患儿有智力发育迟缓、毛发及皮肤异常、汗液及尿液有特殊的鼠臭味，结合实验室检查的结果（苯丙氨酸浓度高、$FeCl_3$ 试验呈阳性），可确定其为经典型苯丙酮尿症。

2. 该病是由苯丙氨酸羟化酶缺乏所致，因为苯丙氨酸不能正常转化为酪氨酸，使血苯丙氨酸含量增高。过量的苯丙氨酸使旁路代谢活跃，经苯丙氨酸转氨酶的作用生成苯丙酮酸，进一步脱氢生成苯乳酸或氧化生成苯乙酸。旁路代谢产物抑制了 γ - 氨基丁酸和 5 - 羟色氨酸的生成，从而影响脑细胞发育及脑功能，引起智力发育落后。

3. 苯丙酮尿症是一种可通过饮食控制治疗的遗传性代谢病。该患儿已错过最佳治疗时机，智力受损不可逆转。本病的预防方法是通过新生儿疾病筛查早期诊断，确诊后给予患儿低苯丙氨酸饮食治疗，包括素食餐、低动物蛋白、特制奶粉等，可有效减轻智力损害。开始治疗的年龄越小预后越好。新生儿早期治疗者智力发育可接近正常人。

三、基因治疗

基因治疗（gene therapy）是治疗遗传病的理想方法，是指运用 DNA 重组技术修复患者细胞中有缺陷的基因，使细胞恢复正常功能而达到预防和治疗遗传病目的的一种临床治疗技术。遗传病多是由基因缺陷造成的，常规医疗手段对绝大多数遗传病束手无策，即使能通过手术、药物、饮食等疗法减缓症状也只是治标不治本，只有通过基因治疗才可能从根本上改善遗传病的症状。

（一）基因治疗的策略

根据患者的不同病变，设计如何对基因的结构或表达进行干预，从而达到功能改善是基因治疗的核心。根据遗传操作的类型可将基因治疗的策略分为以下几种。

1. 基因修复　通过特定的方法（如同源重组技术）对有缺陷的基因进行原位修复，将致病基因的突变碱基序列纠正，而正常部分予以保留。此策略具有较大的应用前景，但这种操作不易，实践中有相当的难度。

2. 基因增强　将目的基因导入病变细胞或其他细胞，通过基因的非定点整合使其表达，以补偿缺陷基因的功能，或使原有基因的功能得到增强，但致病基因本身并未除去。该策略适用于基因缺失或功能缺陷等遗传性疾病，此技术较成熟，是目前基因治疗中常用的方式。

3. 基因失活　是指封闭疾病相关基因以阻止基因产物形成的策略。该策略适用于基因突变产生异常蛋白或基因过量表达而导致的遗传病，如单基因显性遗传病、肿瘤、病毒性疾病等。具体方法有以下三类。①反义寡核苷酸技术：因基因突变产生异常蛋白质或基因过量表达所致的一些遗传病和肿瘤，可通过人工合成寡核苷酸片段与特定基因的 mRNA 片段互补，形成同源或异源双链，在转录和翻译水平阻断某些基因的异常表达，进而实现治疗的目的。②RNA 干扰（RNA interferece，RNAi）：RNAi 是抵御外来基因和病毒感染的进化保守机制，在维持基因组的稳定方面发挥着重要作用。RNAi 技术可以特异性地剔除或关闭特定基因的表达，被认为是一种特异、高效、经济的使基因表达受抑制的技术手段，为基因治疗研究提供了新的方法。③三链形成寡核苷酸：是将设计的寡脱氧核苷酸或肽核酸与靶基因的 DNA 双螺旋分子在 DNA 大沟中以 Hoogsteen 氢键与 DNA 高嘌呤区结合，形成三链结构，从 DNA 水平阻断或调节基因转录。例如，以肿瘤细胞中过度表达的癌基因作为靶基因进行此类基因治疗是肿瘤基因治疗的方向。

4. 其他　有些复杂遗传病或者肿瘤及病毒性疾病的治疗比较复杂，基因治疗的靶基因可能不是致病基因，但是可以通过转入或者抑制一些功能相关基因的表达从而达到改善症状的目的。

（1）自杀基因：将来源于病毒或细菌的基因导入肿瘤细胞，该基因产生的酶可催化无毒性或低毒性的药物前体转化为细胞毒物质，从而杀死肿瘤细胞。由于携带该基因的受体细胞本身也被杀死，所以这类基因被称为"自杀基因"。例如，将大肠杆菌胞嘧啶脱氨酶基因导入肿瘤细胞后，可将 5 - 氟胞嘧啶（5-FC）转化为 5 - 氟尿嘧啶（5-FU），发挥细胞毒性作用。

（2）免疫基因治疗：把产生抗病毒或肿瘤免疫力的对应抗原决定簇基因导入机体细胞，以达到治疗目的。例如，向机体细胞内导入干扰素、肿瘤坏死因子、白介素 - 2 等细胞因子的基因，可以增强抗肿瘤效应。

（3）基因抑制：导入外源基因去干扰、抑制疾病相关的基因表达。例如，向肿瘤细胞内导入抑癌基因（如 *Rb* 或 *p53*），以抑制癌基因的异常表达。

（4）耐药基因治疗：在治疗肿瘤时，为提高机体耐受化疗药物的能力，可把产生抗药毒性的基因导入人体细胞，以使机体耐受更大剂量的化疗药物。例如，向骨髓干细胞导入多药抗性基因 *mdr-1*，可减少骨髓受抑制的程度，加大化疗剂量，提高化疗效果。

（二）基因治疗的途径

基因治疗的途径有 2 个：一种是生殖细胞基因治疗；另一种是体细胞基因治疗。

1. 生殖细胞基因治疗　是将正常基因（目的基因）转移到患者的生殖细胞中去，

使有遗传缺陷的基因得以纠正，发育为正常个体。这是治疗遗传病的最佳方法，但因技术困难以及伦理学问题，目前多不考虑这种基因治疗途径。

2. 体细胞基因治疗 是将外源性正常基因（目的基因）导入患者体细胞内染色体上的特定基因位点上，用健康的基因准确地替代致病基因，使其发挥治疗作用，同时减少因随机插入而引起新基因突变的可能。

（三）基因治疗的方法

基因治疗的基本过程是应用细胞与分子生物学技术选择并制备目的基因，然后以一定的方式将其导入患者体内，并使该基因有效表达。

1. 目的基因的准备 应用重组 DNA 和分子克隆技术可将目的基因分离和克隆，这是基因治疗的前提。目前的基因克隆技术已经相当成熟，既可人工合成 DNA 探针，还可用 DNA 合成仪在体外人工合成基因。这些都是在基因治疗前分离、克隆目的基因的有利条件。

2. 靶细胞的选择 靶细胞是接受目的基因的细胞。实现基因治疗要从患者体内取出细胞，经体外培养、目的基因转移，并确定该目的基因有效表达后，重新回输患者体内产生治疗效应，因此，基因治疗选择什么样的靶细胞是基因治疗成功的关键。靶细胞的选用应该需要综合考虑细胞的寿命、可增殖性、易获得性等因素。以目前的观点看，一方面，骨髓细胞是比较理想的靶细胞，而且骨髓的抽取、体外培养、再植入等所涉及的技术都已成熟；另一方面，骨髓细胞还构成了许多组织细胞（如单核巨噬细胞）的前体，因此，不仅一些累及血液系统的疾病（如腺苷酸脱氨酶（ADA）缺乏症、珠蛋白生成障碍性贫血、镰状细胞贫血症等）可以采用骨髓细胞作为靶细胞，而且一些非血液系统疾病（如苯丙酮尿症、溶酶体贮积症等）也都可以采用骨髓细胞作为靶细胞。除了骨髓以外，皮肤成纤维细胞、肝细胞、血管内皮细胞和肌细胞也可以作为靶细胞来研究或实施转基因治疗。近年来出现的诱导性多功能干细胞（induced pluripotent stem cells，iPS cell）已成为基因治疗靶细胞的重要选择。

3. 基因转移 把外源基因安全有效地转移到靶细胞中，是实现基因治疗的第一个关键步骤。基因转移的方法可分为两类：①病毒感染法：是通过携带有外源基因的病毒载体感染靶细胞实现基因的转移。能够用作载体的病毒有 SV40 病毒、牛乳头状瘤病毒、单纯疱疹病毒Ⅰ型、巨细胞病毒、腺病毒和逆转录病毒等，其中较常用的是逆转录病毒和腺病毒。②非病毒感染法：即通过物理方法、化学方法或受体介导的内吞作用等方法将外源基因导入细胞内。物理方法包括显微注射、电穿孔、微粒轰击（基因枪技术）和 DNA 直接注射等；化学方法包括磷酸钙沉淀法、DEAE - 葡聚糖法、脂质体融合法等。

4. 基因转染细胞的筛选与鉴定 目前基因转移的效率总体来说较低，所以有必要将基因转染的细胞筛选出来，并鉴定该细胞中外源基因的表达状况。例如，可应用标记基因作为探针，通过分子杂交的方法筛选，用 Northern 印迹杂交法检测 RNA 的表达，或测定蛋白质的含量，鉴定细胞中外源基因的表达状况。

5. 回输体内 将稳定表达外源基因的细胞经培养、扩增后，以合适的方式（如静脉注射、肌肉注射、皮下注射、滴鼻等）回输体内以发挥治疗作用。例如，将基因修饰的淋巴细胞以静脉注射的方式回输到血液中，将皮肤成纤维细胞以细胞胶原悬液的方式注射至患者皮下组织，采用自体骨髓移植的方式输入造血细胞，通过导管技术将血管内皮细胞定位输入血管等。

（四）基因治疗的临床应用

自 1990 年 5 月美国国立卫生研究院（NIH）和重组 DNA 顾问委员会（RAC）批准了美国第一例人类体细胞基因治疗临床试验（ADA-SCID）以来，许多国家也相继批准了基因治疗的临床试验。基因治疗的范围从过去的单基因疾病扩大到多基因疾病，治疗疾病的种类也扩展到恶性肿瘤、心血管疾病和感染性疾病等。从临床应用来看，率先取得突破性进展的是发病机制较明确的遗传病的基因治疗。以下简单介绍几种遗传病的基因治疗进展情况。

1. 腺苷脱氨酶缺乏症（adenosine deanunase；ADA）　是一种 AR 病，因 ADA 缺乏致脱氧腺苷酸增多，改变其甲基化的能力，产生毒性反应，患者 T 淋巴细胞受损，引起反复感染等症状。研究证明 ADA 编码基因的点突变至少可在 8 个位点上发生，ADA缺乏症是重度复合免疫缺陷症的主要病种，也是人类历史上首次进行基因治疗临床试验的一种遗传病，因而其研究备受重视。研究者在应用于临床治疗前，在细胞水平上和低、高等动物水平上进行了系统的基因治疗实验研究。1990 年，美国研究者对一位患 ADA 缺乏症的 4 岁女孩采用了基因治疗并获得成功，从而开启了基因治疗的新时代。

2. 血友病 B　是一种 XR 病，患者凝血因子Ⅸ缺乏，因而表现出自发、缓慢、持续的出血。临床上主要依靠蛋白质替代治疗，即输血或注射凝血酶原复合物等治疗，但可能引发严重的输血反应、血栓形成和栓塞等，只有基因治疗有望根治血友病。1991年，我国复旦大学薛京伦教授等将反转录病毒载体携带Ⅸ因子导入 2 例血友病患者体外培养的皮肤成纤维细胞中进行基因治疗，筛选出能表达Ⅸ因子的成纤维细胞，然后将其回植入患者皮下，最后发现能检测到导入体内的Ⅸ因子的基因表达产物，凝血因子Ⅸ的浓度上升到正常人的 5%，患者的症状有明显改善，血友病患者从重型转变为轻型，获得了初步疗效。

3. 帕金森病（Parkinson disease）　又称"震颤麻痹"，是一种常见于中老年的神经系统变性疾病，多在 60 岁以后发病。在临床上，许多患者被给予多巴胺前体药物左旋多巴（lcvodopa，L-DOPA）治疗以改善他们的运动障碍，但患者会逐渐丧失对左旋多巴的敏感性，同时存在药物副作用的影响问题，而基因治疗有望治疗帕金森病。

2011 年美国爱因斯坦医学研究院的神经病学家 Andrew Feigin 和康奈尔医学院的 Michael Kaplitt 针对 45 位年龄在 30~75 岁的帕金森病患者进行了基因治疗，他们利用腺相关病毒载体 AAV2 将谷氨酸脱羧酶基因 GAD 导入一半患者的下丘脑核团中。GAD是神经递质 γ-氨基丁酸（GABA）代谢的限速酶。携带 GAD 基因的病毒在患者大脑中表达了一种称为 GABA 的抑制性神经递质。而另一半患者则接受了脑深部电刺激治疗（DBS），通过电流来"沉默"同一区域的神经元。在给予治疗 6 个月之后，Feigin 研究小组对两组患者进行了包括步态、姿势、手及手指运动等指标的标准化评估。研究人员发现 20.1% 的基因治疗患者显示了症状改善，而接受脑深部电刺激手术治疗的患者的症状获得改善的则仅为 12.7%。这也显示了基因治疗在神经系统变性疾病方面的应用潜力。

第三节　遗传病预防

遗传病预防的目的是防止患有严重遗传疾病的婴儿出生。遗传病的预防主要从遗传筛查、产前诊断、遗传咨询等方面开展工作。

一、遗传筛查

预防遗传病的发生，首先是找出高危人群。确定高危人群的方法是遗传筛查。目前许多国家和地区已对某些发病率高、病情严重，或可以早期防治的遗传病建立了筛查方法。通过遗传筛查发现遗传病患者或致病基因、异常染色体携带者，有利于遗传咨询及遗传病产前诊断的开展，以及尽早采取有效的预防措施或可能的治疗措施。

遗传筛查（genetic screening）是在人群中对某种特定的基因型进行检测，以确定此基因型的个体。这种基因型可能是致病基因或疾病易感基因，或能向下代传递造成后代患病的基因。遗传筛查不同于遗传诊断，遗传筛查是一种筛选过程，筛查结果不能作为疾病确诊的依据。从临床上来说，通过遗传筛查可达到以下目的。①早期治疗：通过遗传筛查，早期确诊，对遗传病患者尽早采取治疗措施，可避免疾病的进一步发展。②提供生育咨询：例如，通过产前筛查，检出出生缺陷高风险胎儿，可为夫妇提供生育咨询，避免患儿出生。

根据筛查目的和对象，遗传筛查一般包括产前筛查、新生儿疾病筛查、杂合子筛查、症状前筛查及配子供体筛查等。

（一）产前筛查

产前筛查（prenatal screening）是指采用简便、可行、无创的检查方法，对可能生育发病率高、病情严重的遗传性疾病或先天畸形的孕妇进行广泛的检测，检出可能有出生缺陷高风险的人群。产前筛查并不是确诊，只是对其胎儿畸形和缺陷的风险评估。根据检测技术的不同，产前筛查有产前血清学筛查和无创产前筛查 2 种方法。

1. 产前血清学筛查　怀有唐氏综合征等染色体病胎儿的孕妇的血清中一些物质的含量会发生改变。血清学筛查（serological screening）是指对血清中的生化标记物进行检测，并结合孕妇年龄、孕周等情况，评价胎儿患染色体病及神经管缺陷的风险率。

筛查对象为自然受孕、单胎，且无侵入性产前诊断指征的孕妇。筛查的目标疾病为唐氏综合征、18 三体综合征和开放性神经管缺陷。

血清学产前筛查采用标记物有甲胎蛋白（AFP）、游离 β - 促绒毛膜性腺激素（free β-hCG）、妊娠相关血浆蛋白 A（PAPP-A）、非结合雌三醇（uE$_3$）和胎儿颈后透明带（NT）。这些生化标记物在怀有唐氏综合征或其他染色体病胎儿孕妇血清中可能会有不同程度的升高或降低。根据选用血清标记物的数量不同，分别称其为二联、三联、四联筛查。根据不同的筛查策略选用不同的标记物。

血清学筛查分别在孕早期、孕中期进行，并可通过早中期联合筛查进一步提高风险预测能力。①孕早期筛查：采集 $8\sim13^{+6}$ 孕周的孕妇血，检测血清中的 PAPP-A 及游离 β-hCG，并结合彩超测定颈后透明带厚度。根据检测结果，评价胎儿患唐氏综合征及 18 三体综合征等的风险率。②孕中期筛查：采集 $15\sim21^{+6}$ 孕周的孕妇血，检测血清中的 AFP、游离 β-hCG 及 uE_3，并结合孕妇年龄、孕周等情况评价胎儿患唐氏综合征、18 三体综合征、开放性神经管缺陷等的风险率。

筛查结果分为高风险和低风险。筛查结果大于阳性切割值为高风险。唐氏综合征、18 三体综合征的阳性切割值分别为 1/270，1/350，开放性神经管缺陷一般以孕妇血清 AFP≥2.0 中位值倍数（MoM）为阳性切割值。对于高风险孕妇，应向其详细说明风险值的含义及筛查与确诊的区别，并建议其进行产前诊断。

2. 无创产前筛查（non-invasive prenatal test，NIPT） 1997 年由 Yuk-ming Dennis Lo 等首创，是利用孕妇外周血中胎儿的 DNA，RNA 或胎儿细胞，进行胎儿遗传病检测的非侵入性产前诊断。目前主要采用高通量基因测序开展无创产前筛查，适用的目标疾病为常见胎儿染色体非整倍体异常（即 21 三体综合征、18 三体综合征、13 三体综合征）。

（1）适用时间：高通量基因测序产前筛查的最佳时间为妊娠 $12^{+0}\sim22^{+6}$ 周，若小于 12 周则胎儿的游离 DNA 浓度太低，会影响分析。若 23 周以后做无创筛查，有可能没有时间做产前诊断。

（2）适用人群：无创产前筛查的适用人群包括以下几类。①血清学筛查、影像学检查显示为常见染色体非整倍体临界风险（即 1/1000≤唐氏综合征风险值 <1/270，1/1000≤18 三体综合征风险值 <1/350）的孕妇。②有介入性产前诊断禁忌证者（先兆流产、发热、有出血倾向、感染未愈等）。③就诊时，患者为孕 20^{+6} 周以上，错过血清学筛查的最佳时间，或错过常规产前诊断时机，但要求评估 21 三体综合征、18 三体综合征、13 三体综合征风险的孕妇。

（3）筛查方法：孕妇静脉血中存在大量的游离 DNA（cell free fetal DNA，cffD-NA），其中胎儿游离 DNA 占 5% ~30%。胎儿如为 21 三体，其中来自 21 号染色体的游离片段数量相对于正常二倍体会上升。在母体血浆样品中检测到的游离 DNA 包含母源性的和胎源性的 2 种。由于正常母体基因组是整倍体，所以任何母体血浆 DNA 分子拷贝数的偏差一定是源于胎儿染色体异常。如果能够计数 21 号染色体游离 DNA 的量，并与正常个体的 21 号染色体游离 DNA 的量进行比较，理论上就能发现其中的差异。利用高通量基因测序技术，测定母体血浆样本中的 cffDNA 序列，并与基因组比对，可以发现每一条片段来自哪条染色体，然后通过大量的生物信息学数据分析，计算胎儿为 21 三体的风险率。该技术属于高精度产前筛查，如果发现筛查结果高风险，还需进行绒毛或羊水染色体检测以确诊。绒毛染色体检测孕 12 周即可进行，它可以极大地减轻孕妇及家属的心理负担。医生可用 NIPT 配合经典的产前诊断为家庭提供医学建议，有问题尽早采取措施。

有临床实践证明：采用无创产前筛查技术进行产前筛查对 21 三体和 18 三体的检出率为 99% 以上，但对 13 三体的检出率为 79%~92%。因此，未来还需要进一步完善该技术，并发展对其他染色体三体的检测技术。cffDNA 的无创筛查对于其他染色体数目异常（如性染色体数目异常等）尚不能有较高的检出率，因此其适用范围不应被夸大。同时，由于不能检出开放性神经管缺陷，对未接受孕中期血清学筛查而直接进行高通量基因测序产前筛查与诊断的孕妇，应当在孕 15 周至 20^{+6} 周进行胎儿神经管缺陷风险评估。

母血中不仅存在胎儿 cffDNA，还同时存在胎儿游离 RNA。这些游离 RNA 中存在只有胎儿或胎盘表达而母体表达极少的 mRNA。如果有针对性地对这种胎儿特异性地存在于某条染色体（如 21 号染色体）上的基因的 mRNA 进行分析，就能排除母体遗传物质的干扰，使诊断的准确性大大提高。通过检测母体血浆中 21 号染色体特异 mRNA 等位基因单核苷酸多态性（SNP）杂合子的比值，就能判断其基因的剂量，推断染色体的剂量，判断胎儿是否是 21 三体。

（4）筛查结果的处理：对筛查结果为低风险的孕妇，应当向其提示此检测并非最终诊断，不排除漏检的可能，且不能排除其他染色体疾病。对筛查结果为高风险的孕妇，应当建议其进行后续介入性产前诊断，不应当仅根据本检测高风险的结果做终止妊娠的建议和处理。如果存在胎儿影像学检查异常，无论该检测结果是低风险还是高风险，都应当对其进行专业的遗传咨询及后续相应的诊断服务，并进行妊娠结局的追踪随访。

（二）新生儿疾病筛查

新生儿疾病筛查（newborn screening）是指在新生儿群体中，用快速、简便、敏感的检测方法，对一些危及儿童生命或生长发育，导致儿童智力障碍或残疾的先天性、遗传性疾病进行筛查，使患儿在出现不可逆损伤之前得到有效治疗，防止或减缓临床症状的出现。新生儿疾病筛查是提高出生人口素质的有效方法，一些国家已将新生儿疾病筛查列为优生的常规检查。我国在《中华人民共和国母婴保健法》中规定："医疗保健机构应当开展新生儿先天性甲状腺功能低下、苯丙酮尿症等疾病的筛查，并提出治疗意见。"

1. 新生儿代谢性疾病筛查　新生儿代谢性疾病筛查的具体方法是采用足跟血筛查法。血标本的采集对象是医疗机构降生的全部活产婴儿。采血时间为新生儿出生 72 小时后，7 天之内，在充分哺乳（吃足 6 次奶）之后。血标本的采集采用血滤纸片法，从婴儿足跟 1/3 处内侧或外侧穿刺采血，将滤纸片接触血滴，使血液自然渗透至滤纸背面，通常至少采集 3 个血斑，自然晾干，置于密封袋内，放入 2~8 ℃环境中保存，在 3 天内递送至新生儿筛查中心检测。

目前，全国各地广泛采用高通量液相串联质谱技术对新生儿足跟血中氨基酸和肉碱／酰基肉碱进行分析。该方法能同时检测出包括氨基酸代谢病、有机酸代谢病、脂肪酸代谢病在内的 40 多种遗传代谢病。一般滤纸干血片经串联质谱仪和指标分析后，

5 个工作日即可出结果。对于筛查出的阳性病例，还应进行实验室检查确诊，然后对确诊者给予相应的支持和对症治疗。例如，苯丙酮尿症在我国的发病率是 1/16500，临床表现为严重的智力低下。患儿在新生儿期和婴儿早期多无任何异常，这给早期诊断带来困难。如果在新生儿疾病筛查时发现并在症状出现前治疗，患者的智力发育可达正常标准。

2. 新生儿听力筛查　是早期发现新生儿听力障碍，开展早期诊断和早期干预的有效措施。筛查的方法是严格按照技术操作要求，采用筛查型耳声发射仪或自动听性脑干反应仪进行测试。临床上对正常出生新生儿实行初筛和复筛两阶段筛查法，即出生后 48 小时至出院前完成初筛，未通过者及漏筛者于 42 天内再进行双耳复筛。复筛仍未通过者都应在 3 月龄接受听力学和医学评估，确保在 6 月龄内确定是否存在先天性或永久性听力损失，以便实施干预。对新生儿重症监护病房（NICU）婴儿在出院前进行自动听性脑干反应（AABR）筛查，未通过者直接转诊至听力障碍诊治机构。对确诊为永久性听力障碍的患儿应当在出生后 6 个月内进行相应的临床医学和听力学干预。对使用人工听觉装置的儿童，应当进行专业的听觉及语言康复训练。

（三）杂合子筛查

杂合子筛查（heterozygote screening）又称携带者筛查，是指在非患病群体中进行某些隐性遗传病杂合子的筛查。符合杂合子筛查标准的是那些发病率高、危害大、对家庭和社会造成严重的经济和社会负担的疾病。在人群中，虽然许多隐性遗传病的发病率不高，但杂合子的比例却相当高。通过杂合子筛查可将携带者检出，进而对人群中的携带者频率、携带者本身的健康状况及生育患病后代的风险进行评估，并对有风险妊娠者进行产前诊断，从而降低疾病的发生率。例如，在我国南方 G-6-PD 缺乏症的发病率高，该病是最适合进行杂合子筛查的疾病；而国外杂合子筛查的常见疾病有犹太人中的 Tay-Sachs 病、黑种人中的镰状细胞贫血症、北欧白种人中的囊性纤维化等。对发病率很低的遗传病，一般不做携带者的群体筛查，仅对患者及其对象和亲属进行筛查，也可收到良好效果。

（四）症状前筛查

症状前筛查（presumption screening）是一种预防性遗传筛查，可以对迟发型显性遗传病在症状出现前进行筛查，并做出预防性治疗。这是近年来出现的筛查项目，其目的是在人群中检测和发现携带致病基因但尚未出现症状的个体，以便进行及时的预防性治疗，防止或降低可能发生的严重后果。目前已开展的症状前筛查疾病包括成人多囊肾、Huntington 病、血色素沉着症、遗传性乳腺癌、非息肉性大肠癌、老年性痴呆等疾病，预防性筛查对于检测一些常见病相关基因，如乳腺癌的 *BRCA1* 和 *BRCA2* 基因、老年痴呆的 *APO4E2* 基因等尤为重要，这些筛查对疾病的防治和人类寿命的延长及生命质量的提高具有重要意义。

（五）配子供体筛查

配子供体筛查是指在应用辅助生殖技术时，对配子（精子或卵子）的捐赠者进行筛查。美国生殖医学协会制定了挑选配子捐赠者和接受者的标准，具体如下。

1. 捐赠者和接受者的标准

（1）无任何已知的临床后果较严重的孟德尔遗传病，包括：①常染色体显性遗传病或 X 连锁遗传病，应注意某些迟发型遗传病的发病年龄超过捐赠者捐赠时的年龄；②常染色体隐性遗传病（纯合子），在供体为杂合子时，要求受体不是杂合子。

（2）没有与复杂病因（多因素或多基因）相关的严重畸形（如脊柱裂、心脏畸形）。严重畸形一般指严重影响机体功能和形体外观的畸形。

（3）家族中没有明显与遗传因素相关的严重疾病患者，特别是一级亲属成员（如父母、同胞、子女）。

（4）染色体核型正常，或者可能导致非平衡异常配子发生的某些平衡染色体重排携带者。当供体为后者时，建议对供体和受体都进行常规的染色体核型分析。

（5）如捐赠者为高危人群，应常规检测其是否为某种高发疾病的基因携带者。

（6）捐赠者应当为体格检查正常的年轻人，应注意男性 40 岁以后发生突变的风险增加、女性 35 岁以上子代非整倍体风险增加的可能性。

2. 捐赠者的一级亲属没有以下任何情况

（1）孟德尔遗传病，同捐赠者和接受者标准（1）。

（2）严重畸形，同捐赠者和接受者标准（2）。

（3）染色体异常（但捐赠者核型正常除外）。

（4）如果捐赠者家族中出现某种可被检测的遗传性疾病，应对捐赠候选者进行该病的遗传检测，并根据结果做出捐赠者是否候选的决定，否则应重新考虑捐赠者。

二、产前诊断

产前诊断（prenatal diagnosis）又称宫内诊断，是指在胎儿出生前应用细胞遗传学、分子遗传学、影像学、生物化学等技术，了解胎儿在子宫内的发育状况，分析胎儿细胞的生化指标和基因等，对其是否患有先天性和遗传性疾病做出诊断。产前诊断是围产医学的重要组成部分，对提高人口素质，实行优生优育具有重要意义。通过产前诊断，医生可以掌握先机，对可治性遗传病选择适当时机进行宫内治疗，还可以让患不可治疗性遗传病的患者能够做到知情同意及选择人工流产。

（一）产前诊断的适应证

产前诊断适应证的选择原则：一是有高风险而危害较大的遗传病；二是目前已有对该病进行产前诊断的手段。当孕妇或孕妇的亲属有以下情况时，需要进行产前诊断：①年龄大于 35 岁的高龄孕妇；②曾生育过染色体异常患儿的孕妇；③夫妇之一是染色体平衡易位、罗氏易位、倒位携带者的孕妇；④孕妇可能是某种 X 连锁遗传病致病基因携带者；⑤夫妇之一是某种单基因遗传病患者或携带者，或曾生育过某一单基因遗传病患儿的孕妇；⑥曾有不明原因的自然流产史、畸胎史、死产或新生儿死亡史的孕妇；⑦孕期产前筛查为高风险孕妇；⑧孕期超声筛查发现胎儿异常的孕妇；⑨胎儿宫内感染的产前诊断；⑩胎儿宫内发育迟缓的孕妇。

（二）产前诊断的流程

产前诊断是一个涉及申请者家系成员、医学遗传学咨询专家、临床专科医生、实验室检查人员的复杂过程。以单基因遗传病产前诊断为例，整个产前诊断的流程分为以下阶段。

1. 临床诊断与病因学诊断阶段　该阶段主要通过患者的临床表现，结合一般性实验室检查，对家族中的患者做出临床诊断，然后根据临床诊断再结合致病基因检查，明确患者致病基因突变的位点和性质。

2. 遗传咨询阶段　该阶段需要判断产前诊断的医学必要性以及当事人的意愿，告知产前诊断风险后，由当事人自主选择决定是否进行产前诊断。原则上对较严重的遗传病才有必要进行产前干预，而且是否适合产前诊断并不仅仅取决于病种，还与基因本身的重要性和基因突变对基因功能的影响程度有关。例如，在假肥大型肌营养不良症中，Duchenne 肌营养不良症和 Becher 肌营养不良症有着共同的致病基因，但前者临床表现严重，需要进行产前诊断，后者则比较轻微，不需要进行产前诊断。

3. 实验室检查阶段　该阶段需要对先证者与家族其他核心成员进行共同分析，以了解突变基因或风险染色体的传递情况。如双亲之一为常染色体显性遗传病患者，可直接对胎儿进行基因检测；如为常染色体隐性遗传病，在确定夫妇双方为致病基因携带者后，可进行胎儿基因检查；如为 X 连锁隐性遗传病，在确定母亲为致病基因携带者后，可进行胎儿基因检测。

4. 再咨询阶段　该阶段主要对申请者解释产前诊断结果及面临的风险，由申请者自主决定是否终止妊娠。

（三）产前诊断的技术

产前诊断技术包括两部分内容：一是诊断技术；二是取材技术。诊断技术包括医学影像技术、生化免疫技术、细胞遗传学和分子遗传学诊断技术等；取材技术包括绒毛吸取术、羊膜腔穿刺术、经皮脐静脉穿刺术、母体外周血取材等。其中从母体外周血分离胎儿细胞或胎儿游离核酸的技术属于无创性产前诊断的方法，其余均为有创性产前诊断技术。虽然侵入性取材均在 B 超监测的引导下进行，但对胎儿和孕妇仍有一定的风险。

1. 绒毛吸取术（chorionic villi sampling，CVS）　是指在 B 超监测下进行，用特制的取样器经阴道或通过腹壁从绒毛膜的绒毛中吸取胎儿的滋养母细胞（图 11 - 9）的技术。对抽取的绒毛经处理或短期培养后可进行染色体分析、酶和蛋白质检测，或直接提取 DNA 进行基因分析。滋养层细胞是受精卵分裂的衍生物，能准确反应胎儿的遗传特性。利用 CVS 可进行核型分析、染色体微阵列分析（chromosomal microarray analysis，CMA），其成功率 >99%。约有 1% 的检测结果模棱两可，原因是染色体嵌合现象。

绒毛吸取术时间一般以妊娠 $10 \sim 13^{+6}$ 周为宜，因为此时绒毛细胞较容易培养。CVS 的主要优势是在孕早期即可进行，提前了约 2 个月，缩短了确诊时间，可及时供被检者考虑选择终止妊娠，但是无法检测 AFP。其劣势有：采集 CVS 引起流产的风险

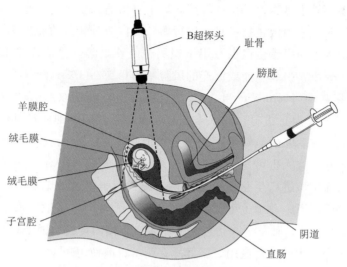

图 11 – 9　B 超引导下经阴道绒毛取样

（引自 Lynn B. Jorde，2016）

比羊膜腔穿刺高，约高出 1 倍多；部分检测结果存在嵌合现象，可能与母体细胞污染有关，不如羊膜腔穿刺获得的结果可靠。

　　2. 羊膜腔穿刺术（amniocentesis）　　亦称羊水取样，是指在 B 超引导下，用消毒注射器经过腹壁、子宫从羊膜腔内获取羊水标本（一般抽取 15～20 ml）的一种操作技术（图 11 – 10）。羊水中含有来自胎儿的脱落细胞，经离心或体外培养后可用于产前诊断。

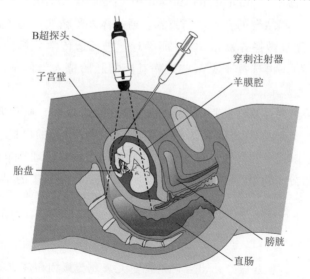

图 11 – 10　B 超引导下羊膜腔穿刺取样

（引自 Lynn B. Jorde，2016）

　　羊膜腔穿刺术一般为门诊手术，最佳时间是妊娠 16～20 周。因为此时羊水量多、胎儿浮动，穿刺时进针容易，且不易伤及胎儿。此期羊水中胎儿脱落细胞较多，有活力的细胞也较多，易于培养，成功率较高。除了对培养细胞进行染色体和基因组分析，还可以不经过培养，采用微量技术直接进行酶和蛋白质分析或直接提取 DNA 进行基因诊断。此外，羊水中的甲胎蛋白也可用于检测神经管缺陷。目前，羊水穿刺术已非常成熟，风险相对较小，引起早产或流产的风险率为 0.5%~1%。

3. 脐静脉穿刺术（cordocentesis） 是直接从子宫内获取胎血的技术，可于孕中期、孕晚期（17~32 周）进行。此术需在 B 超引导下，用一细针经母体腹壁进入胎儿脐带，通过穿刺获取胎儿的血标本。此项技术成功率高，也较安全。脐血可用于做染色体或血液学各种检查，也可用于因为羊水细胞培养失败，DNA 分析又无法诊断并且能用胎儿血浆或血细胞进行生化检测的病例，或者用于错过绒毛和羊水取样时机的那些病例。在一些情况下，此术也可代替基因分析。例如，对 α 地中海贫血可采集脐带血直接测定 Hb Barts，对血友病 A 可以采集脐带血直接测定凝血因子Ⅷ。但是随着基因芯片及高通量测序技术的大量应用，脐静脉穿刺术目前使用较少。

4. 孕妇外周血分离胎儿细胞或胎儿 DNA 这是一项无创伤性产前诊断技术，易于被孕妇接受。胎儿血液循环中的红细胞、淋巴细胞在妊娠期可以通过胎盘屏障进入母体血液循环中，这提示人们可用孕妇外周血的胎儿细胞（特别是胎儿游离 DNA）进行产前诊断。目前常用的分选胎儿细胞的方法有流式细胞术、磁珠激活细胞分离法等，其中单细胞分离法的建立是一个新的途径。通过分析胎儿细胞的遗传信息，可以进行遗传病的产前诊断，例如诊断多种染色体病和基因病等。另外，胎儿游离 DNA 检测已成为筛查胎儿缺陷的一种重要手段，具有十分广阔的应用前景。

5. 植入前遗传学诊断（preimplantation genetic diagnosis，PGD）是一种将辅助生殖技术与遗传学诊断技术相结合的新型诊断技术。通过体外受精或单精子注射，获取 6~8 个细胞期的胚胎，经显微操作获取 1~2 卵裂球，进行遗传学分析（如 PCR，FISH，CMA 等遗传分析技术），再选择未见某些致病基因的胚胎植入母体子宫受孕，从而获得健康胎儿。

PGD 技术的优势主要体现在将胎儿诊断提前到胚胎着床前，避免非意愿性流产带给孕妇的身心创伤，避免因 CVS 和羊膜腔穿刺等手术操作引起的出血、流产和子宫腔感染等并发症风险。该技术的实施也可避免与之相关的宗教、伦理学争议。因此，PGD 技术结合其他先进的分子生物学技术，充分体现了新的干预方式的早期性、无创性、有效性的特点。

病例：

患儿，男，3 个月，足月顺产，出生时发现患儿表现为眼间距宽，眼裂小，双眼外眦上斜，内眦赘皮，鼻梁低平，常张口伸舌、流涎多，外耳小、低耳位，伴有全身肌张力低下，目前仍不能竖头。生育时母亲年龄 32 岁，父亲 33 岁，均体健。本次孕中期母体血清标记物三联筛查提示 21 三体综合征高风险。查体：特殊面容，头枕部扁平，头发细软而稀少，前囟门 2 cm，颈背部短而宽；胸骨左缘第 3，4 肋骨间可扪及收缩期震颤，并听到Ⅲ~Ⅳ级收缩期粗糙杂音；腹隆起，肝脏于肋下可触及，四肢短，通贯手，手指粗短，第 5 指内弯。

问题：

1. 对该患儿最可能的诊断是什么？如何诊断？

2. 患儿明确诊断后，如何对其父母进行遗传咨询？

3. 患儿母亲拟再生育，建议其如何进行产前诊断？

解析：

1. 该患儿具有典型的 21 三体综合征面容，患儿母亲孕中期 21 三体综合征血清学筛查高风险，以上均提示患儿为 21 三体综合征的可能性大。因本例患者症状典型，建议采用外周血淋巴细胞 G 显带核型分析进行遗传学诊断，核型分析结果显示该患儿的核型为 46,XX,-14,+rob（14;21）（q10;p10），确诊为易位型 21 三体综合征。

2. 经遗传学诊断，患儿核型为 46,XX,-14,+rob（14;21）（q10;p10）。D 组染色体与 21 号染色体组成的罗伯逊易位型 21 三体综合征中 75% 属于新发，25% 属于家族性，父母一方为罗伯逊易位携带者。对该患者的父母进行染色体核型分析发现其父亲的核型为 46,XY，母亲的核型为 45,XX,-14,-21,rob（14;21）（q10;p10），表明先证者为家族性罗伯逊易位型 21 三体综合征患者。D/21 罗伯逊易位型母源性携带者的子代再发 21 三体综合征的风险为 15%，父源性携带者的子代再发 21 三体综合征的风险为 2%，新发患者父母再生育 21 三体综合征患儿的风险为 3.7%。建议患儿母亲再生育时进行胚胎植入前诊断，若为自然受孕，必须进行产前诊断。

3. 通过绒毛穿刺、羊膜腔穿刺或脐静脉穿刺采集绒毛、羊水或脐血细胞进行胎儿染色体核型分析，是诊断染色体病的"金标准"。必要时，还应进行染色体芯片检测。这些穿刺方法为有创性产前诊断，例如中期羊膜腔穿刺引发流产的风险为 0.25%~1%，脐带血穿刺引发流产的风险为 1%~2%，这些风险需要向孕妇充分地进行知情告知。

三、遗传咨询

遗传咨询（genetic counseling）是遗传咨询师或临床遗传学家通过与咨询者的商谈交流，帮助咨询者理解疾病发生、发展中的遗传因素，进而使其适应疾病对医疗、心理及家庭的影响。具体地说，遗传咨询就是帮助咨询者了解所患疾病的遗传病因、诊断、治疗、预防与预后等相关的知识与信息。通过确定疾病的遗传方式，评估疾病的再发风险，提出风险干预选项，使咨询者逐步认识和接受相关风险，在充分知情同意的前提下自主决定和选择风险干预措施。同时，遗传咨询工作者还要为咨询者介绍所患疾病的相关医疗救助渠道，介绍科学研究现状与疾病自助团体的信息，并为舒缓和适应疾病带来的情感、家庭及社会等压力提供持续的心理支持。

（一）遗传咨询的对象与指征

1. **遗传咨询的对象**　包括：①罹患单基因遗传病、多基因遗传病、染色体病、出生缺陷、线粒体病或肿瘤等受累于遗传物质异常的疾病的患者及其家族成员；②年龄大于 35 岁的高龄孕妇；③近亲结婚者及其家族成员。随着产前筛查的普及，越来越多的产前筛查为高风险的孕妇，也开始寻求遗传咨询服务。

2. 遗传咨询的指征　遗传咨询涉及的疾病及其表型构成了遗传咨询的指征。遗传咨询的指征包括：①智力障碍或发育迟滞；②单一或多发性先天畸形及出生缺陷；③染色体平衡易位或有反复流产、死胎等不良妊娠史的孕妇；④年龄达到或超过35岁的高龄孕妇；⑤产前筛查、产前诊断或新生儿疾病筛查阳性；⑥不明原因的不育不孕；⑦原发性生精障碍、原发性闭经或性发育异常；⑧遗传病家族的患者或其他成员；⑨家族中存在近亲婚配情况，或近亲婚配的夫妇；⑩欲做产前诊断的夫妇；⑪欲做症状前诊断的高风险家族成员；⑫有环境致畸因子接触史或暴露史；⑬对任何其他疾病的遗传因素存疑的，尤其是遗传率较高、家族聚集的肿瘤和常见病。

（二）遗传咨询的基本步骤

1. 建立诊断　准确的遗传咨询的前提条件是建立诊断。当面对咨询者时，医生首先考虑的问题是疾病诊断是否明确。疾病的诊断包括临床诊断和病因诊断。

（1）临床诊断：建立临床诊断需收集患者的如下信息。①病史：患者的体检情况、出生史、发育史、发病年龄、先天异常或出生缺陷、住院与外科手术情况、用药史、致畸因子接触史、生育史及相关疾病专科检查结果。②家族史：应详细询问种族、近亲婚配情况、患病人数及亲缘关系、先证者及家族中的患者的年龄及临床表现等。如果是单基因遗传病，还要利用标准的系谱符号绘制完整的系谱图。

（2）病因诊断：在医学实践中，临床诊断是疾病诊断的基础，而病因诊断是验证临床诊断的方式。遗传病的病因诊断主要通过遗传学检查得以明确。在诊断的过程中，首先应确定咨询者家族中最适合进行遗传学检查的对象。通常对家族中的患者和先证者进行检查，更有利于证实基因型与表型的关系。其次，选择合适的检查方法或策略。例如，Huntington病的致病基因为 *IT15*，因该基因 5′端第一外显子（CAG）$_n$的三核苷酸重复序列异常扩增产生一段长度不等的多聚谷氨酰胺而导致疾病发生，对此可采用 Sanger测序方法检测 *IT15* 基因重复拷贝数；对新生儿遗传性耳聋可采用耳聋基因芯片检测技术，检测 *GJB2*（先天性重度感音性耳聋基因）、*SLC26A4*（大前庭水管综合征耳聋基因）、*12SrRNA*（药物性耳聋基因）、*GJB3*（后天高频感音性神经耳聋）等耳聋基因中的相关突变位点，从而明确耳聋病因诊断。最后需要强调的是，遵循知情同意原则。在检查前应告知患者遗传学检查的目的和作用，分析检查的可能结果，讨论检查技术的局限性，即受检者可能面临的潜在风险等。在获得检查结果后，应告知患者检查结果的临床意义，检测的灵敏性与特异性，并对于后续应做的检查提出建议。需要注意的是，在单基因病的基因诊断中，检测技术与策略对病因诊断的结果及解释影响较大，例如，直接基因诊断针对的是致病基因的突变，其阳性结果是临症诊断、症状前诊断、携带者筛查及产前诊断的确切依据；而与直接基因诊断不同的间接基因诊断是利用靶基因内或两侧的多态位点的基因型分析出家族中的致病基因和野生型基因，再利用风险染色体的传递情况进行携带者筛查或产前诊断。因为这些多态位点与未知突变点间可能发生重组交换，所以检测结果理论上存在错误的可能。此外，对于已知突变的检测，如果直接分析靶基因中已知的热点突变，得到阴性结果并不能排除基因内还存在其他少见突变的可能；对于未知突变的检测通常采用全基因测序等方法，突变检出率显著增高，其阴性结果在排除致病基因突变中具有更强的证据和能力。

在疾病诊断阶段，遗传咨询的重点是帮助咨询人做到以下几点：了解遗传因素在所患疾病发生中的作用、自然病程、诊断、治疗及预后等知识与信息；理解各种检查（尤其是患者及家系成员遗传学检查）的必要性，并对临床检查结果的意义做出解释。需注意的是，对于遗传学检查，通常不需要对咨询者告知具体的专业技术细节及强调其复杂性，以免加重患者的心理负担。

2. 再发风险评估及风险咨询　再发风险是指一个家族中已有某种遗传病患者，再次生育同样的遗传病患儿的风险或概率。再发风险评估是遗传咨询的核心内容之一，是遗传咨询工作者或临床遗传学家根据咨询者的家族情况与疾病诊断情况，利用遗传学的基本原理对咨询者及其家族成员的疾病再发风险进行分析和计算的过程。

不同类型的遗传病再发风险的估计方式不同。染色体病的再发风险需要根据染色体异常的类型（三体型、嵌合型、易位型）具体分析。例如，对高龄孕妇后代的染色体病的风险评估中应将孕妇年龄作为一个重要因素加以考虑。单基因遗传病再发风险评估的前提条件是已知家族所患疾病的遗传方式，再根据家族系谱分析计算再发风险。而多基因遗传病不符合孟德尔遗传定律，因此难以推定确切的再发风险，但可采用 Edwards 公式和经验风险率对再发风险进行估计。出生缺陷的再发风险不仅与各种病因的性质有关，而且与致病因素作用于胚胎或胎儿所处的发育阶段关系密切。

医生在确定再发风险后，将其告知咨询者，并与其进行合理的商讨。在告知商讨过程中，应注意以下几点：①帮助咨询者清晰地理解概率。概率是特定事件发生的可能性。在实践中，应强调每次生育事件（包括已经发生和即将发生的生育事件）的再发风险都是一样的。例如，夫妻之一是常染色体显性遗传病患者，所生子女的再发风险为 1/2，在第一胎生了一个患儿的情况下，第二胎生育患儿的再发风险同样为 1/2。②要充分考虑咨询者的教育、宗教、家庭及社会等背景。再发风险率的高低并不是决定咨询者能否采取风险干预措施的唯一因素，疾病的严重程度、能否有效治疗、干预措施存在的其他风险及疾病带来的长期压力等因素同样重要。例如，虽然轴后多指（趾）症的再发风险为 33%（外显率约为 65%），但咨询者几乎不会考虑风险干预。而一些致残、致愚、致死的遗传病，即使只有 1% 的再发风险，咨询者也会考虑风险干预。③要充分考虑再发风险的高低问题。在实践中，咨询者经常问到其再发风险评估值属高风险还是低风险。通常再发风险值的高低并没有明确的标准，但就其具体数值而言通常认为再发风险 ≥1/10 为高风险，≤1/20 为低风险，其余为中等风险。

在再发风险评估阶段，遗传咨询工作者应主要帮助咨询者了解所患遗传病的基本传递规律，理解再发风险的含义，引导咨询者结合自身情况判断再发风险的可接受程度。

3. 决定和选择风险管理措施　这一阶段是达成遗传咨询目标的关键，其突出特点是与咨询者商讨。首先遗传咨询工作者应给出风险管理措施选项及各自的优势与缺陷，以便咨询者做出最适合自己的决定。这些风险管理措施包括：当咨询者未婚，则需要予以婚姻指导，如强调近亲不宜结婚，患同种严重多基因遗传病者不宜结婚等；当咨询者已婚，则需要给予生育指导，如夫妇一方患常染色体显性遗传病，或双方同为严重隐性遗传病患者，且疾病发生后难以干预与治疗，若病因不明难以进行产前诊断，可以采取不再生育、过继或认领、供精受精及供卵怀胎等措施。若病因诊断明确，可采取产前诊断进行选择性生育。

在这一环节，对咨询者进行适当的心理支持和心理疏导非常重要，但咨询者及其家庭得知罹患遗传病时，往往会表现出不愿相信的抵触情绪，进而产生心理压力，尤其是得知后代发病风险较高时，更会加重心理负担。因此，在进行遗传咨询时，可以向咨询者说明遗传病的发生非人力所能控制，以减轻咨询者的内疚情绪。同时，在交流过程中，应有充足的时间进行讨论和提问，以使咨询者感到被尊重和能得到切实帮助，使咨询者从主观的情绪反应转移到理性地思考疾病再次发生对家庭和医疗方面的影响。

这一阶段遗传咨询的工作重点主要包括：向咨询者说明遗传异常自然发生的非可控性与传递的非选择性，以舒缓其心理压力；帮助咨询者理解各种可能的风险管理措施及各自的优缺点；对咨询者自主选择的风险干预措施，可进一步提示所面临的其他风险。

4. 持续的交流和支持　一次完整的遗传咨询能够为咨询者提供大量的信息，但由于咨询者紧张不安的状态，教育文化水平的限制，以及家庭成员之间在信息理解上的差异与可能的纷争，咨询者可能需要更多的答疑解惑的机会，因此持续的交流成为遗传咨询的一个重要组成部分。

无论咨询者是否最终采取风险干预措施，都存在持续交流的问题。如咨询者未采取风险干预措施，后代出生后也会急于了解其是否会患病。这时咨询者应注意保护未成年人权益，尤其是对一些迟发型遗传病，不宜过早地进行症状前诊断，以免未成年人遭受到家庭和社会的歧视。对于采取了诸如产前诊断干预措施的咨询者，一旦得知胎儿获得致病突变时，往往感到仅存的一丝希望破灭而进一步加重心理负担，如果再次寻求帮助，遗传咨询工作者需要结合疾病的严重程度、可治性、自然病程及各种实际情况，再次耐心地对咨询者进行心理疏导，协助咨询者做出最后决定。

在遗传咨询中，遗传咨询工作者根据实际情况还需要为咨询者提供一些医疗救治信息。如介绍到经验丰富的专科医生处进行治疗，以及向咨询者提供遗传病治疗的社会医疗保险信息。同时，向咨询者推荐合适的社会自助团体也是遗传咨询的重要内容，这些组织的成员通常由积极性较高的特定遗传病家庭、志愿者及慈善机构工作人员组成，一般都能为患遗传病的家庭带来帮助及提供有用的信息，通过联系相同的家庭并互相交流，能够为存在相同遗传问题的家庭提供巨大的精神支持和心理慰藉。

（三）典型病例分析

遗传病诊断与遗传咨询在临床实践中密不可分，其中遗传病诊断，尤其关于病因诊断的咨询是重要内容，也是进行再发风险评估的基础。下面以典型病例为例展示遗传咨询的完整过程。

病例：

咨询者，女，32岁，已婚5年。其父亲在43岁时因出现血尿就医，发现双肾多发性囊肿，被临床诊断为多囊肾病，现 59 岁，有肾功能不全表现。B 超检查发现咨询者左肾有 2 个囊肿，右肾有 1 个囊肿，肾功能正常，未发现肾外囊肿。咨询者现已怀孕 14 周，因认为本人罹患显性遗传的多囊肾病，担心胎儿今后发病而就诊。

咨询要点：

1. 临床诊断与风险评估　根据多囊肾病阳性家族史与咨询者肾脏 B 超发现的囊肿数量，以及系谱图显示的遗传特点（图 11 – 11），咨询者（II₁）的临床诊断为常染色体显性多囊肾病，无论胎儿为哪种性别，其再发风险均高达 50%。

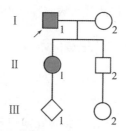

图 11 – 11　常染色体显性多囊肾病系谱

2. 病因诊断　经与咨询者讨论该病发生中遗传因素的决定性作用、自然病程、治疗及预后等，咨询者表示无法接受该风险。这种情况下，建议咨询者同时进行 *PKD1* 与 *PKD2* 基因突变检测以获得病因诊断，并向咨询者解释遗传学检查的作用（如遗传异质性以及确定亲代基因型）与检查的局限性（虽然本病诊断率可达 95% 以上，但因技术问题仍有极少数突变无法检出，或涉及其他基因位点而无法发现突变）。医生在知情同意的前提下对咨询者进行了 *PKD1* 与 *PKD2* 基因的测序分析，结果发现咨询者 *PKD1* 基因的 4 个变异与 *PKD2* 基因的 1 个变异，其中 *PKD1* 基因第 15 外显子的无义突变 p. Gln1908Ter （c. 5722C > T）使蛋白质的 4303 个氨基酸截短成 1908 个氨基酸（表 11 – 4）。对咨询者父亲与兄弟的靶向突变检测发现该突变也见于其父亲（I₁），而其兄弟（II₂）无此突变，在家族内符合基因型与表型分离的特点，同时已有文献报告该突变见于其他常染色体显性多囊肾病患者，因此，可以确定是 p. Gln1908Ter 突变造成了该家族患者的常染色体显性多囊肾病的发生。

表 11 – 4　咨询者 II₁ 的基因检查结果

基因名称	变异名称	rs 编号	dbSNP 数据库	Hapmap 数据库	千人数据库
PKD1	p. Gln1908Ter	—	0	0	0
PKD1	p. Thr1558Thr	rs79884128	0.16	0	0.15
PKD1	p. Arg739Gln	rs40433	0.82	0	0.82
PKD1	p. Leu373Leu	rs199685642	0	0	0
PKD2	p. Ala190Thr	rs117078377	0.20	0	0.16

3. 决定与选择风险干预措施　与咨询者反复商讨后，咨询者认可了产前靶向基因检测是了解胎儿是否获得突变的最优选择，同时了解到产前检查有可能面临的各种风险。

经与家人商量，咨询者最终决定放弃干预，其理由有：①本人年龄较大，生育一个后代是当务之急，而羊膜腔穿刺存在流产等潜在的不良后果，可能带来后续生育障碍等风险，甚至影响婚姻关系；②该病一般在成人期才发病，出生后早期诊断与治疗可以延缓病情发展；③本人还有生育机会，如再次生育顺利，可考虑在第二胎时进行风险干预。

在该病例咨询中体现了遗传咨询中的非指令性原则的重要性。在咨询中，随着咨询者对疾病认识的深入，不仅会考虑疾病对家庭与医疗的影响，还会进一步结合自身的实际情况衡量各种检查与干预措施的风险与得失，并做出最适合自己的决定。而除医学因素外，做出最终决定的主导因素还包括对疾病的容忍程度、经济及家庭婚姻因素等。

四、应用于优生学的辅助生殖技术

优生学是指利用医学遗传学的原理和方法，防止出生缺陷，改善人类遗传素质，提高人口质量的科学。临床优生学主要是从事与优生有关的医疗措施的研究和应用，可分为两大支：一支为预防性优生学，主要研究如何避免生出不良的后代，防止患病，淘汰劣生，主要内容有婚前与孕前优生咨询及检查、孕期指导及保健、产前咨询、产前筛查及诊断、围产期保健、新生儿筛查等；另一支为演进性优生学，主要研究如何生出优秀的后代，从促进新生儿先天素质更为优秀的角度研究优生，采取的措施有精子库、人工授精、胚胎移植等。临床优生学则偏重于医学，以针对母体和胎儿的医疗预防技术措施为主。

人类辅助生殖技术（assisted reproductive technology，ART）亦称医学助孕，是指采用医疗辅助手段使不孕不育的夫妇或患遗传病的夫妇妊娠的技术，主要包括人工授精、体外受精 – 胚胎移植、卵胞浆内单精子注射、胚胎植入前遗传学诊断、卵子赠送与代孕等技术。

（一）人工授精

人工授精（artificial insemination，AI）是指通过非性交方式将精液放入女性生殖道内，以达到受孕目的的一种技术。根据所选用精液来源的不同，人工授精可分为夫精人工授精和供精人工授精。

人工授精在遗传与优生学上具有极其重要的意义。用这种方法可以使男性不育者获得后代，同时也可用于优生，如男方和（或）男方家族患有不宜生育的严重遗传性疾病，或者母婴血型不合不能得到存活的新生儿等，可通过供精人工授精获得健康孩子。目前，随着技术水平的提高，还可以对精子进行优选，使后代的遗传素质更好，这使人工授精在优生领域发挥着日益重要的作用。

（二）体外受精 – 胚胎移植

体外受精 – 胚胎移植（in vitro fertilization and embryo transfer，IVFET）俗称试管婴儿，即应用腹腔镜将已成熟的卵子从腹腔取出，在体外与精子受精，当卵裂进行到 4 ~ 8 个细胞时，将幼胚移植到子宫内，让其着床发育成胎儿，以获得健康的孩子。所用精子和（或）卵子可来自夫妇双方，或由（他）她人提供。

1978 年 7 月，世界第一例"试管婴儿"在英国诞生。1988 年 3 月，我国第一例试管婴儿在北京大学第三医院诞生。试管婴儿主要适用于输卵管性不孕、排卵障碍、部分子宫内膜异位症患者，以及男性因素（男方少精子症、弱精子症），免疫性因素不孕及不明原因不孕等患者。对有遗传缺陷的育龄夫妇，不论是否不育，都可采用人类辅助生殖技术的供精、供卵、供胚或胚胎移植前遗传学诊断等方法，切断导致遗传病发生的缺陷基因与异常染色体向后代传递，保证生出健康的婴儿。

（三）卵细胞质内单精子注射

卵细胞质内单精子注射（intra cytoplasmic sperm injection，ICSI）是作为试管婴儿（IVF）治疗的一部分技术，是使用显微操作技术将精子注射到卵细胞质内，使卵子受精，在体外培养到早期胚胎，再放回母体子宫内发育着床。1992 年这一技术首次使用，并被视为治疗由男性原因引起的不孕不育的一个突破，主要适用于患严重精子减少症、弱精子症、畸精症、输精管阻塞、先天性双侧输精管缺如者，以及输精管结扎后子女伤亡、吻合失败者或无法吻合者。

（四）卵子赠送与代孕

1. 卵子赠送 是 20 世纪 80 年代中期建立的一项新的辅助生殖技术，是指有正常生育能力的女性将卵子赠予不育夫妇，以助其生育。一般为赠卵人的卵细胞与不育夫妇一方的丈夫的精子完成体外受精后，再将胚胎移植到该不育夫妇中的女方的子宫内培育成胎儿。因此，卵子赠送主要适用于女方不能产生正常卵子的情况，如原发闭经、卵巢早衰及染色体异常等。目前，卵子赠送已广泛应用于临床不育症的治疗，成为缺乏正常卵子的女性获得妊娠的首选方法。这项研究的成功不仅给卵巢早衰的患者带来了福音，也给遗传病夫妇及高龄不育夫妇带来了希望。

2. 代孕 俗称"借腹生子"，是指在女方完全丧失生育能力的前提下，将其卵子（或代孕志愿者的卵子）与丈夫的精子结合成受精卵，在代孕志愿者的子宫内完成整个孕育过程并顺利生产的行为。由于某种原因妻子进行子宫切除而保留了卵巢，则可取出妻子的卵子和丈夫的精子进行体外授精，将受精卵培养到早期胚胎后再移植到代孕母亲的子宫内，直至娩出婴儿。对于高龄妇女而言，如已经绝经无卵子或患有不能耐受妊娠的疾病（如严重心脏病、高血压等），但又期望获得自己丈夫的孩子，可通过代孕。需要提醒的是，有的国家允许代孕，首先必须要有医学指征，但目前我国禁止代孕。

思考题

1. 遗传病诊断中，哪些对象可考虑接受染色体检查？

2. 蚕豆病的发病机制是什么？应怎么治疗？如何预防？

3. 遗传病治疗的主要手段有哪些？请列举基因治疗的典型病例。

4. 赵女士，35 岁，曾生育 1 胎唐氏综合征患儿。她想再次怀孕生子，请给予其正确的生育指导。

5. 简述无创产前筛查（NIPT）法筛查 21 三体、18 三体、13 三体的原理及优缺点。

第十二章 出生缺陷

我国是出生缺陷高发国家,每年出生的 2000 万新生儿中有 20 万 ~ 30 万例先天畸形儿,加上出生后数月或数年才显现的出生缺陷,先天性残疾儿童总数为 80 万 ~ 120 万,占全年出生人口的 4% ~ 6%。出生缺陷可造成胎儿、婴儿死亡,人类寿命损失,并可导致大量的儿童患病和长期残疾,给家庭和社会带来沉重的精神压力和经济负担。出生缺陷是全世界关注的公共健康问题。近年来,随着婚前检查和遗传咨询的普及与产前筛查、产前诊断技术的提高,我国出生缺陷的发生率开始下降,但仍然是影响出生人口素质的主要因素。

第一节 出生缺陷的临床特征

一、出生缺陷的概念

出生缺陷(birth defect)是指婴儿出生前已发生的身体形态结构、功能或代谢异常。形态结构异常表现为先天畸形,如唇腭裂、无脑畸形、脊柱裂等;生理功能异常,如智力低下、先天性聋哑等;代谢异常,如白化病、苯丙酮尿症、半乳糖血症等。广义的出生缺陷还包括低出生体重、死胎和流产等。

出生缺陷是一大类疾病的总称,涉及的医学学科范围非常广泛。有些出生缺陷在婴儿出生时就可发现,仅凭临床观察即可确诊,如唇裂、腭裂、并指(趾)、短指(趾)等;但多数出生缺陷只有通过遗传学检查、病理解剖或其他技术手段才能诊断出来,如消化道狭窄、先天性心脏病等;有的出生缺陷要随着儿童生长发育才逐渐表现出来,如发育异常导致的内脏畸形、智力低下等。轻微的出生缺陷伴随患者一生,如耳部畸形、多指(畸形)等;严重的出生缺陷还会导致胎儿流产和新生儿死亡,如神经管畸形等。

二、出生缺陷的分类

出生缺陷泛指出生时人体存在的所有类型的个体发育缺陷，涉及许多学科。人们试图从不同学科、不同分类目的等进行命名分类，如按病因学、胚胎学、病理学分类以及按临床与监测分类等。

1. 根据出生缺陷的发生原因分类　可将其分为遗传因素、环境因素和原因未明引发的出生缺陷三大类。遗传因素引起的出生缺陷可分为单基因遗传病、多基因遗传病、染色体病和线粒体遗传病。环境因素引起的出生缺陷又可分为药物、化学物质、生物致畸因子、物理致畸因子、母体疾病等导致的出生缺陷。现有出生缺陷中仍有60%～70%原因不明，其中部分可能为环境与遗传因素共同影响所致。

2. 根据出生缺陷的形成方式分类　可将其分为畸形缺陷、裂解缺陷、变形缺陷和发育不良四类。①畸形缺陷：胚胎早期由于某种原因造成的身体结构发育异常，是最常见且最严重的缺陷，如无脑儿。②裂解缺陷：胎儿身体的某些部位在发育过程中由于某种原因引起的正常组织的损害，如唇裂、腭裂等。③变形缺陷：异常压力作用到胎儿身体的某个部分产生的形态改变，如由于羊水过少，宫内压迫引起胎儿马蹄足。④发育不良：胎儿身体某部位的某一种组织的发育不良，如成骨不全等。

3. 根据出生缺陷的胚胎发育过程分类　可将其分为整胚发育畸形（胚胎早期死亡）、胚胎局部发育畸形（如头面部发育不全）、器官和器官局部畸形（如室间隔膜部缺损）、组织分化不良性畸形（如骨发育不全）、发育过度性畸形（如多指和多趾畸形）、吸收不全性畸形（如蹼状指）、超数和异位发生性畸形（如多孔乳腺）、发育滞留性畸形（如双角子宫和隐睾）、重复畸形（如连体儿）等。

4. 按缺陷严重程度分类　可将其分为重大缺陷和轻微缺陷两类。前者是指需要进行较复杂的内科、外科及矫形处理的出生缺陷，后者则不需要进行复杂处理。

三、出生缺陷的诊断

由于导致出生缺陷的原因复杂，所以完全避免出生缺陷的发生几乎是不可能的，而目前越来越多的出生缺陷可以在出生前做出明确诊断，有些甚至可以进行宫内治疗，或者在胎儿出生时或出生后，针对性预防并发症的发生以便后期治疗，因此，对胎儿做出早期诊断非常必要。曾生育过严重缺陷儿的孕妇，多次发生自然流产、死胎、死产的孕妇，孕早期接触过致畸因子、羊水过多或过少的孕妇，均应进行宫内诊断。产前诊断出生缺陷的方法主要有羊膜腔穿刺法、绒毛膜活检、胎儿镜、B超、羊膜腔造影和脐带穿刺等。

四、出生缺陷的发生机制

（一）出生缺陷的致病原因

出生缺陷发生的原因很复杂，目前认为出生缺陷的发生是由遗传因素和（或）环境因素干扰了胚胎的正常发育所引起的。美国学者Wilson提出的出生缺陷综合病因分析认为遗传因素引起的出生缺陷占 25%，环境因素引起的出生缺陷占 10%，由遗传因素和环境因素共同作用或原因不明的出生缺陷占 65%。

1. 遗传因素与出生缺陷　遗传因素主要指亲代的某些遗传性疾病或不良的遗传素质。遗传因素引起的出生缺陷包括染色体畸变和基因突变造成的疾病。

染色体畸变包括数目和结构的异常，有染色体畸变的个体常出现智力发育不全和不育。染色体数目减少可引起先天畸形，如 45,X 可引起先天性卵巢发育不全综合征。染色体数目增多引起的畸形多见于三体型，如 21 号、18 号、13 号染色体三体等，性染色体三体（如 47,XXY）可引起先天性睾丸发育不全综合征。染色体的结构畸变也可引起畸形，如 5 号染色体短臂末端断裂缺失可引起猫叫综合征。

基因突变导致的疾病称为基因病，包括单基因遗传病、多基因遗传病和线粒体遗传病等。单基因遗传病多是由于继承了亲代的不良遗传基因，少数为新发基因突变。显性遗传病多表现为骨骼系统畸形，如马蹄足内翻、软骨发育不全、成骨发育不全等。隐性遗传病多表现为先天性代谢异常，如白化病、苯丙酮尿症、半乳糖血症，也表现为小头畸形。多基因遗传病的发生是遗传因素和环境因素共同作用的结果，增加了个体出生缺陷的危险性，如高血压、糖尿病、先天性心脏病等。线粒体基因突变导致线粒体遗传病，如线粒体心肌病、药物性耳聋、帕金森病等。

2. 环境因素与出生缺陷　环境因素的致畸作用早在 20 世纪 40 年代就已被确认。能引起出生缺陷的环境因素统称致畸剂（teratogen）。外环境致畸剂多是通过环境介质（空气、水、土壤）在日常生活或工作状态下经接触而进入人体，有的可穿过内环境和微环境直接作用于胚体，有的则通过改变内环境和微环境间接作用于胚体。在致畸剂作用下，是否发生畸形，结果如何，还取决于致畸剂的特性、母体和胎儿的遗传特性、胚胎发育阶段的特异性、致畸剂的剂量、母体的生理和病理状态等因素。环境致畸剂主要有生物性致畸剂、物理性致畸剂、化学性致畸剂、致畸性药物和其他致畸剂。

（1）生物性致畸剂：包括各种传染因子，特别是病毒。有些致畸微生物可穿过胎盘屏障直接作用于胚体，有些则作用于母体和胎盘，引起母体发热、缺氧、脱水、酸中毒等，或干扰胎盘的转运功能，破坏胎盘屏障，从而间接地影响胚胎发育。目前已经确定对人类胚胎有致畸作用的生物因子有风疹病毒、巨细胞病毒、单纯疱疹病毒、弓形虫、梅毒螺旋体等。其中，风疹病毒是传染性致畸因子最突出的例子。

（2）物理性致畸剂：目前已经确认的对人类有致畸作用的物理因子有电离辐射、机械性压迫和损伤等。另外，已明确高温、严寒、微波等对动物有致畸作用，但对人类的致畸作用尚证据不足。电离辐射包括 X 线、α 射线、β 射线、γ 射线等。长期接触小剂量电离辐射可引起基因突变，大剂量可引起染色体畸变，导致胚胎及胎儿发育缺陷。放射诊断（包括 X 线和 CT 等）、放射治疗与核医学的广泛应用使医用辐射成为人们接受电离辐射的主要来源。非电离辐射包括短波、微波和紫外线，其致畸作用较弱。但对于 DNA 修复缺陷的患者来说紫外线是一种致突变因子。

（3）化学性致畸剂：在工业"三废"、农药、食品添加剂和防腐剂中，含有一些有致畸作用的化学物质。目前，已经确认对人类有致畸作用的化学物质有某些多环芳烃类化合物，某些亚硝基化合物，某些烷基和苯类化合物，某些农药（如敌枯双），某些重金属（如铅、砷、镉、汞等）。研究表明有些化学物质对动物有明显的致畸作用，但对人类胚胎的致畸作用尚待进一步证实。

（4）致畸性药物：沙利度胺的商品名为反应停，又名酞胺哌啶酮。20世纪60年代沙利度胺在欧洲曾广泛用于治疗妊娠呕吐，结果引起大量残肢畸形儿的出生，酿成了举世震惊的"反应停事件"。此后，药物致畸作用引起人们的普遍重视，人们开始对药物进行严格的致畸检测。

据文献报道有1%~6%的出生缺陷由药物引起。多数抗肿瘤药有明显的致畸作用。例如，氨基蝶呤、白消安、环磷酰胺可引起无脑畸形、小头畸形和四肢畸形。孕期长期使用链霉素可致胎儿发生先天性耳聋，长期使用新霉素可引起先天性白内障和短指畸形。某些抗凝血药、抗惊厥药也有致畸作用。例如：三甲双酮会造成胎儿智力低下、发育迟缓、面部发育不良、唇裂、腭裂、房间隔缺损及两性畸形；华法林可引起胎儿软骨发育不良，胎儿多表现为低出生体重及智力低下，中枢神经系统异常。激素类药物也有致畸作用。如雄激素去甲睾丸酮衍生物用于避孕，可使女胎男性化；雌激素复合物枸橼酸氯底酚胺可使非整倍体增加，出现椎骨、心脏、肢体的畸形；皮质激素可诱发缺肢、先天性心脏病；胰岛素可使神经管缺陷增多，还可造成先天性心脏病和肢体缺损等。

（5）其他致畸剂：酗酒、大量吸烟、缺氧、严重营养不良等均有致畸作用。妊娠期过量饮酒可引起多种畸形，如胎儿酒精综合征，其主要表现是发育迟缓、小头、小眼、短眼裂、眼距小等。吸烟的致畸作用越来越受到人们的重视。孕妇吸烟可引起胎儿在子宫内发育迟缓、生出低体重儿、流产、早产和先天畸形，还可增加围产期死亡率，影响胎儿智力发育，并有导致子代癌症的风险。男性吸烟可影响精子质量，导致染色体畸变率增加，殃及后代。

3. 环境因素与遗传因素在导致畸形中的相互作用 在出生缺陷的发生过程中，环境因素与遗传因素的相互作用是非常明显的，这不仅表现在环境致畸剂通过引起染色体畸变和基因突变而导致先天畸形，而且更表现在胚胎的遗传特性，即基因型决定和影响胚胎对致畸剂的易感程度。例如，出生前或怀孕前一个或多个基因与环境因素之间发生交互作用：母亲吸烟会使控制生长因子的基因变异，明显增加唇裂、腭裂婴儿的危险；妊娠期喝酒，并以某种取决于基因的方式代谢乙醇的妇女，出现胎儿酒精综合征的危险性增加。在环境因素与遗传因素相互作用引起的先天畸形中，衡量遗传因素所起作用大小的指标称遗传率。某种畸形的遗传率越高，说明遗传因素在该畸形发生中的作用越大。

病例：

患者，女，25岁，停经24周，发现胎儿多发异常1天。初步采集病史如下：平常月经周期规律，停经5周尿妊娠试验阳性，停经6周后曾有发热、皮肤可见红色斑丘疹，当时就诊发现耳后枕部和颈后淋巴结肿大，未给予治疗痊愈。停经8周血清学检查结果显示风疹病毒（RV）IgM（＋），IgG（－）。停经 24 周后首次产检，B 超提示：胎儿发育如 21 周，头围明显小于孕周，全身皮肤水肿，腹腔积液，晶状体透声不清，呈强回声，考虑先天性白内障可能。超声检查提示为心脏室间隔缺损。查体：子宫明显小于孕周，就诊时复查结果显示 RV IgM（－），IgG（＋）。追问病史：孕前 1 个月曾查 IgM（－），IgG（－）。根据上述资料，医生确诊患者为孕早期 RV 感染，胎儿患有先天性风疹综合征。

问题：

1. 先天性风疹综合征的致病机制是什么？

2. 孕妇发生 RV 感染后如何治疗和处理？

3. 如何有效预防先天性 RV 感染？

分析：

1. 孕早期 RV 感染胎儿后，病毒可引起正常细胞有丝分裂异常，干扰胚胎组织和器官发育，从而导致流产、死胎或产生多种先天缺陷，如先天性心脏病、先天性耳聋、白内障、神经精神发育异常等。这称为先天性风疹综合征。

2. 成人一般为隐性感染，无明显症状。显性感染者多症状轻微，对症治疗即可。先天性风疹综合征目前尚无有效的治疗方法。即使胎儿期超声未见明显异常，也可能在新生儿期出现多器官功能损害而难以治疗。若孕妇在妊娠早期感染 RV，应告知孕妇和家属有畸胎风险，使其在知情同意的基础上决定继续妊娠或终止妊娠。对中晚期感染者，可在排除胎儿感染或畸形后继续观察。

3. 人群感染 RV 后可获得免疫力。RV IgG（＋）提示对风疹病毒感染具有免疫力。育龄妇女应在孕前进行血清风疹病毒抗体 IgG 检测，若 IgG（－），可在计划怀孕前 3～6 个月进行风疹疫苗接种，以产生保护性抗体，防止妊娠期感染。注意疫苗注射后 3 个月内勿妊娠。

（二）导致出生缺陷的畸形学机制

近年来，随着对生命科学研究的进一步深化，学术界对致畸机制的认识也逐渐深入，虽然还不能对其进行系统、全面的阐述，但其研究层面更加深入，主要包括以下几个方面。

1. 诱发基因突变和染色体畸变　某些外来化合物作用于生殖细胞或体细胞，都可诱发基因突变和染色体畸变，导致 DNA 的结构和功能受损，造成胚胎正常发育障碍，出现畸形，并具有遗传性。

2. 致畸物的细胞毒性作用　由于致畸物对细胞基因复制、转录和翻译或细胞分裂等过程的干扰，影响细胞的增殖，即表现出细胞毒性作用，引起某些组织细胞死亡，因此，胎儿会在出生时形成畸形。如果接触致畸物的剂量较低，也可引起细胞死亡，但死亡速度及数量可被存活细胞的增殖所补偿，因此，胎儿出生时未能形成畸形。若致畸物剂量较高，在短期内造成大量细胞死亡，胚胎出现无法代偿的严重损伤，则表现出胚胎致死作用。

3. 干扰细胞分化　细胞分化过程中的某一特定阶段、步骤或环节受到干扰，例如，除草醚的立体结构与甲状腺激素相似，其在母体及胚胎体内的代谢产物是 4 - 羟基 - 2，5 - 二氯 - 4′ - 氨基二苯基醚。该产物具有甲状腺激素 T_3 的活性，T_3 不能透过胎盘，但此种代谢物能透过胎盘，引起胚胎早熟以及心脏等畸形。此外，在细胞分化增殖的过程中，一些重要酶类（如核糖核酸酶、DNA 聚合酶、碳酸酐酶）的抑制或破坏将影响胚胎的正常发育过程，并引起畸形等。

4. 母体及胎盘稳态的干扰　母体必需的某种营养素（如维生素 A 和叶酸）的缺乏，某些重要营养素的拮抗物的作用（如依地酸为某些微量元素的拮抗物），母体营养失调（如蛋白质和热能供给不足），营养素由母体至胚胎的转运受阻，以及子宫和胎盘血液循环障碍（包括高血压症）和接触 5 - 羟色胺、麦角胺、肾上腺素等作用于血管的化学物都可破坏母体及胎盘稳态，造成畸形，甚至生长迟缓和胚胎死亡。

5. 非特异性发育毒性作用　该机制主要与生长迟缓和胚胎死亡有关，不涉及畸形作用。此种非特异性细胞毒性作用的特点是对全部胚胎组织细胞基本生命现象的干扰，一旦细胞内能量代谢的降低超过一定程度，全部组织将受到损害，并引起胚胎全面生长迟缓，甚至胚胎死亡。不存在靶组织，也不可能有部分组织受损与畸形儿出生。

五、出生缺陷干预

出生缺陷干预是指通过宣传教育、咨询指导、政策支持、技术手段等多种方式，防止和减少出生缺陷的发生或减轻出生缺陷的危害。

（一）出生缺陷干预的意义

出生缺陷逐渐成为婴儿死亡的主要原因，也是儿童残疾的重要原因。出生缺陷不但严重影响儿童的生命和生活质量，给家庭带来沉重的精神和经济负担，而且也是导致我国人口潜在寿命损失的重要原因。

出生缺陷干预工程是提高出生人口素质的一个重要举措，是优生优育的主要内容。它不仅是满足育龄妇女生一个健康孩子的需要，也是国家和民族发展的需要。出生缺陷干预针对出生缺陷的发生机制，为预防出生缺陷提供一种积极、有效的预防体系和防治手段，对妇女在孕前、孕中、产后采取各种有效措施，尽最大可能地去除各个环节中出现的不良因素，降低出生缺陷的发生率。出生缺陷干预可以提高人口素质，减轻社会医疗保障和健康投资的负担。出生缺陷干预不仅对出生人口素质提高，而且对未来人口的健康，包括儿童、成年人、老年人的健康都会产生重要的影响。研究表明，早期损害是影响成年人慢性疾病发生的重要因素之一，低出生体重儿童包括胎儿发育期在内的生命早期的营养不良和健康潜能低下，与中老年所患的慢性病（如高血压、冠心病、糖尿病）有关。开展出生缺陷干预工作，事关千家万户的幸福，事关国家和民族的未来，意义重大。

（二）出生缺陷的三级预防措施

预防出生缺陷、提高出生人口素质的关键是预防为主，因此世界卫生组织针对预防出生缺陷的各个环节提出了"三级预防"策略，以防止出生缺陷儿的出生，对出生后的缺陷进行及时的治疗和康复，提高患儿的生存质量。

1. 一级预防　一级预防又称病因预防，是指防止出生缺陷儿的发生。具体措施包括开展出生缺陷预防教育，提高育龄群众的优生意识；推广免费婚前医学检查，开展婚前保健和咨询指导；怀孕前做好充分准备，选择最佳生育年龄；做好孕前、孕早期保健，包括合理营养、预防感染、谨慎用药、戒烟戒酒、避免接触放射线和有毒有害物质、避免接触高温环境等，并根据需要增补叶酸，注射疫苗等。一级预防主要针对可能导致出生缺陷的病因在孕前、孕早期采取措施。由于出生缺陷的发生原因比较复杂，多数病因不明，因此，只能围绕出生缺陷发生的各个环节进行防范。

2. 二级预防　二级预防是减少出生缺陷儿的出生，主要是在孕期通过早发现、早诊断和早采取措施来预防出生缺陷儿的出生。二级预防是对一级预防的补充，一般对已怀孕的孕妇进行干预，可通过孕期检查、产前筛查和产前诊断及时发现异常情况，提出合理的医学建议，让孕妇及其家庭做出比较合理的抉择，如有必要可通过人工流产阻止有严重缺陷胎儿的出生。

3. 三级预防　三级预防是指对出生缺陷儿的治疗，通过对缺陷儿采取及时有效的治疗措施，减轻或避免健康状况进一步恶化，防止并发症，防止伤残，以减轻患者和家庭的负担等。

出生缺陷预防工作要实施三级预防的综合干预，但要重点突出一级和二级预防，即孕前和孕期干预；在干预的出生缺陷种类上，主要以高危（致愚、致残、致畸），高发并且能够经济有效地干预的出生缺陷为重点。

第二节　常见的出生缺陷

一、先天性心脏病

先天性心脏病（congenital heart disease，CHD）简称先心病，是指胚胎发育时期由于心脏及大血管的形成障碍或发育异常而致的畸形疾病。该病是先天性畸形中最常见的一类疾病，约占出生缺陷的 28%，据测算我国每年将新增先天性心脏病病例约 13 万。

从遗传的角度上看，先天性心脏病的病因包括三大类：①多基因遗传所致的心脏病多表现为心血管畸形而不伴有其他畸形，90% 以上的心脏病为多基因遗传；②染色体畸变所致的心脏病；③单基因遗传的心脏病。后两类先天性心脏病患者多伴有心外其他系统的畸形和病损，仅少数单基因遗传病以先天性心脏病为唯一病损。据 Pexieder（1981）的统计，由遗传因素决定或与遗传有关的先天性心脏病占本病的 95%~98%。而单纯由环境因素引起的先天性心脏病仅占 2%~5%。环境因素包括妊娠早期服用致畸物质（如酗酒、抗癫痫药、维 A 酸等），感染病毒（如风疹病毒）等。

　　根据血流动力学和病理生理变化，先天性心脏病可分为发绀型和非发绀型，也可根据有无分流分为无分流类（如肺动脉狭窄等）、左至右分流类（如房间隔缺损和室间隔缺损等）和右至左分流类（如法洛四联症等）。较常见的先天性心脏病有室间隔缺损、房间隔缺损、肺动脉狭窄、法洛四联症、动脉导管未闭和完全大动脉转位。

　　先天性心脏病常独立存在，症状千差万别，最轻者可以终身无症状，重者出生即出现严重的症状，如缺氧、休克，甚至夭折。有的患儿可合并其他器官畸形，或作为遗传病的症状之一，如猫叫综合征患者出现室间隔缺损、动脉导管未闭等，Marfan 综合征患者出现瓣膜病变、主动脉瘤、主动脉夹层等。

　　先天性心脏病的诊断多通过胎儿超声心动图进行，胎儿出生后，也可结合病史、体征、X 线、心电图、心血管造影等检查确诊。先天性心脏病的治疗主要采用外科手术治疗。

二、神经管缺陷

　　神经管缺陷（neural tube defect，NTD）是由于神经管的发生和分化紊乱而导致的最常见和最严重的一组出生缺陷畸形，包括无脑儿、脑膜（脑）膨出、脊柱裂、脊髓脊膜膨出等多种类型（图 12 - 1）。此病是自然流产、死胎、死产和围生儿死亡的主要原因之一。该缺陷发生率高，2011 年我国神经管缺陷的发生率为 4.5/万。

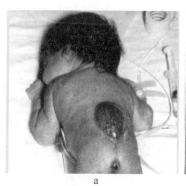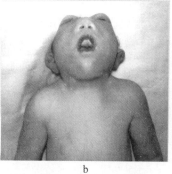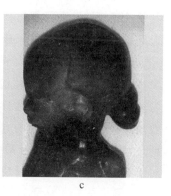

图 12 - 1　神经管缺陷患儿

（引自 Lynn B. Jorde 等，2016）

a. 脊髓脊膜膨出；b. 无脑儿；c. 脑膜（脑）膨出

　　神经系统在胚胎发育的第 15~17 天开始发育，在胚胎发育的 22 天左右，两侧神经褶逐渐靠拢并愈合成 1 条中空的神经管。神经管的头部发育增大形成脑，其余部分仍保持管状，形成脊髓。神经管前后有 2 个孔，在胚胎发育的 26 天左右时，前后神经孔相继关闭。由于某种原因神经管未关闭，神经组织依然露在外面，这种缺损范围可达胚胎身体全长，也可局限于 1 个小的区域，通常称为开放性神经管缺陷。

　　如果神经管前端闭合不全，则可形成无脑畸形（anencephaly），且常伴有颅骨发育不全，即为露脑。由于颅骨发育不全，常可出现脑膜膨出，多发生于枕部，缺口与枕骨大孔相通。无脑儿头部外观常有如下特征：眼向前突出，没有颈部，脸和胸部的表面在同一平面。由于患儿缺少吞咽的控制机构，故妊娠最后 2 个月的特点就是羊水过多。在用 X 线检查胎儿时，这种异常很容易被认出，因为没有颅盖。

如果后神经孔闭合不严，则可形成脊髓裂（myeloschisis）。脊髓裂常伴有相应阶段的脊柱裂（spina bifida）。脊柱裂最简单的形式是脊椎的背部没有互相合并。脊柱裂可发生于脊柱各段，最常见于腰骶部，颈部次之，其他部位较少。脊柱裂的轻重程度不一，轻者只有少数几个椎弓未在背侧中线闭合，留有一个小的裂隙，外面有皮肤覆盖着且常有一撮毛发，患者脊髓、脊膜和神经根均正常，常不引起注意，称为隐性脊柱裂（spinal spina bifida）。中度脊柱裂较常见，患处常形成一个大小不等的用皮肤包裹的囊袋，若囊袋内只有脊膜和脑脊液，称为脊膜膨出（meningocele）；若囊袋内不但包括脊膜和脑脊液，而且还包括脊髓和神经根，则称为脊髓脊膜膨出（meningomyelo-cele）。重度脊柱裂为大范围椎弓未发育，伴有脊髓裂和皮肤表面裂开，神经组织暴露在外。

神经管缺陷的病因复杂，有遗传因素（多基因遗传）和环境因素（叶酸缺乏、高热、酒精及药物致畸等），以及这些因素的共同参与干扰神经管的闭合。某些染色体病（如 13 三体综合征等）可伴发神经管缺陷。

神经管缺陷常导致死胎和死产。即使能够出生，无脑儿一般会于出生后数小时死亡。脊柱裂患儿一部分经过护理、手术、康复训练可以存活，但多有瘫痪等后遗症。鉴于神经管缺陷非常严重，故产前诊断非常重要。对曾有过神经管缺陷生育史的孕妇，夫妇双方或一方有阳性家族史，常规产前检查有阳性发现者应该考虑行产前诊断。

产前诊断的方法多为孕妇血清和羊水甲胎蛋白（AFP）检测联合 B 超检查，当血清 AFP 高于标准值，B 超检查提示有神经管缺陷的明显征象即可确诊。一旦确诊胎儿为神经管缺陷，一般应选择立即终止妊娠。本病的防控重点在预防，比较公认的能有效预防神经管缺陷发生的方法是给孕妇增补叶酸，育龄妇女如果在孕前 3 个月至孕早期 3 个月内服用小剂量叶酸（0.4 mg/d），可使胎儿发生神经管缺陷的风险降低 75%。对于高危人群需要增加叶酸服用剂量至 4 mg/d 以降低再发风险。

病例：

孕妇，30 岁，头孕未产（G1P0），孕 19 周。查体未见异常。血清学筛查显示 AFP 3.0 MoM。B 超提示胎儿发育相当于 19 周，腰骶部脊柱连续性中断，椎骨有缺损口，自缺损部向背侧膨出囊实混合性包块，有膜样包膜（图 11 - 2）；羊水最大厚径 8.5 cm；未见其他结构畸形。

问题：

1. 对本例胎儿最可能的诊断是什么？

2. 妊娠期处理及胎儿预后如何？

3. 下次妊娠如何进行预防和产前诊断？

解析：

1. 孕妇血清学筛查 AFP ≥ 2.5 MoM，明显升高；超声检查提示胎儿腰骶部脊柱裂

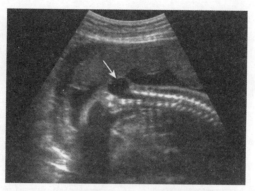

图 12 - 2　脊髓脊膜膨出超声检查图像

伴混合性包块膨出、羊水过多。诊断为 NTD：脊髓脊膜膨出。

2. NTD 是出生缺陷中最严重的畸形之一，出生后死亡率、残疾率高。脊椎闭合不全的预后取决于膨出物包含神经组织的比例、伴发畸形、是否为综合征。医生应向孕妇和家属解释胎儿预后，让其决定是否终止妊娠。

3. 应用多种维生素可减少 NTD 的发生，增补叶酸能避免 60%~70% 的 NTDs 发生。建议孕前 3 个月及孕早期补充叶酸 0.4 mg/d，或含叶酸的复合维生素。既往生育过 NTD 患儿的夫妇，每日补充叶酸 4 mg。若此胎患染色体异常或有明确致病基因的综合征，建议下次妊娠行介入性产前诊断；若孕妇或丈夫为染色体平衡易位，或明确致病基因，下次妊娠可考虑做植入前诊断；若此胎未发现染色体异常或有明确致病基因，下次妊娠时可行超声检查。

三、唇/腭裂

唇/腭裂是口腔颌面部最常见的先天性畸形（图 12 - 3）。该畸形是由胚胎期唇、腭部的正常发育受阻所致。

唇裂多为单侧唇裂，其中左侧更易发生。唇裂按裂隙部位分为单侧（左或右）、双侧或正中裂（上唇或下唇）。病变的范围可从上唇中线旁的小缺口延伸至鼻孔、牙龈及腭部的双侧唇裂。

腭裂可分为软腭裂、部分腭裂、单侧完全性腭裂和双侧完全性腭裂。唇/腭裂不仅严重影响面部美观，还因口、鼻腔相通直接影响发育，而且会经常导致上呼吸道感染，并发中耳炎，患儿因吮奶困难可导致明显的营养不良，对患儿和家长的心理造成严重的创伤。

唇/腭裂既可单独出现，也可为某些综合征或多重畸形的症状之一，单纯唇/腭裂多为多基因遗传，目前已发现有 10 余个基因座与唇/腭裂相关，如唇/腭裂 1 型的致病基因定位于 6p24.3，唇/腭裂 5 型的致病基因定位于 4p16.2。在治疗唇/腭裂前需注意患儿的喂养问题，尤其是新生儿期。单纯唇/腭裂手术治疗效果非常好，一般在出生后 3 个月左右进行唇裂修补，6~8 个月进行腭裂修补，后期可能还需进行口腔正畸。

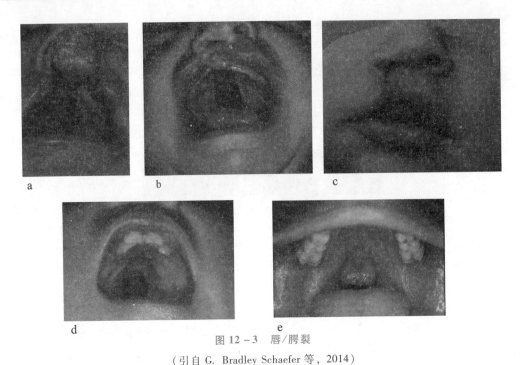

图 12 - 3　唇/腭裂

（引自 G. Bradley Schaefer 等，2014）

a. 双侧唇腭裂；b. 单侧唇腭裂；c. 单侧唇裂伴牙槽开槽；d. 腭裂；e. 黏膜下（隐性）腭裂

四、先天性脑积水

先天性脑积水（congenital hydrocepllalus）是由于颅脑疾病使得脑脊液产生过多和（或）脑脊液循环、吸收障碍，因而导致颅内脑脊液量增多，脑室系统和（或）蛛网膜下腔因积聚大量脑脊液而扩大。患儿多在出生后数周头颅开始增大，也有出生时头颅即增大者。除此之外，患儿还往往有囟门扩大且张力增加、颅缝开裂、"落日目"等症状和体征。导致先天性脑积水的颅脑疾病多为脊柱裂、中脑导水管狭窄、脑血管畸形等先天畸形病变。其中，中脑导水管狭窄引起的脑积水是常染色体隐性遗传，其余多为多基因遗传。颅脑感染（如先天性脑膜感染）和颅内出血也可引发脑积水。

临床上多根据脑积水患儿症状、体征和 CT、MRI 结果进行诊断。治疗可采取非手术治疗和手术治疗的方式。一般对轻度脑积水可先试用非手术治疗，以脱水疗法和全身支持疗法为主。手术治疗适用于脑室内压力较高（超过 25 mmHg）或经非手术治疗失败的病例，多采用脑室－腹腔分流术。严重脑积水且已合并严重功能障碍及畸形者手术风险较大，对其可采用可调压分流管治疗。

五、胎儿酒精综合征

胎儿酒精综合征（fetal alcohol syndrome，FAS）是母亲在妊娠期间饮酒对胎儿造成的永久性智力出生缺陷，其缺陷程度会受母亲喝酒量、频率及时间影响。酒精进入胎盘，阻碍胎儿成长及体重增加，造成早产儿，破坏神经元及脑部结构，引起体质、心智或行为等问题。出生前酒精暴露会阻碍神经细胞及脑部结构发育，造成畸形，一般会引发一连串初级认知及功能障碍（包括记忆力变弱、注意力不足、冲动行为及较弱的理解力），还会造成次级障碍（如对法律感到困难、抑郁自闭、吸毒及药物上瘾等）。研究发现母亲嗜酒常导致其后代酒精依赖。嗜酒有遗传易感背景，不同的人对酒精的依赖性不同。研究发现嗜酒与个体乙醇脱氢酶（ADH）和乙醛脱氢酶（ALDH₁）活性差异有关。对 FAS 的防控主要在于预防，妻子在孕前及孕期、丈夫在备孕期绝对禁酒是主要预防措施。另外，在早期（6 岁前）准确诊断并及时干预可最大限度地改善患者的神经系统症状，防止次级障碍发生。

思考题

1. 什么是出生缺陷？其导致畸形发生的机制是什么？
2. 出生缺陷的干预措施有哪些？
3. 针对神经管缺陷的病因应采取哪些措施防控以便减少神经管缺陷儿的出生？

索　引①

A

B

---

①本索引按名词首字拼音排序，使用文字为中文/藏文/英文。

C

D

H

J

K

L

M

N

P

Q

R

S

Y

Z

参考文献

［1］田廷科.医学遗传学［M］.北京:科学技术文献出版社,2017.

［2］左伋.医学遗传学［M］.7 版.北京:人民卫生出版社,2018.

［3］龙莉,杨明.医学遗传学［M］.北京:科学出版社,2018.

［4］傅松滨.医学遗传学［M］.北京:北京医科大学出版社,2009.

［5］税青林.医学遗传学［M］.北京:科学出版社,2017.

［6］邬玲仟,张学.医学遗传学［M］.北京:人民卫生出版社,2016.

［7］梁素华,邓初夏.医学遗传学［M］.5 版.北京:人民卫生出版社,2019.

［8］杨翔,张新明,高建华.医学遗传学［M］.北京:中国协和医科大学出版社,2019.

［9］傅松滨.Medical Genetics(改编教学版)［M］.北京:人民卫生出版社,2017.

［10］贺竹梅,李刚,梁前进,等.现代遗传学学习引导［M］.北京.高等教育出版社, 2018.

［11］WILLIAM S K,MICHACL R C,CHARLOTTE A S,et al. Essential of genetics ［M］. London:Pearson Education Limited,2016.

［12］DANIEL L H. Essential genetics and genomics ［M］. 7th edition. Burlington:Jones & Bartlett Learning,LLC,2018.

［13］LYNN B J,JOHN C C,MICHAEL J B. Medical genetics［M］.5th edition. Philadelphia: Elsevier,Inc,2016.

［14］SCHAEFER G B,JAMES N T. Medical genetics ［M］. New York:McGraw – Hill Education,2014.

［15］ROBER L N,RODERICK R M,HUNTING F W. Thompson & thompson genetics in medicine ［M］.8th edition. Singapore:Elsevier (Singapore) Pte Ltd,2016.

彩 图

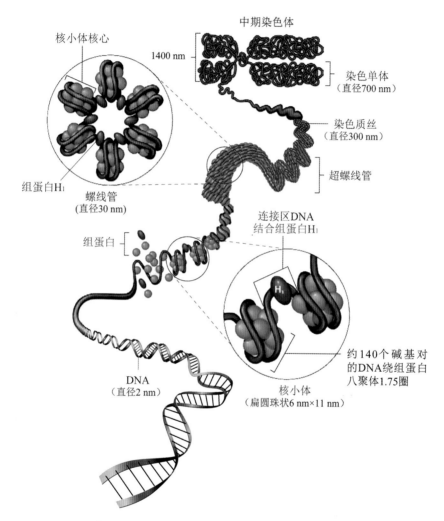

核小体核心

中期染色体

1400 nm

染色单体
（直径700 nm）

染色质丝
（直径300 nm）

超螺线管

组蛋白H₁

螺线管
（直径30 nm）

组蛋白

连接区DNA
结合组蛋白H₁

约140个碱基对
的DNA绕组蛋白
八聚体1.75圈

DNA
（直径2 nm）

核小体
（扁圆珠状6 nm×11 nm）

彩图 1　由双螺旋 DNA 到染色单体的组装压缩过程

（引自 William S. Klug 等，2017）

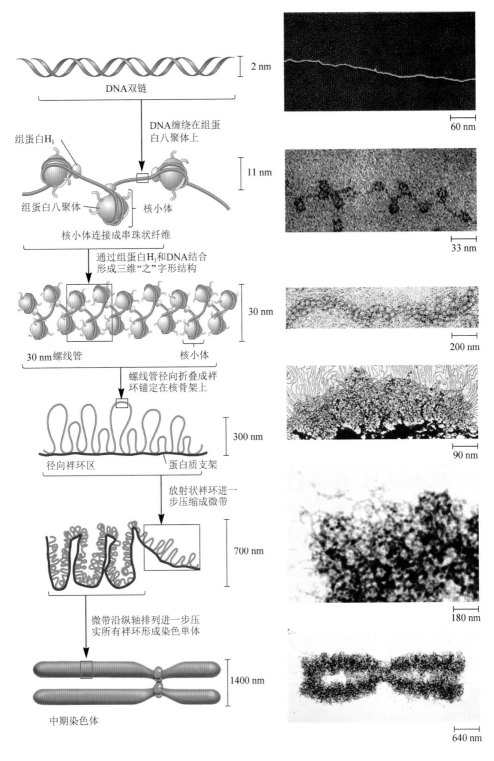

2 nm
DNA双链

DNA缠绕在组蛋
白八聚体上

组蛋白H₁

组蛋白八聚体   核小体

核小体连接成串珠状纤维

11 nm

通过组蛋白H₁和DNA结合
形成三维"之"字形结构

30 nm

30 nm螺线管   核小体

螺线管径向折叠成袢
环锚定在核骨架上

径向袢环区   蛋白质支架

300 nm

放射状袢环进一
步压缩成微带

700 nm

微带沿纵轴排列进一
步压实所有袢环形成染色单体

1400 nm

中期染色体

60 nm

33 nm

200 nm

90 nm

180 nm

640 nm

彩图 2　染色质支架放射环模型（左）及电镜下观察的证据（右）

（引自 G. Bradley Schaefer 等，2014）

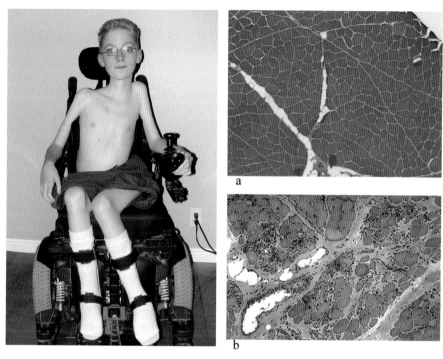

彩图 3　一个 Duchenne 肌营养不良症患者（左）及骨骼肌 HE 染色（右）

（引自 Lynn B. Jorde 等，2016）

a. 正常人骨骼肌 HE 染色；b. 患者骨骼肌 HE 染色

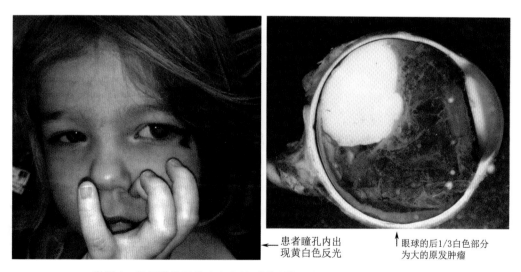

→ 患者瞳孔内出现黄白色反光

↑ 眼球的后1/3白色部分为大的原发肿瘤

彩图 4　视网膜母细胞瘤患者的"猫眼"及摘除眼球的中线横截面

（引自 Robert L. Nussbaum 等，2016 年）

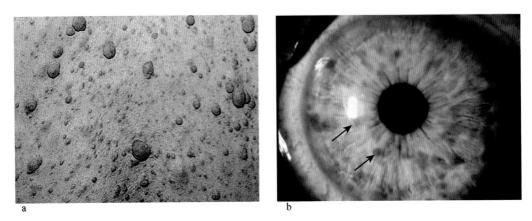

a   b

彩图 5　神经纤维瘤患者皮肤的 "牛奶咖啡斑"（左）及虹膜的 Lisch 结节（右）

（引自 Lynn B. Jorde 等，2016）

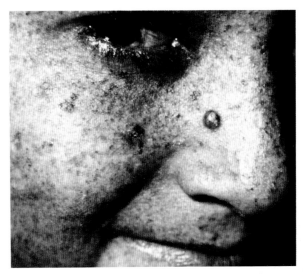

彩图 6　着色性干皮病

（引自 Robert L. Nussbaum 等，2016 年）

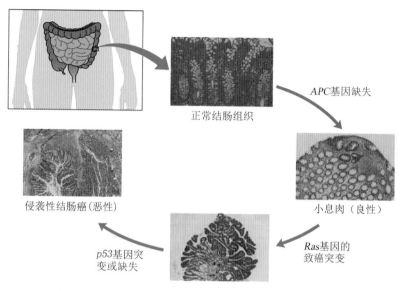

彩图 7　大肠癌发生与转移过程中涉及的体细胞基因突变

（引自 Daniel L. Hart 等，2018）

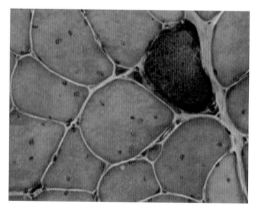

彩图 8　MERRF 综合征患者的破碎红纤维

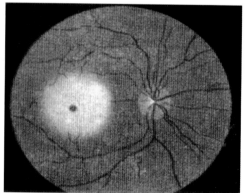

彩图 9　Tay-Sachs 病患者眼底有桃红色斑点

（引自 G. Bradley Schaefer 等，2014）

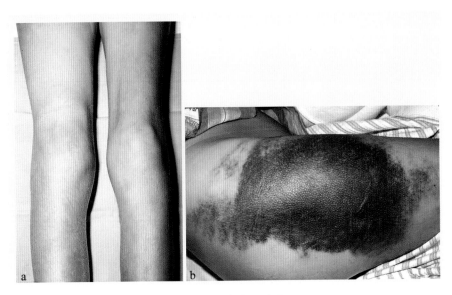

彩图 10　血友病 A 患者

（引自 Lynn B. Jorde 等，2016）

a. 关节变形；b. 皮下淤血

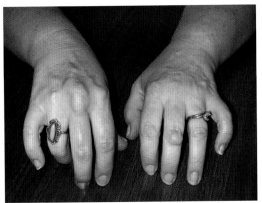

彩图 11　家族性高胆固醇血症患者的手伸肌腱黄瘤

（引自 Lynn B. Jorde 等，2016）

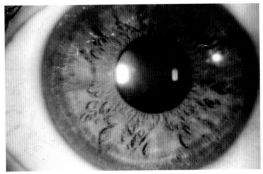

彩图 12　肝豆状核变性患者瞳孔可见 K-F 环

（引自 G. Bradley Schaefer 等，2014）

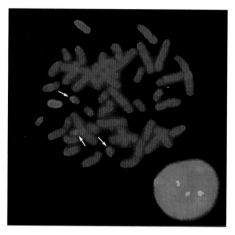

彩图 13　一例 21 三体胎儿的间期细胞 FISH 照片

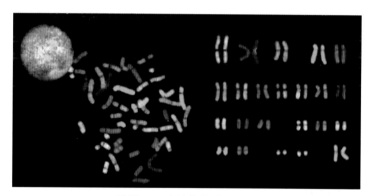

彩图 14　全染色体涂染核型

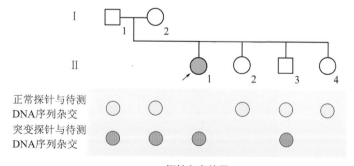

探针杂交结果

彩图 15　采用 ASO 探针诊断苯丙酮尿症

（引自 Lynn B. Jorde，2016）

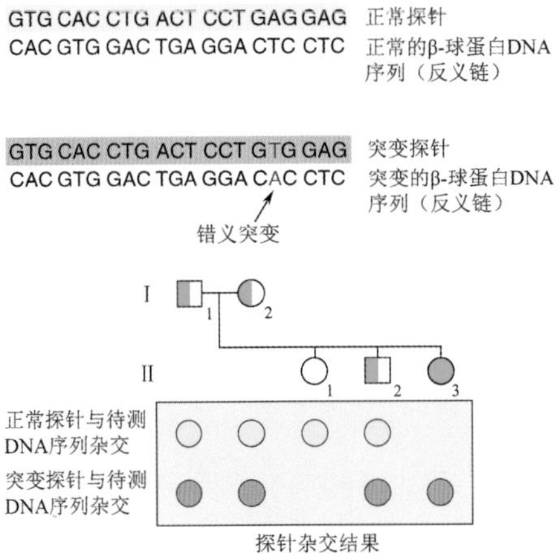

GTG CAC CTG ACT CCT GAG GAG
正常探针
CAC GTG GAC TGA GGA CTC CTC
正常的β-球蛋白DNA
序列（反义链）
GTG CAC CTG ACT CCT GTG GAG
突变探针
CAC GTG GAC TGA GGA CAC CTC
突变的β-球蛋白DNA
序列（反义链）
错义突变
I
1
2
II
1
2
3
正常探针与待测
DNA序列杂交
突变探针与待测
DNA序列杂交
探针杂交结果

彩图 16　采用 ASO 探针诊断镰状细胞贫血症

（引自 Lynn B. Jorde，2016）

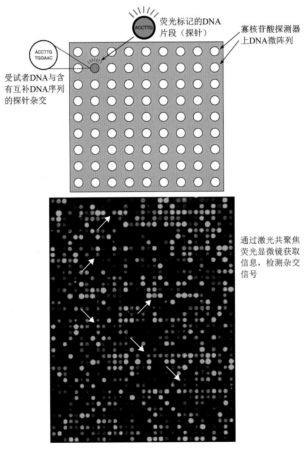

ACCTTG
荧光标记的DNA
片段（探针）
寡核苷酸探测器
上DNA微阵列
ACCTTG
TGGAAC
受试者DNA与含
有互补DNA序列
的探针杂交
通过激光共聚焦
荧光显微镜获取
信息，检测杂交
信号

彩图 17　基因芯片的工作原理

（引自 Lynn B. Jorde 等，2016）